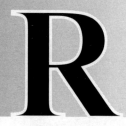

睡眠研究丛书
SLEEP RESEARCH SERIES

中国睡眠研究报告

ANNUAL SLEEP REPORT OF CHINA 2024

2024

喜临门睡眠研究院　主编

王俊秀　张衍　刘娜　等／著

社会科学文献出版社
SOCIAL SCIENCES ACADEMIC PRESS (CHINA)

"睡眠研究丛书" 指导委员会

编辑委员会

目 录

总报告

人工智能社会的睡眠展望

摘　要： 近年来，人工智能快速发展，深刻影响着人们生活的方方面面。今年我们的研究报告除了对中国居民睡眠的一般状况进行分析外，也探讨了人工智能发展对人们睡眠的影响。基于2023年中国居民睡眠状况线上调查数据的分析，我们发现，在当今社会，人工智能发展程度作为高科技发展水平的标志之一。人工智能发展程度越高的省份，居民睡眠时长越短，睡眠剥夺感越强；女性、未婚群体、18～45岁群体和低主观社会阶层群体的睡眠状况相对较差。除此之外，我们还分析了居民对人工智能的态度和产品需求。当我们迈入人工智能大模型时代后，更应该考虑如何更广泛地运用人工智能技术来帮助居民改善睡眠状况，使其惠及社会中的每个人和每个群体。

关键词： 人工智能　技术发展　睡眠状况　睡眠质量　产品需求

一　人工智能与睡眠

（一）人工智能时代与睡眠

随着以 ChatGPT 为代表的大模型的兴起和快速迭代，2023年人类开始迈入人工智能大模型时代。人工智能引发的新的工业革命像以往历次工业革命一样无疑会带来生产力的大幅提高，人们享受着人工智能带来的种种便利，也感受到人工智能带来的威胁（王俊秀等，2023）。许多人担忧人工智能将取代一些传统工作岗位，大模型的出现可能加剧人们的担忧，是否使一些人出现睡眠障碍？人工智能技术的进步，更大的意义不是取代传统工作岗位，而是代替人做某些工作，为人们的工作助力，减轻人们的工作负担，从理论上讲应该可以增加人们的休息时间，使人们的睡眠时长和睡眠质量更有保证。我们将对人工智能发展与人们睡眠质量的关系进行持续观察和研究。今年我们的研究报告除了对中国居民睡眠的一般状况进行分析外，也将探讨人工智能发展是否会影响人们的睡眠。

（二）人工智能有助于提升睡眠质量

2023 年，大模型的出现被认为是人工智能时代真正到来的标志。但人类对人工智能技术的探索早已起步，在 1956 年的达特茅斯会议上，麦卡锡、明斯基、香农、纽厄尔、司马贺等科学家在研讨"如何用机器模拟人的智能"时，正式提出了"人工智能"（Artificial Intelligence，AI）的概念（王恒，2021：11）。在大模型这一革命性的技术出现之前，人工智能技术已经在许多领域有广泛的应用，既包括制造业、农业、交通、安防和医疗领域（王恒，2021：220），也包括睡眠健康的促进领域。睡眠医学中人工智能技术使用较多的是机器学习和可穿戴技术，如利用人工智能来分析睡眠记录、评估睡眠质量和识别与睡眠障碍相关的病理特征。多导睡眠图（PSG）是诊断睡眠障碍严重程度、评估睡眠障碍的"金标准"。多导睡眠图（PSG）包含的大量生理信息中，只有有限数量的信息被用于临床决策，分析通常是由人来完成的，费时、费力且成本较高。临床中采用人工智能技术旨在通过机器学习替代这一传统的诊断和睡眠评级手段（Leppänen et al.，2022）。一般采用可穿戴设备来监测各种生理指标，包括脑电图、心率、脉搏、血氧、家庭睡眠呼吸暂停监测（HSAT）。可穿戴设备包括头戴式设备，智能床垫等。其中，智能床垫通过内置的传感器对使用者的心率、呼吸、体动等进行监测。有的智能床垫可以在监测到使用者打鼾时，通过改变使用者的头部位置，帮助使用者打开气道，使其停止打鼾（Oh et al.，2022）。许多设备被用于对睡眠周期进行监测和分类评定，以代替原来只有专业医生才能完成的睡眠障碍诊断。目前，已经有大量应用人工智能技术的睡眠产品进入市场，试图取代传统的多导睡眠仪进行睡眠评估。随着技术的进步，未来人工智能技术会被更加有效地运用在睡眠健康和睡眠医疗领域（Djanian et al.，2022）。

二　中国居民睡眠状况线上调查

（一）调查介绍

中国居民睡眠状况线上调查由中国社会科学院社会学研究所开展，目前已经开展了三轮调查（分别在 2021 年 11 月、2022 年 12 月和 2023 年 12 月开展）。在历年调查中，课题组基于《中国统计年鉴（2021）》（国家统计局，2021）、《中国统计年鉴（2022）》（国家统计局，2022）和第七次全国人口普查数据，进行分层和 PPS 概率抽样。2021 年调查了除港澳台、西藏、青海、海南和宁夏外的 27 个省（自治区、直辖市）的 18 ~ 71 岁中国居民，样本量为 6037；2022 年调查了除港澳台和西藏外的 30 个省（自治区、直辖市）的 19 ~ 72 岁中国居民，样本量为 6343；2023 年调查了除港澳台、西藏、青海、海南、宁夏外的 27 个省（自治区、直辖市）的 18 ~ 73 岁中国居民，样本量为 6255。本书除主要采用 2023 年开展的中国居民睡眠状况线上调查数据进行分析外，也会结合使用 2021 年和 2022 年的调查数据进行对比分析，在分析时均使用对年龄和性别比例进行加权后的数据。

（二）样本特征

2023 年中国居民睡眠状况线上调查的样本特征如表 1 所示，其中，男性 3030 人（48.44%），女性 3225 人（51.56%）；平均年龄为 32.20 ± 9.33 岁，25 ~ 34 岁的被调查者共 2626 人（41.98%）。

表 1　2023 年中国居民睡眠状况线上调查的样本特征

单位：人，%

变量		N	占比
性别	男	3030	48.44
	女	3225	51.56
年龄段	18 ~ 24 岁	1416	22.64
	25 ~ 34 岁	2626	41.98
	35 ~ 44 岁	1573	25.15

续表

变量		N	占比
年龄段	45~54 岁	464	7.42
	55~60 岁	121	1.93
	60 岁以上	55	0.88
户口类型	本地非农户口	3747	59.90
	本地农业户口	1397	22.33
	外地非农户口	446	7.13
	外地农业户口	574	9.18
	其他	91	1.45
受教育程度	小学及以下	134	2.14
	初中	207	3.31
	高中/中专/职高/技校	607	9.70
	大学专科	1117	17.86
	大学本科	3627	57.99
	研究生	563	9.00
婚姻状况	未婚	2454	39.23
	初婚有配偶	3331	53.25
	再婚有配偶	276	4.41
	离婚	170	2.72
	丧偶	24	0.38
家庭月收入	2000 元及以下	305	4.88
	2000~6000 元	686	10.97
	6000~10000 元	906	14.48
	1 万~1.5 万元	1234	19.73
	1.5 万~3 万元	1439	23.01
	3 万~4.5 万元	540	8.63
	4.5 万~6 万元	290	4.64
	6 万~10 万元	296	4.73
	10 万元以上	559	8.94

续表

变量		N	占比
	上层	172	2.75
	中上层	1145	18.31
主观社会阶层	中层	2874	45.95
	中下层	1573	25.15
	下层	491	7.85

三 人工智能发展与睡眠状况间的关系

（一）人工智能发展的衡量指标

2023 年斯坦福大学发布了《人工智能指数报告》[①]，该年度报告追踪、整理、提炼与人工智能相关的数据，使决策者能够采取有意义的行动，以负责任和以人为本的方式推进人工智能发展。2023 年《人工智能指数报告》包括对基础模型的新分析、地缘政治和训练成本、人工智能系统的环境影响、K-12人工智能教育以及人工智能的舆论趋势等。值得一提的是，2023 年《人工智能指数报告》将人工智能指数的调查范围从 2022 年的 25 个国家扩大到 127 个国家。

根据 2023 年《人工智能指数报告》，中国居民是对人工智能产品和服务的态度最积极的人群之一，78% 的中国被调查者（在所有调查国家中比例最高）同意"使用人工智能产品和服务的利大于弊"，之后分别是沙特阿拉伯（76%）和印度（71%），只有 35% 的美国被调查者同意"使用人工智能产品和服务的利大于弊"，属于比例较低的国家之一。

尽管斯坦福大学的这一报告覆盖范围较广，是较权威的人工智能发展报告之一，但是它没有国家内部发展差异的报告。在我国，也有不少类似的人工智能发展报告，例如《人工智能白皮书（2022 年）》[②]、《中国新一代人工

[①] Stanford University, "The AI index report: Measuring trends in artificial intelligence", https://aiindex.stanford.edu/report/, 最后访问日期：2024 年 1 月 16 日。

[②] 中国信息通信研究院：《中国信通院发布〈人工智能白皮书（2022 年）〉》，https://mp.weixin.qq.com/s?_biz=MzU5MDcONjU4Mg==&mid=2247528528&idx=1&sn=d3e56a744d2f2fdd175c543d370ee329&chksm=fe3bb6e9c94c3fff18e558b4a8ef3fa3b0a347a891abccf96ed32c35a2418834b951e986fd8d&scene=27#wechat_redirect，最后访问日期：2024 年 1 月 16 日。

智能科技产业区域竞争力评价指数（2023）》[1] 和《中国人工智能发展报告 2020》[2] 等。

本研究采用《中国新一代人工智能科技产业区域竞争力评价指数 (2023)》[3] 中的指数衡量各省（自治区、直辖市）的人工智能发展状况。从 2018 年开始，《中国新一代人工智能科技产业区域竞争力评价指数》已连续发布六年，动态刻画了人工智能科技产业区域发展的情况。该报告所采用的评价指标体系如表 2 所示，共包括 6 个一级指标：企业能力、学术生态、资本环境、国际开放度、链接能力、政府响应能力。

表 2　人工智能科技产业区域竞争力评价指标体系及其权重

一级指标	权重	二级指标	权重	三级指标	权重
企业能力	0.4368	企业规模	0.2045	企业数量	0.1782
				企业平均估值/市值	0.0263
		企业创新能力	0.2323	企业平均专利数	0.1304
				基础和技术层企业数	0.0629
				技术赋能关系数	0.0390
学术生态	0.2127	AI 大学创新能力	0.1084	AI 大学数	0.0607
				平均国内论文数	0.0040
				平均国际论文数	0.0146
				平均专利数	0.0291
		非大学科研机构创新能力	0.1042	机构数	0.0607
				平均国内论文数	0.0072
				平均国际论文数	0.0072
				平均专利数	0.0291

---

① 刘刚等：《中国新一代人工智能科技产业区域竞争力评价指数（2023）》，https://www.kdocs.cn/l/cgRO2JvP11iq，最后访问日期：2024 年 1 月 16 日。

② 清华 – 中国工程院知识智能联合研究中心、清华大学人工智能研究院知识智能研究中心、中国人工智能学会：《中国人工智能发展报告 2020》，https://www.sohu.com/a/461233515_120056153，最后访问日期：2024 年 1 月 25 日。

③ 刘刚等：《中国新一代人工智能科技产业区域竞争力评价指数（2023）》，https://www.kdocs.cn/l/cgRO2JvP11iq，最后访问日期：2024 年 1 月 16 日。

续表

一级指标	权重	二级指标	权重	三级指标	权重
资本环境	0.1865	融资	0.1383	融资关系数	0.0195
				融资额	0.1188
		投资	0.0482	投资关系数	0.0482
国际开放度	0.0776	核心人力资本开放度	0.0294	前期国际学习经验	0.0091
				前期国际工作经验	0.0203
		技术开放度	0.0481	国际技术输入关系数	0.0438
				国际技术赋能关系数	0.0043
链接能力	0.0512	链接者	0.0512	会议数	0.0085
				产业联盟数	0.0427
政府响应能力	0.0352	政府响应	0.0352	产业园区数	0.0293
				出台政策数	0.0059

资料来源：刘刚等《中国新一代人工智能科技产业区域竞争力评价指数（2023）》，https:∥www.kdocs.cn/l/cgRO2JvP11iq，最后访问日期：2024 年 1 月 16 日。

　　根据以上评价指标体系，《中国新一代人工智能科技产业区域竞争力评价指数（2023）》[①] 计算得出中国 31 个省区市（不包含港澳台）人工智能科技产业区域竞争力评价指数的综合排名及得分情况。本研究采用各省份人工智能科技产业区域竞争力评价指数作为衡量省域人工智能发展状况的指标，分析人工智能发展程度与该省份居民睡眠状况的关系。考虑到人工智能发展的程度也与经济发展程度有关，在后续分析中，均控制了各省份的人均地区生产总值，人均地区生产总值数据源于国家统计局公布的 2022 年末数据（国家统计局，2023）。所用变量请见本书《2023 年中国睡眠指数报告》。

（二）人工智能发展程度与睡眠质量

　　本部分采用分层线性模型，将省份作为层二变量，设定随机截距和随机斜率，分析省域人工智能发展程度与该省份居民睡眠时长的关系。固定效应模型的结果显示（见表 3），在控制了人均 GDP 之后，人工智能发展程度越高的省份，居民的睡眠时长越短，睡眠剥夺感越强，但是人工智能发展程度

---

① 刘刚等：《中国新一代人工智能科技产业区域竞争力评价指数（2023）》，https:∥www.kdocs.cn/l/cgRO2JvP11iq，最后访问日期：2024 年 1 月 16 日。

对工作或学习时长、匹兹堡睡眠质量（分数为 0 ~ 21 分，进行了反向计分，分数越高，代表睡眠质量越高）和失眠天数没有显著预测作用。而在控制了人工智能发展程度后，人均 GDP 对睡眠质量的多个指标均没有显著预测作用。可见，经济发展程度更有可能是通过以人工智能为代表的高科技的发展来影响居民的睡眠质量。

表 3　人工智能发展程度对睡眠质量的预测作用

变量	参照变量	睡眠时长	工作或学习时长	匹兹堡睡眠质量	睡眠剥夺感	失眠天数
女性	男性	0.143***	-0.481***	0.110	-0.001	0.066***
年龄中心化除以10		-0.275***	0.330***	0.022	0.014	-0.013
年龄中心化除以10后的平方		0.047***	-0.349***	0.069**	-0.035***	0.015*
本地农业户口	本地非农户口	0.249***	-0.181**	-0.048	-0.045**	0.004
外地非农户口	本地非农户口	-0.025	-0.175	-0.122	0.021	0.010
外地农业户口	本地非农户口	-0.008	0.256**	0.127	-0.030	-0.032
其他	本地非农户口	0.164	-1.288***	-0.390	0.151**	0.193**
受教育年限		-0.058***	0.078***	0.036**	0.005	-0.014***
已婚	未婚	0.013	-0.023	-0.259***	-0.062***	-0.042*
家庭月收入		-0.007	0.130***	-0.018	0.009**	0.011**
主观社会阶层		-0.155***	0.120***	-0.318***	0.110***	0.036***
人均 GDP 的对数		0.082	-0.209	0.004	-0.050	-0.063
人工智能发展程度		-0.004**	0.003	-0.002	0.002***	0.001

注：*** $p < 0.01$，** $p < 0.05$，* $p < 0.1$；常数结果省略。下同。

（三）人工智能发展程度与睡眠信念和行为

如表 4 所示，人工智能发展程度越高的省份，其被调查者对睡眠的错误理解越多，但是仅在 0.1 水平上显著，而在 0.05 水平上不显著；且人工智能发展程度对睡眠信念、一般睡眠拖延行为和手机/上网拖延睡眠行为均没有显著预测作用。

表 4　人工智能发展程度对睡眠信念和行为的预测作用

变量	参照变量	睡眠信念	睡眠理解	一般睡眠拖延行为	手机/上网拖延睡眠行为
女性	男性	− 1. 109***	0. 009	− 0. 090***	0. 126***
年龄中心化除以 10		− 0. 024	− 0. 021	0. 079***	− 0. 080***
年龄中心化除以 10后的平方		0. 163	− 0. 003	0. 003	− 0. 017*
本地农业户口	本地非农户口	− 0. 136	0. 020	− 0. 002	0. 049*
外地非农户口	本地非农户口	0. 432	− 0. 018	0. 027	− 0. 017
外地农业户口	本地非农户口	0. 251	0. 038	− 0. 009	0. 107***
其他	本地非农户口	1. 994**	− 0. 026	0. 062	− 0. 188**
受教育年限		− 0. 405***	0. 034***	− 0. 010**	0. 019***
已婚	未婚	− 0. 876***	0. 037*	0. 125***	− 0. 078***
家庭月收入		− 0. 120**	0. 019***	− 0. 003	0. 004
主观社会阶层		− 0. 593***	− 0. 004	− 0. 142***	0. 134***
人均 GDP 的对数		0. 413	0. 048	− 0. 024	0. 009
人工智能发展程度		− 0. 004	− 0. 001*	0	0

（四）人工智能发展程度与睡眠环境

如表 5 所示，人工智能发展程度越高的省份，其被调查者的家庭环境越差，感到家人间的关系越不相亲相爱，但是这也仅在 0.1 水平上显著，而在 0.05 水平上不显著。人工智能发展程度对社会环境和居住环境均没有显著预测作用。

表 5　人工智能发展程度对睡眠环境的预测作用

变量	参照变量	社会环境	家庭环境	居住环境
女性	男性	0. 049**	0. 014	0. 044***
年龄中心化除以 10		− 0. 016	− 0. 001	− 0. 019
年龄中心化除以 10 后的平方		0. 019**	0. 003	0. 024***
本地农业户口	本地非农户口	0. 013	− 0. 010	− 0. 059***

变量	参照变量	社会环境	家庭环境	居住环境
外地非农户口	本地非农户口	− 0.040	− 0.061	− 0.023
外地农业户口	本地非农户口	0.043	− 0.037	− 0.031
其他	本地非农户口	− 0.120	− 0.333***	− 0.052
受教育年限		0.046***	0.059***	0.053***
已婚	未婚	0.201***	0.244***	0.114***
家庭月收入		0.021***	0.026***	0.026***
主观社会阶层		− 0.240***	− 0.114***	− 0.211***
人均 GDP 的对数		− 0.037	− 0.040	0.008
人工智能发展程度		− 0.001	− 0.002*	− 0.001

四 对人工智能的态度与产品需求

（一）对人工智能的态度

本书中的《对人工智能的态度和智能睡眠产品使用倾向研究》一文发现，被调查者对人工智能的态度的积极维度的积极性态度得分高于消极维度的包容性态度得分。对人工智能的态度的积极维度的积极性态度平均分为3.50 分，其中，"人工智能有许多有益的用途"得分最高（3.81 分），被调查者对人工智能的态度的消极维度的包容性态度平均分为 3.20 分，其中，"我觉得人工智能是邪恶的"得分最高（3.62 分）。这与斯坦福大学 2023 年《人工智能指数报告》的发现一致，即中国居民对人工智能产品和服务持较积极的态度。

在群体差异上，35 ~ 44 岁、大学本科受教育程度、初婚有配偶、有子女、非独居、居住地为城市、在工作、家庭月收入为 1.5 万 ~ 3 万元、中上层的被调查者对人工智能的积极维度持比较积极的态度；女性、55 ~ 60 岁、大学专科/本科受教育程度、初婚有配偶、居住地为城市、在工作/务农、家庭月收入为 1.5 万 ~ 3 万元和中层的被调查者对人工智能的消极维度持比较包容的态度。

（二）对人工智能产品的需求

本书中的《对人工智能的态度和智能睡眠产品使用倾向研究》一文发现，有 61.44% 的被调查者从未用过人工智能睡眠呼吸管理系统，58.88% 的被调查者从未用过大型智能助眠产品，50.47% 的被调查者从未用过可穿戴式睡眠监测设备，49.61% 的被调查者从未用过小型智能助眠产品，但 74.79% 的被调查者用过手机助眠 APP。调查结果表明，基于手机的睡眠应用程序较受大众欢迎，而其他智能睡眠产品的普及率还不是很高。18～34 岁、小学及以下受教育程度、再婚有配偶、无子女、居住地为农村、家庭月收入为 2000 元及以下、独居和上层的被调查者对智能睡眠产品的使用频率较高。

而在智能睡眠产品的使用意愿方面，有 53.14% 的被调查者愿意购买或付费使用手机助眠 APP，占比最高；之后依次是小型智能助眠产品（41.04%）、可穿戴式睡眠监测设备（38.17%）、大型智能助眠产品（32.58%）；仅有 28.93% 的被调查者愿意购买或付费使用人工智能睡眠呼吸管理系统，占比最低。调查结果表明，基于手机的睡眠应用程序仍是被调查者使用智能睡眠产品的首选，同时智能睡眠产品的可得性和可操作性越强，被调查者的使用意愿越强。女性、25～44 岁、再婚有配偶、有子女、居住地为农村、在工作、家庭月收入为 3 万～6 万元、非独居和中上层及以上的被调查者对智能睡眠产品的使用意愿较强。

此外，本书中的《睡眠改善倾向与消费需求研究》一文发现，不同群体更倾向于通过改变睡眠习惯、改变日常习惯的非消费方式来改善睡眠，使用助眠产品的倾向强于就医倾向。对助眠产品使用倾向最强的群体的特点为：女性、35～44 岁、家庭月收入为 3 万～4.5 万元、大学本科受教育程度、居住地为乡镇、所在地区为西南地区。不同群体对家居助眠类产品的消费需求最大，其次为睡眠环境类产品。对家居助眠类产品消费需求最大的群体的特点为：35～44 岁、家庭月收入为 3 万～4.5 万元、个人月支出为 1.5 万～3 万元、大学本科受教育程度、居住地为城市、所在地区为西南地区。对于床垫的功能，不同群体最希望增加的是助眠放松按摩，其次是多角度睡姿，女性群体对床垫各类功能的需求均大于男性。

五 人工智能社会不同群体的睡眠状况

（一）不同群体的睡眠指数

本部分采用本书中《2023 年中国睡眠指数报告》一文所计算的睡眠指数及其三个一级指标得分，来分析人工智能社会不同群体的睡眠状况。笔者采用多元回归分析，在控制了其他人口学特征和省份变量后，获得不同群体睡眠指数及其三个一级指标的预测值。如图 1 所示，女性的睡眠指数预测值小于男性。在不同年龄段群体中，46～73 岁群体的睡眠指数预测值较大，且46～60 岁群体和 61～73 岁群体的睡眠指数预测值间没有显著差异；睡眠指数预测值最小的是 18～30 岁群体。不同户口、受教育程度和家庭月收入群体间的睡眠指数预测值没有显著差异。已婚群体的睡眠指数预测值略大于未婚群体，主观社会阶层越高，睡眠指数预测值越大。可见，从睡眠指数看，男性、46～73 岁、已婚、高主观社会阶层群体的睡眠指数预测值更大。

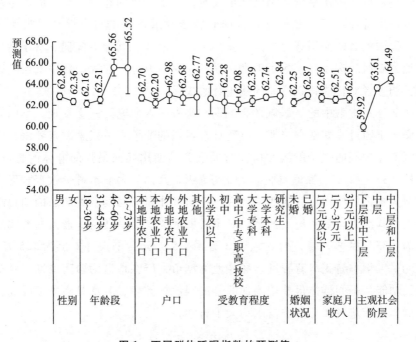

图 1 不同群体睡眠指数的预测值

（二）不同群体的睡眠质量

如图 2 所示，在睡眠质量指标的预测值上，也是 46~73 岁群体较大，且 46~60 岁群体和 61~73 岁群体没有显著差异，18~30 岁群体和 31~45 岁群体没有显著差异。不同性别、户口和受教育程度群体间没有显著差异，已婚群体的睡眠质量指标预测值略小于未婚群体；家庭月收入越高，睡眠质量指标预测值越小；但是主观社会阶层越高，睡眠质量指标预测值越大。可见，在睡眠质量指标上，46~73 岁群体及未婚、低家庭月收入和高主观社会阶层群体的预测值较大。

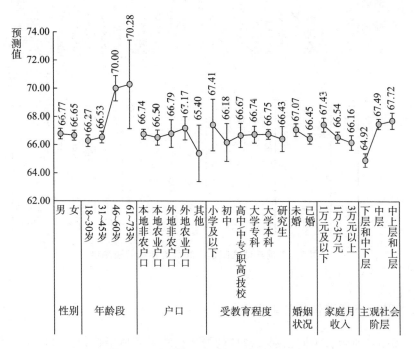

图 2　不同群体睡眠质量指标的预测值

（三）不同群体的睡眠信念和行为

如图 3 所示，女性的睡眠信念和行为指标预测值显著小于男性。总体而言，年龄越大、受教育程度越低、主观社会阶层越高的群体的睡眠信念和行为指标预测值越大，但是 46~60 岁群体和 61~73 岁群体没有显著差异，大学专科、大学本科和研究生受教育程度间群体没有显著差异。已婚群体的睡眠信念和行为预测值显著大于未婚群体；中层及以上群体的睡眠信念和行为预测值显著大于下层和中下层群体。不同户口群体和家庭月收入群体间的差异不显著。可见，男性、46～73 岁、低受教育程度、已婚、中层及以上群体的睡眠信念和行为更合理。

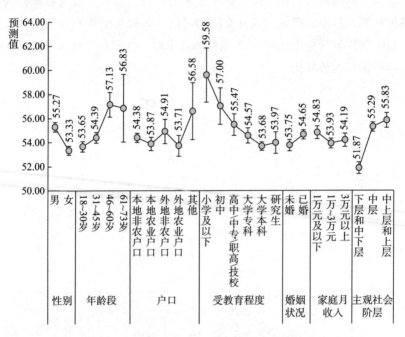

图 3　不同群体睡眠信念和行为指标的预测值

（四）不同群体的睡眠环境

如图 4 所示，不同性别、户口的群体在睡眠环境指标的预测值上没有显著差异。46～73 岁群体的睡眠环境指标预测值显著大于 18～45 岁群体；已婚群体的睡眠环境指标预测值显著大于未婚群体；受教育程度、家庭月收入和主观社会阶层越高，睡眠环境指标的预测值越大。可见，46～73 岁群体及高受教育程度、高家庭月收入、高主观社会阶层和已婚群体的睡眠环境更好。

综上所述，男性和已婚群体的睡眠指数预测值大于女性和未婚群体，主

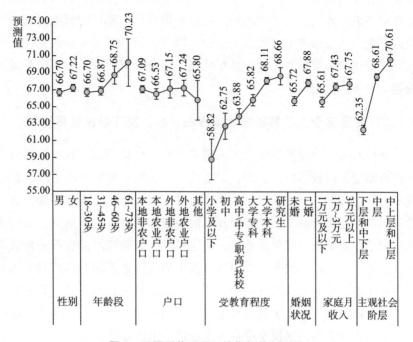

图4　不同群体睡眠环境指标的预测值

要是因为他们的睡眠信念和行为更合理；46～73岁群体的睡眠指数预测值及其三个一级指标的预测值均大于18～45岁群体；高主观社会阶层群体的睡眠指数预测值更大，主要是因为他们的睡眠质量和睡眠环境更好。虽然高受教育程度和高家庭月收入的群体有更好的睡眠环境，但是他们的睡眠信念和行为可能更不合理；高家庭月收入群体的睡眠质量更差。

六　人工智能社会的睡眠展望

（一）运用人工智能技术帮助居民改善睡眠状况

本研究发现，人工智能发展程度仅在 0.05 水平上显著负向预测睡眠时长，在 0.01 水平上显著正向预测睡眠剥夺感，而对睡眠理解和家庭环境的预测仅在 0.1 水平上显著，对其他睡眠质量指标、其他睡眠信念和行为指标，以及其他睡眠环境指标即使在 0.1 的水平上也均没有显著预测作用。这说明在当今社会，人工智能发展程度作为高科技发展水平的标志之一，人工智能发展程度越高的省份，其科技发展水平越高，居民的睡眠时长越短，睡眠剥夺感越强。在人工智能发展程度进一步提高后，我们的睡眠是否会受到更大的影响，这是未来需要重点关注的问题。我们应该考虑如何更广泛地运用人工智能技术来帮助居民改善睡眠状况，避免睡眠、健康和生活受到人工智能技术的负面影响。

（二）发展基于人工智能技术的睡眠产品，提高居民使用体验

从居民对人工智能的态度和产品需求来看，整体而言，我国居民对人工智能产品和服务持较积极的态度，但是使用基于人工智能技术的睡眠产品的意愿不足。这可能有两个原因。一是当前基于人工智能技术的睡眠产品尚处于发展初期，还需对基于人工智能技术的睡眠产品做进一步研发，通过提高居民的使用体验来提高其使用意愿。从居民对人工智能产品和服务持较积极的态度来看，未来的消费需求空间还是很大的。二是正因为当前基于人工智能技术的睡眠产品尚处于发展初期，部分产品的价格较为昂贵，普通人难以负担，消费面较窄。在人工智能技术有了更深入的发展后，应降低智能睡眠产品的价格，使更多的居民享受到人工智能带来的好处。

（三）关注人工智能技术可能带来的睡眠不平等问题

在人工智能社会，应关注女性、未婚群体、18~45 岁群体和低主观社会阶层群体的睡眠质量。对于高家庭月收入群体，虽然他们的睡眠环境可能更好，但也应注意他们的睡眠信念和行为可能更不合理，也可能有更差的睡眠质量。在人工智能技术蓬勃发展的时代，更应关注社会阶层和地位不同带来的睡眠不平等问题。尤其是在未来，当人工智能技术被更广泛地用于改善居民睡眠状况时，应提高技术的普及性、降低产品价格和使用门槛，使其惠及社会中的每个人和每个群体，提高睡眠平等程度。

参考文献

国家统计局编，2021，《中国统计年鉴（2021）》，中国统计出版社。

国家统计局编，2022，《中国统计年鉴（2022）》，中国统计出版社。

国家统计局编，2023，《中国统计年鉴 2023》，中国统计出版社。

韩小孩等，2012，《基于主成分分析的指标权重确定方法》，《四川兵工学报》第 10 期。

王恒，2021，《重估：人工智能与赋能社会》，电子工业出版社。

王俊秀，2023，《ChatGPT与人工智能时代：突破、风险与治理》，《东北师大学报》（哲学社会科学版）第4期。

王俊秀、张衍、张跃等，2023，《中国睡眠研究报告2023》，社会科学文献出版社。

Djanian, S., Bruun, A., & Nielsen, T. D. (2022). Sleep classification using consumer sleep technologies and AI：A review of the current landscape. *Sleep Medicine*, 100, 390-403.

Leppänen, T., Baron, C., de Zambotti, M., & Myllymaa, S. (2022). Editorial：Machine learning and wearable technology in sleep medicine. *Frontiers in Digital Health*, 4：845879.

Oh, E., Kearns, W., Laine, M., Demiris, G., & Thompson, H. J. (2022). Perceptions of and experiences with consumer sleep technologies that use Artificial Intelligence. *Sensors*, 22, 3621.

Robbins, R. et al. (2019). Sleep myths：An expert-led study to identify false beliefs about sleep that impinge upon population sleep health practices. *Sleep Health*, 5 (4), 409-417.

2023 年中国睡眠指数报告

　　摘　要：本研究的睡眠指数包括主体指标和客体指标两部分：前者包括睡眠质量、睡眠信念和行为，后者包括睡眠环境，即与睡眠相关的社会环境、家庭环境和居住环境。本研究数据源自中国社会科学院社会学研究所于 2023 年 12 月进行的中国居民睡眠状况线上调查，调查样本为 18～73 岁的中国居民，样本量为 6255。研究发现：(1) 2023 年居民睡眠指数为 62.61，较 2022 年降低了 5.16，较 2021 年降低了 2.17。(2) 2023 年居民每晚平均睡眠时长为 7.37±1.35 小时，与 2022 年的 7.37±2.21 小时持平。但是，被调查者的主观睡眠质量更差、需要更长时间才能入睡、睡眠紊乱程度更高、更多地使用睡眠药物、白天功能更受影响。(3) 2023 年，被调查者的失眠状况有所好转，89.6% 的被调查者过去一个月没有失眠的情况，而这一比例在 2021 年为 31.5%，在 2022 年为 35.6%。但是，失眠后感到乏力、没精神、做事效率低的被调查者比例高于 2021 年和 2022 年。(4) 2023 年，被调查者对睡眠的不合理信念增多、睡眠拖延行为更多，社会环境中的社会关系满意度有所下降，家庭环境和居住环境均变差了。改善居民睡眠状况，还需要从改变居民的睡眠信念和行为、改变睡眠环境入手。

　　关键词：睡眠指数　睡眠质量　睡眠信念和行为　睡眠剥夺　睡眠环境

一　睡眠指数的指标体系

(一) 睡眠指数

本研究继续沿用《中国睡眠研究报告 2023》（王俊秀等，2023）中的睡眼指数的指标体系（见图 1）。睡眠指数包括主体指标和客体指标两部分。主体指标包括睡眠质量、睡眠信念和行为；客体指标包括睡眠环境，即与睡眠相关的社会环境、家庭环境和居住环境。

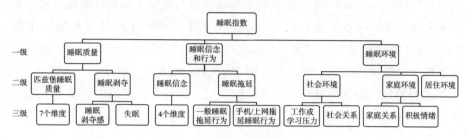

图 1　睡眠指数的指标体系

（二）指标体系

　　睡眠指数的指标体系由三个一级指标构成，分别是睡眠质量、睡眠信念和行为、睡眠环境。睡眠质量指标由匹兹堡睡眠质量和睡眠剥夺两个二级指标构成，其中匹兹堡睡眠质量通过《匹兹堡睡眠质量指数（PSQI）量表》进行测量，包括 7 个维度，分别是主观睡眠质量、睡眠潜伏期、睡眠持续性、习惯性睡眠效率、睡眠紊乱、使用睡眠药物和白天功能紊乱。睡眠剥夺通过睡眠剥夺感和失眠进行测量。睡眠剥夺感用"过去一个月，您有几天晚于凌晨 2 点才上床睡觉""过去一个月，您认为自己睡眠时间够长吗""您在睡眠后是否已觉得充分休息过了""过去一个月，您大约有多长时间感觉自己睡眠不足"四道题测量；失眠用"过去一个月，您大约有几天失眠""您失眠后心情（心境）如何"两道题测量。

　　睡眠信念和行为指标包括两个二级指标，分别是睡眠信念和睡眠拖延。睡眠信念通过《睡眠信念与态度量表》进行测量，包括 4 个维度，分别是睡眠期望、睡眠担忧、对失眠的信念和对使用睡眠药物的信念。睡眠拖延包括一般睡眠拖延行为和手机/上网拖延睡眠行为；前者通过《睡眠拖延行为量表》进行测量，后者通过四道题测量："因花时间在手机上而导致失眠"和"每天睡觉前我都看一会儿手机"测量的是手机拖延睡眠行为；"我曾不止一次因上网的关系而睡不到 4 个小时"和"我曾因熬夜上网而导致白天精神不济"测量的是上网拖延睡眠行为。

　　睡眠环境指标包括三个二级指标，分别是社会环境、家庭环境和居住环境。社会环境包括工作或学习压力和社会关系两个三级指标,其中工作或学习压力用"工作或学习压力太大导致我经常失眠""工作或学习让我有快要崩溃的感觉"进行测量,社会关系使用《世界卫生组织生存质量测定量表简表(WHOQOL - BREF)》中的社会关系维度进行测量。家庭环境包括家庭关系和积极情绪两个三级指标,其中家庭关系用《美好生活体验量表》中的"我和家人相亲相爱"一题测量,积极情绪用《世界卫生组织生存质量测定量表简表(WHOQOL - BREF)》中的"您有积极感受(如开心、高兴)吗"一题进行测量。居住环境下无三级指标,用《世界卫生组织生存质量测定量表简表(WHOQOL - BREF)》中的环境维度进行测量。

(三) 数据来源

本研究所用数据源于中国社会科学院社会学研究所于 2023 年 12 月开展的中国居民睡眠状况线上调查。调查样本覆盖除港澳台、西藏、青海、海南、宁夏外的 27 个省(区、市),剔除无效问卷后,获得有效样本 6255 个(见本书总报告《人工智能社会的睡眠展望》)。本研究使用加权后的数据进行分析。

(四) 睡眠指数生成过程

三级指标基于所包含题目的均分合成,之后根据公式[①] $Y = (B - A) \times (x - a)/(b - a) + A$,将所有三级指标转换为五级量纲,并且将所有反向题进行反转,以使每个指标的含义都为:分数越高,指标所代表的睡眠状况越好。之后,根据韩小孩等(2012)基于主成分分析的指标权重确定方法,计算三级、二级和一级指标的权重(见表 1)。公式为:指标权重 = 指标载荷/指标所属上级指标的总载荷。以匹兹堡睡眠质量下的三级指标主观睡眠质量为例,其 2023 年的权重 = 0.45/(0.45 + 0.35 + 0.20 + 0.19 + 0.42 + 0.86 + 0.94) = 0.13[②]。因此,载荷值较小的指标,其权重也较小。最后,为方便理解,我们将睡眠指数及其三个一级指标转换为 1 ~ 100(分)。

---

① 公式来源:"Transforming different Likert scales to a common scale",https://www.ibm.com/support/pages/node/422073。

② 权重的计算采用的是因子载荷的原始数据,非四舍五入后的载荷数据,此示例和表 1 中为节省篇幅,仅给出了四舍五入后的载荷值。

表 1　各级指标载荷和权重结果

	指标	所属上级指标	2023 年总载荷	2023 年因子载荷	2023 年权重
三级	主观睡眠质量	匹兹堡睡眠质量	3.42	0.45	0.13
	睡眠潜伏期			0.35	0.10
	睡眠持续性			0.20	0.06
	习惯性睡眠效率			0.19	0.06
	睡眠紊乱			0.42	0.12
	使用睡眠药物			0.86	0.25
	白天功能紊乱			0.94	0.28
	睡眠剥夺感	睡眠剥夺	1.29	0.78	0.60
	失眠			0.52	0.40
	睡眠期望	睡眠信念	2.68	0.50	0.19
	睡眠担忧			0.89	0.33
	对失眠的信念			0.76	0.28
	对使用睡眠药物的信念			0.53	0.20
	手机/上网拖延睡眠行为	睡眠拖延	1.56	0.80	0.51
	一般睡眠拖延行为			0.76	0.49
	工作或学习压力	社会环境	0.91	0.32	0.36
	社会关系			0.58	0.64
	家庭关系	家庭环境	1.38	0.64	0.46
	积极情绪			0.74	0.54
二级	匹兹堡睡眠质量	睡眠质量	1.54	0.76	0.49
	睡眠剥夺			0.78	0.51
	睡眠信念	睡眠信念和行为	1.11	0.46	0.42
	睡眠拖延			0.64	0.58
	社会环境	睡眠环境	2.44	0.84	0.34
	家庭环境			0.76	0.31
	居住环境			0.83	0.34
一级	睡眠质量	睡眠指数	1.99	0.76	0.38
	睡眠信念和行为			0.71	0.36
	睡眠环境			0.52	0.26

二 睡眠指数结果

（一）睡眠指数总体情况

如图 2 所示，2023 年居民睡眠指数为 62.61，较 2022 年降低了 5.16，较 2021 年降低了 2.17。其中，睡眠环境指标得分为 66.97 分，在三个一级指标中得分最高；其次是睡眠质量指标（66.71 分），睡眠信念和行为指标得分最低（54.27 分）。从变化幅度来看，睡眠信念和行为指标的变化幅度最小，相比 2021 年下降了 0.46 分，相比 2022 年下降了 2.28 分；而睡眠质量指标的变化幅度最大，相比 2021 年下降了 4.80 分，相比 2022 年下降了 7.51 分。

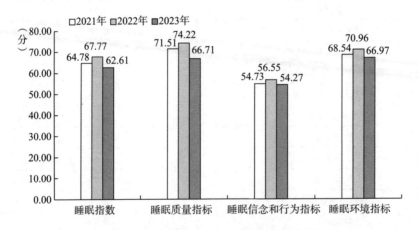

图 2　睡眠指数及其三个一级指标的对比分析

（二）睡眠指数 27 个省（区、市）排序

除港澳台、西藏、青海、海南和宁夏外，睡眠指数排名前五的省份分别是黑龙江、内蒙古、吉林、浙江和新疆，排名最后的五个省份分别是广西、福建、甘肃、广东和安徽（见表 2）。相比 2022 年［见《中国睡眠研究报告 2023》（王俊秀等，2023）］，黑龙江稳定在第一位，而新疆从最后一位跃至第五位。从一级指标来看，黑龙江的三个一级指标得分均位列前五；而新疆除睡眠质量指标得分排名较后（第 21 位）外，睡眠信念和行为指标以及睡

眠环境指标得分均排名第一，这可能是 2023 年新疆睡眠指数排名靠前的主要原因。

从得分差异来看，睡眠指数最高和最低间的差异不超过 4，睡眠质量指标、睡眠信念和行为指标最高得分和最低得分间的差异不超过 4 分，但是睡眠环境指标最高得分和最低得分间相差 9.05 分。可见，睡眠环境省份差异较大。

表 2　睡眠指数 27 个省（区、市）排序

单位：分

排序	省份	睡眠指数	省份	睡眠质量指标	省份	睡眠信念和行为指标	省份	睡眠环境指标
1	黑龙江	64.37	吉林	69.01	新疆	56.40	新疆	71.93
2	内蒙古	64.03	内蒙古	67.90	黑龙江	56.27	内蒙古	69.83
3	吉林	63.89	浙江	67.63	浙江	55.54	黑龙江	69.72
4	浙江	63.86	上海	67.49	辽宁	55.26	湖南	69.57
5	新疆	63.84	黑龙江	67.42	吉林	55.25	陕西	69.50
6	湖南	63.53	湖北	67.42	安徽	55.25	河南	68.57
7	辽宁	63.18	天津	67.20	天津	55.15	浙江	68.35
8	天津	63.15	辽宁	67.11	内蒙古	55.12	吉林	67.85
9	上海	63.12	江苏	67.09	湖南	55.01	辽宁	67.59
10	河南	62.88	河北	66.94	上海	54.98	山西	67.53
11	河北	62.80	重庆	66.89	贵州	54.57	云南	67.48
12	山西	62.77	湖南	66.86	江西	54.36	上海	67.41
13	江苏	62.72	河南	66.81	广东	54.09	河北	67.38
14	湖北	62.69	云南	66.80	湖北	54.05	北京	67.25
15	陕西	62.67	江西	66.74	江苏	54.02	山东	67.17
16	贵州	62.56	安徽	66.63	北京	54.01	江西	67.14
17	江西	62.55	山西	66.52	河北	53.99	江苏	66.98
18	北京	62.38	四川	66.47	山西	53.93	四川	66.98
19	云南	62.26	山东	66.30	福建	53.86	湖北	66.79
20	山东	62.25	贵州	66.21	重庆	53.81	天津	66.18
21	重庆	62.24	新疆	66.20	河南	53.77	贵州	65.96
22	四川	62.24	北京	66.13	山东	53.67	重庆	65.73

排序	省份	睡眠指数	省份	睡眠质量指标	省份	睡眠信念和行为指标	省份	睡眠环境指标
23	安徽	61.86	广东	66.04	四川	53.60	甘肃	65.43
24	广东	61.74	陕西	66.00	陕西	53.45	福建	65.10
25	甘肃	61.44	甘肃	65.98	云南	53.32	广东	64.32
26	福建	61.27	广西	65.64	广西	53.26	广西	62.93
27	广西	60.83	福建	65.25	甘肃	52.65	安徽	62.88

（三）睡眠指数地区排序

在七大地区的排序中，东北地区的睡眠指数最高，睡眠质量指标、睡眠信念和行为指标得分均最高，西北地区的睡眠环境指标得分最高；而华南地区的睡眠指数最低，睡眠质量指标、睡眠环境指标得分均最低（见表3）。

从各地区三年睡眠指数的变化情况（见图3）来看，东北地区的睡眠指数较高（2021年排在第二位，2022年和2023年排在第一位），西北地区从2021年和2022年的最后一位升至2023年的第5位，而华南地区在2021年和2022年均为第6位，2023年则跌至最后一位。可见，应重点关注西北地区和华南地区居民的睡眠状况。

表3 睡眠指数地区排序情况

单位：分

序号	地区	睡眠指数	地区	睡眠质量指标	地区	睡眠信念和行为指标	地区	睡眠环境指标
1	东北地区	63.73	东北地区	67.66	东北地区	55.58	西北地区	68.77
2	华中地区	62.97	华中地区	66.99	华东地区	54.48	东北地区	68.35
3	华北地区	62.80	华东地区	66.80	华北地区	54.17	华中地区	68.30
4	华东地区	62.59	华北地区	66.71	华中地区	54.13	华北地区	67.51
5	西北地区	62.56	西南地区	66.56	华南地区	53.91	西南地区	66.65
6	西南地区	62.29	西北地区	66.04	西北地区	53.83	华东地区	66.63
7	华南地区	61.54	华南地区	65.95	西南地区	53.75	华南地区	64.03

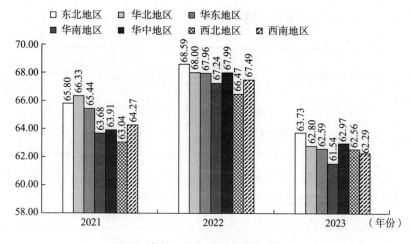

图 3　各地区三年睡眠指数变化情况

（四）睡眠指数城市分级排序

根据《第一财经》的城市分级标准①，对睡眠指数及其一级指标进行城市分级排序（见表 4）。三线城市的睡眠指数最高，而北上广深的睡眠指数最低。从各城市分级三年睡眠指数的变化情况（见图 4）来看，在 2021年和 2022 年，睡眠指数与城市分级基本呈倒 U 形关系，二线城市和三线城市的睡眠指数较高，而五线城市、北上广深和新一线城市的睡眠指数相对较低。2023 年，三线城市的睡眠指数最高，但五线城市的睡眠指数升至第二位，北上广深的睡眠指数降至最后一位，新一线城市的睡眠指数排在倒数第二位。在《中国睡眠研究报告 2023》（王俊秀等，2023）中，笔者认为当经济发展水平较低时，睡眠指数呈现两极分化的特点，即有的省份睡眠指数较高，有的省份睡眠指数较低；但是随着经济发展水平的提高，一些省份的睡眠指数变得越来越趋同，处于中等水平。但是从 2023 年的数据来看，总的来说，经济发展水平与睡眠状况间的负相关变得更为明显。

---

① 《第一财经》：《2022 新一线城市名单官宣：沈阳跌出，合肥重归新一线！（附最新 1–5 线城市完整名单）》，https：//www.datayicai.com/report/detail/286，最后访问日期：2024 年 1 月25 日。

表4 睡眠指数城市分级排序情况

单位：分

排序	城市分级	睡眠指数	城市分级	睡眠质量指标	城市分级	睡眠信念和行为指标	城市分级	睡眠环境指标
1	三线城市	63.15	三线城市	67.00	三线城市	54.46	五线城市	70.02
2	五线城市	63.05	新一线城市	66.81	北上广深	54.31	三线城市	68.38
3	二线城市	62.49	四线城市	66.80	二线城市	54.29	四线城市	67.94
4	四线城市	62.45	二线城市	66.67	五线城市	54.29	二线城市	66.45
5	新一线城市	62.44	北上广深	66.42	新一线城市	54.13	新一线城市	66.38
6	北上广深	62.27	五线城市	66.19	四线城市	53.48	北上广深	65.89

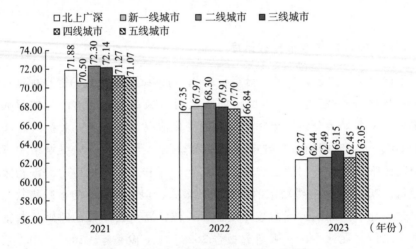

图4 各城市分级三年睡眠指数变化情况

三 睡眠指数指标分析

（一）睡眠质量

1. 睡眠时长

由表5可知，2023年，63.7%的被调查者在22～24点上床睡觉，71.2%的被调查者在6～8点起床，48.2%的被调查者能在半小时左右入睡；

每晚平均睡眠时长为 7.37±1.35 小时，与 2022 年的 7.37±2.21 小时持平。29.4% 的被调查者每晚平均睡眠时长不足 7 个小时，略高于 2022 年的 25.9%；每晚平均睡眠时长为 8 小时及以上的被调查者比例为 37.3%，低于 2022 年的 47.5%；被调查者的每晚平均睡眠时长集中于 7~8 小时（33.2%），高于 2022 年的 26.7%，更接近 2021 年的 36.5%。在上床睡觉时间和起床时间上，相比 2022 年，2023 年被调查者的上床睡觉时间和起床时间也更接近 2021 年。

被调查者的每天平均工作或学习时长为 7.65±2.76 小时，比 2022 年的 7.42±3.20 小时略长，但比 2021 年的 8.15±2.68 小时短。29.7% 的被调查者每天平均工作或学习时长超过 8 个小时，低于 2022 年的 30.9% 和 2021 年的 42.3%，这表明 2023 年被调查者工作或学习时间过长的状况有所改善。

2023 年调查还询问了被调查者的午睡情况。如图 5 所示，多数被调查者有午睡的习惯，一周至少有一次午睡的被调查者比例为 63.78%，并且 65.52% 的被调查者的每天平均午睡时长在一个小时以内。

表 5　睡眠时长的对比分析

单位：%

变量		2021 年	2022 年	2023 年
上床睡觉时间	20 点之前	0.2	1.0	1.3
	20~21 点	1.4	1.6	2.2
	21~22 点	7.2	5.0	8.2
	22~23 点	25.7	18.8	29.5
	23~24 点	38.4	22.0	34.2
	0~1 点	17.9	21.9	15.1
	1~2 点	6.0	15.1	5.2
	2 点及以后	3.3	14.6	4.4
睡眠时长	不足 6 个小时	7.9	10.9	7.6
	6~7 个小时	20.3	15.0	21.8
	7~8 个小时	36.5	26.7	33.2
	8~9 个小时	27.3	28.7	24.8
	9 个小时及以上	8.0	18.8	12.5

续表

变量		2021 年	2022 年	2023 年
起床时间	6 点以前	2.9	1.9	3.3
	6~7 点	25.7	9.9	35.6
	7~8 点	38.5	26.7	35.6
	8~9 点	19.3	27.7	14.8
	9~10 点	6.0	15.1	5.3
	10~11 点	3.0	8.8	2.5
	11 点及以后	4.7	9.9	2.9
入睡时间	几乎上床就能睡着	19.4	20.6	14.0
	半小时左右	58.2	58.5	48.2
	1 小时左右	16.8	14.9	27.4
	2 小时左右	3.7	3.7	7.2
	2 小时以上	1.9	2.4	3.2
工作或学习时长	6 个小时及以下	21.0	32.4	26.8
	6~8 个小时	36.6	36.7	43.6
	8~10 个小时	29.0	21.6	22.4
	10~12 个小时	9.8	6.0	5.5
	12 个小时以上	3.5	3.3	1.8

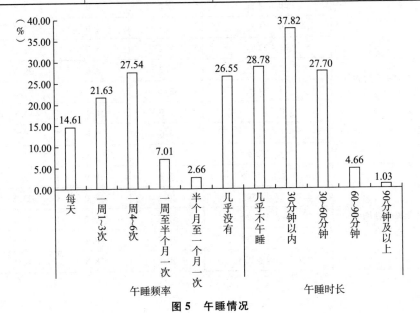

图 5　午睡情况

2. 匹兹堡睡眠质量指标

《匹兹堡睡眠质量指数（PSQI）量表》每个维度的得分为 0 ~ 3 分，得分越高，表明在该维度上表现越差；PSQI 总分为 0 ~ 21 分，将 PSQI 总分按照 "0 ~ 5 分 = 4 分，6 ~ 10 分 = 3 分，11 ~ 15 分 = 2 分，16 ~ 21 分 = 1 分" 的逻辑转换成匹兹堡睡眠质量评价得分，得到匹兹堡睡眠质量评价得分在 1 ~ 4 分之间，得分越高，表明睡眠质量越好。由图 6 可见，相比 2021 年和 2022 年，2023 年被调查者在主观睡眠质量、睡眠潜伏期、睡眠紊乱、使用睡眠药物、白天功能紊乱等上的得分均较高，说明被调查者的主观睡眠质量更差、需要更长时间才能入睡、睡眠紊乱程度更高、更多地使用睡眠药物、白天功能更受影响。在睡眠持续性和习惯性睡眠效率上，2023 年被调查者的得分高于 2022 年，但低于 2021 年，说明 2023 年被调查者在睡眠持续性和习惯性睡眠效率上优于 2021 年，但比 2022 年差。

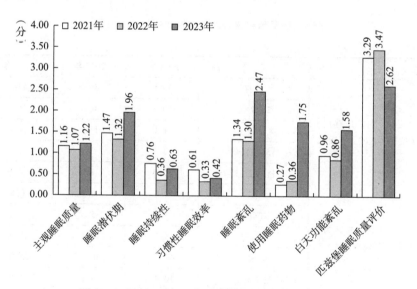

图 6　匹兹堡睡眠质量评价及其各维度的对比分析

3. 睡眠剥夺感

睡眠剥夺感用 "过去一个月，您有几天晚于凌晨 2 点才上床睡觉" "过去一个月，您认为自己睡眠时间够长吗" "您在睡眠后是否已觉得充分休息过了" "过去一个月，您大约有多长时间感觉自己睡眠不足" 4 道题测量，每道题的得分为 1 ~ 5 分，得分越高，被调查者在该指标上的表现越差。由表 6 可知，2023 年，过去一个月，有至少一天晚于凌晨 2 点才上床睡觉的被调查者比例约为 52.8%，低于 2022 年的 65.0% 和 2021 年的 60.2%。这与前述结果基本一致，即 63.7% 的被调查者在 22 ~ 24 点上床睡觉。2023 年，感到自己睡眠时间不够的被调查者比例为 36.5%，低于 2022 年的 45.9% 和 2021 年的 57.5%；觉得没有休息过的被调查者比例为 11.7%，也低于 2022 年的 18.7% 和 2021 年的 16.3%；但是，每周超过 4 天感到睡眠不足的被调查者比例为 15.8%，高于 2022 年的 13.2% 和 2021 年的 15.3%。

通过计算这 4 道题的平均分，得到睡眠剥夺感得分，为 1 ~ 5 分，得分越高，睡眠剥夺感越强。2023 年，睡眠剥夺感得分为 2.44 ± 0.65 分，低于 2022 年的 2.56 分和 2021 年的 2.60 分。因此，总的来说，2023 年，被调查者的睡眠剥夺感有所下降。

表 6　睡眠剥夺感各题项选择比例的对比分析

单位：%

变量		2021 年	2022 年	2023 年
1. 过去一个月，您有几天晚于凌晨 2 点才上床睡觉	没有	39.8	35.0	47.2
	1 ~ 7 天	50.1	46.2	45.0
	8 ~ 14 天	6.0	11.2	4.8
	15 ~ 21 天	1.7	3.5	1.1
	超过 21 天	2.4	4.1	1.9
2. 过去一个月，您认为自己睡眠时间够长吗	太多了	0.6	0.7	0.8
	有点多	3.4	5.3	5.8
	刚合适	38.5	48.1	57.0
	不太够	47.1	36.8	35.0
	完全不够	10.4	9.1	1.5
3. 您在睡眠后是否已觉得充分休息过了	觉得充分休息过了	14.8	17.5	28.9
	觉得休息过了	38.1	35.0	39.0
	觉得休息了一点	30.8	28.9	20.5
	不觉得休息过了	14.1	16.2	9.7
	觉得一点儿也没休息	2.2	2.5	2.0

续表

变量		2021 年	2022 年	2023 年
4. 过去一个月，您大约有多长时间感觉自己睡眠不足	没有睡眠不足	13.0	24.4	19.0
	每周 1～2 天	51.5	43.8	47.4
	每周 3～4 天	20.2	18.5	17.8
	每周 5～6 天	4.8	5.6	6.2
	每天都觉得睡眠不足	10.5	7.6	9.6

4. 失眠

失眠用"过去一个月，您大约有几天失眠"和"您失眠后心情（心境）如何"两道题测量。前者为单选，得分为 1～5 分；后者为多选。如表 7 所示，2023 年，被调查者的失眠状况有所好转，89.6% 的被调查者过去一个月没有失眠的情况，而这一比例在 2021 年为 31.5%，在 2022 年为 35.6%。但是，就失眠后的心情（心境）来说，2023 年 57.6% 的被调查者有过心烦、急躁，17.0% 的被调查者有过心慌、气短，57.8% 的被调查者有过乏力、没精神、做事效率低。比较而言，失眠后感到乏力、没精神、做事效率低的被调查者比例高于 2021 年和 2022 年。

表 7　失眠各题项选择比例的对比分析

单位：%

变量		2021 年	2022 年	2023 年
1. 过去一个月，您大约有几天失眠	没有	31.5	35.6	89.6
	1～7 天	57.4	50.1	3.8
	8～14 天	6.0	8.3	3.1
	15～21 天	2.1	2.6	1.9
	超过 21 天	3.0	3.3	1.6
2. 您失眠后心情（心境）如何	无不适	18.3	29.7	10.3
	无所谓	9.7	14.5	7.0
	心烦、急躁	60.4	47.2	57.6
	心慌、气短	18.5	20.7	17.0
	乏力、没精神、做事效率低	53.3	43.8	57.8

(二) 不良睡眠信念和行为

1. 睡眠信念

对于睡眠信念,我们采用《睡眠信念与态度量表》进行测量。睡眠信念包括四个维度,分别是睡眠期望、睡眠担忧、对失眠的信念和对使用睡眠药物的信念。睡眠期望用"我需要睡足 8 小时,白天才能够精力充沛和状态良好""当我一个晚上没有充足的睡眠时,第二天我需要午睡或打盹,或晚上睡更长的时间"两道题测量;睡眠担忧用"我担心慢性失眠会对我的身体健康产生严重影响""我担心我会失去控制睡眠的能力"等 6 道题测量;对失眠的信念用"我认为一晚上糟糕的睡眠经历会影响我第二天白天的活动""如果我白天感到易怒、抑郁或是焦虑,那很可能是我前一天晚上没有睡好觉"等 5 道题测量;对使用睡眠药物的信念用"为了白天保持清醒并状态良好,我相信我应该服用安眠药而不是拥有一夜糟糕的睡眠""我认为失眠本质上是体内化学物质失去平衡导致的"等 3 道题测量。每道题的得分均为 1~5 分,每个维度的得分取该维度下题项得分的平均分,得分也为 1~5 分,得分越高,不合理信念越少;总的睡眠信念得分取所有题目得分的总和,分值在 16~80 分之间,得分越高,不合理的睡眠信念越少。

调查结果显示(见图 7),总的睡眠信念得分为 42.55 分,高于 2022 年的 38.17 分和 2021 年的 40.72 分,表明被调查者不合理的睡眠信念增多,并且睡眠信念四个维度的平均分也都较 2021 年和 2022 年有所上升,即被调查者在这四个方面都持有更多的不合理信念。

除此之外,2023 年我们还使用《睡眠理解》(Myths about Sleep)问卷(Robbins et al.,2019)测量了被调查者对睡眠的一些错误理解,包括 20 道题,例如"能够'随时随地'入睡是健康睡眠的标志""如果可以的话,多睡总是更好"等,得分为 1~7 分,得分越高,代表被调查者对睡眠的错误理解越多。结果显示,被调查者的睡眠理解得分为 3.88 ± 0.66 分,显著低于问卷中值 4($t = -14.42$,$p < 0.001$),表明被调查者对睡眠有基本正确的理解。

2. 睡眠拖延

对于睡眠拖延,我们采用《睡眠拖延行为量表》和 4 道测量手机/上网导致睡眠拖延的题进行测量,测量手机/上网拖延睡眠行为的题分别是"因花时间在手机上而导致失眠""每天睡觉前我都看一会儿手机""我曾不止

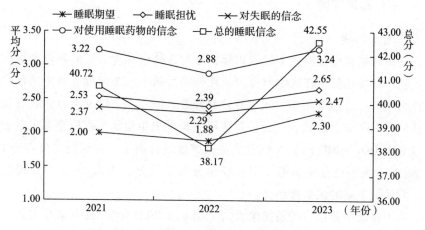

图 7　睡眠信念各维度的对比分析

一次因上网的关系而睡不到 4 个小时""我曾因熬夜上网而导致白天精神不济",每道题的得分均为 1 ~ 5 分,一般睡眠拖延行为得分是《睡眠拖延行为量表》下所有题的平均分,也为 1 ~ 5 分,得分越高,越拖延。

　　调查结果显示(见表 8),2023 年,一般睡眠拖延行为得分为 3.12 分,高于 2022 年的 2.96 分和 2021 年的 3.10 分,说明 2023 年被调查者的一般睡眠拖延行为更多了;并且相比 2022 年,2023 年被调查者的手机拖延睡眠行为更多;而上网拖延睡眠行为相较于 2021 年和 2022 年也更多了。

表 8　睡眠拖延各维度题项的对比分析

单位:分

变量		2021 年	2022 年	2023 年
一般睡眠拖延行为		3.10	2.96	3.12
手机拖延睡眠行为	因花时间在手机上而导致失眠	3.32	3.12	3.35
	每天睡觉前我都看一会儿手机	4.14	3.78	4.07
上网拖延睡眠行为	我曾不止一次因上网的关系而睡不到 4 个小时	2.68	2.65	2.85
	我曾因熬夜上网而导致白天精神不济	3.00	2.88	3.13

（三）睡眠环境

1. 社会环境

睡眠环境指标包括三个二级指标，分别是社会环境、家庭环境和居住环境。社会环境包括工作或学习压力和社会关系两个三级指标，其中工作或学习压力用"工作或学习压力太大导致我经常失眠""工作或学习让我有快要崩溃的感觉"进行测量，社会关系使用《世界卫生组织生存质量测定量表简表（WHOQOL – BREF)》中的社会关系维度进行测量。每道题得分均为 1 ~ 5 分，社会关系得分是该维度下题项得分的平均分，也为 1 ~ 5 分，得分越高，对社会关系的满意度越高。

从工作或学习压力的情况来看（见图 8），2023 年，"工作或学习压力太大导致我经常失眠"的得分为 3.02 分，高于 2022 年的 2.93 分，但低于 2021 年的 3.08 分；2023 年，"工作或学习让我有快要崩溃的感觉"的得分为 2.82 分，略低于 2022 年的 2.85 分和 2021 年的 2.86 分。可见，工作或学习压力变化幅度较小。

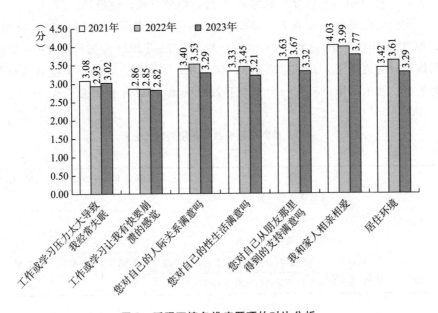

图 8　睡眠环境各维度题项的对比分析

从社会关系的情况来看（见图 8），2023 年，"您对自己的人际关系满意吗"的得分为 3.29 分,"您对自己的性生活满意吗"的得分为 3.21 分,"您对自己从朋友那里得到的支持满意吗"的得分为 3.32 分,均低于 2021 年和 2022 年,可见被调查者的社会关系满意度有所下降。

2. 家庭环境

对于家庭关系,我们用《美好生活体验量表》中的"我和家人相亲相爱"一题测量,得分为 1 ~ 5 分,得分越高,关系越好。调查结果显示(见图 8),2023 年,家庭关系的得分为 3.77 分,低于 2022 年的 3.99 分和 2021 年的 4.03 分,说明被调查者的家庭环境变差了。

3. 居住环境

居住环境使用《世界卫生组织生存质量测定量表简表(WHOQOL – BREF)》中的环境维度进行测量。每道题得分均为 1 ~ 5 分,居住环境得分是该维度下题项得分的平均分,也为 1 ~ 5 分。如图 8 所示,2023 年,被调查者的居住环境得分为 3.29 分,低于 2022 年的 3.61 分和 2021 年的 3.42 分,表明被调查者的居住环境也变差了。

除此之外,在 2023 年,我们还调查了被调查者睡前的卧室温度。如图 9 所示,最高的波峰出现在 20 摄氏度,即 16.83% 的被调查者睡前的卧室温度为 20 摄氏度。在 20 摄氏度左右有几个小波峰,出现于 15 摄氏度、18 摄氏度、22 摄氏度和 25 摄氏度。23.46% 的被调查者的睡前卧室温度在 15 ~ 18 摄氏度之间,27.84% 的被调查者的睡前卧室温度低于 15 摄氏度,且其中有

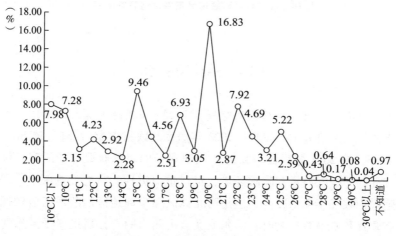

图 9 被调查者的睡前卧室温度

15.26%的被调查者的睡前卧室温度在 10 摄氏度及以下；21.04%的被调查者的睡前卧室温度在 22~25 摄氏度之间，仅有 3.95%的被调查者的睡前卧室温度高于 25 摄氏度。这主要是因为本次调查时间是在 12 月，此时全国大部分地区的室内或室外温度较低，导致认为睡前卧室温度较低的被调查者比例更大。但是，总的来说，睡前卧室温度在15~25摄氏度之间的被调查者比例为 67.25%，表明多数被调查者的睡前卧室温度是适宜的。

我们还询问了被调查者对睡前卧室温度适宜性的感知（见图 10），结果显示，49.80%的被调查者认为有点冷，39.26%的被调查者认为适宜，这也与本次调查时间在 12 月有关。

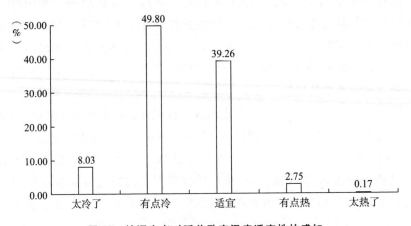

图 10　被调查者对睡前卧室温度适宜性的感知

四　结论和启示

本研究沿用了《中国睡眠研究报告 2023》（王俊秀等，2023）中的睡眠指数指标体系。研究结果发现，2023 年居民睡眠指数为 62.61，较 2022 年降低了 5.16，较 2021 年降低了 2.17，表明居民的睡眠状况有所下降，保障居民拥有良好的睡眠质量和睡眠环境，仍任重而道远。在七大地区中，东北地区的睡眠指数三年来都较高，但是西北地区和华南地区的睡眠指数较低。在本研究调查和本书写作之时，哈尔滨文旅火热出圈，让居民感受到东北地区浓浓的人情味和人间烟火气，东北地区的经验值得好好总结。此外，从睡眠指数城市分级排序的变化情况来看，2023 年，总的来说，经济发展水平与睡眠状况间的负相关变得更为明显。保障经济发展和居民生活间的良性互动，是在经济发展过程中需要关注的重点。

从睡眠时长来看，2023 年，63.7% 的被调查者在 22～24 点上床睡觉，71.2% 的被调查者在 6～8 点起床，48.2% 的被调查者能在半小时左右入睡；每晚平均睡眠时长为 7.37±1.35 小时，与 2022 年的 7.37±2.21 小时持平。相比 2022 年，2023 年被调查者的睡眠模式更接近 2021 年。此外，2023 年被调查者的每天平均工作或学习时长为 7.65±2.76 小时，比 2022 年的 7.42±3.20 小时略长，比 2021 年的 8.15±2.68 小时短。29.7% 的被调查者每天平均工作或学习时长超过 8 个小时，低于 2022 年的 30.9% 和 2021 年的 42.3%，这表明 2023 年被调查者工作或学习时间过长的状况有所改善。而且 2023 年，被调查者的失眠状况有所好转，89.6% 的被调查者过去一个月没有失眠的情况，而这一比例在 2021 年为 31.5%，在 2022 年为 35.6%。

然而，尽管从睡眠时长看，被调查者的睡眠状况有所改善，但是，从睡眠质量来看，2023 年被调查者的睡眠质量反而更差。相比 2021 年和 2022 年，2023 年被调查者在主观睡眠质量、睡眠潜伏期、睡眠紊乱、使用睡眠药物、白天功能紊乱等上的得分均较高；失眠后感到乏力、没精神、做事效率低的比例高于 2021 年和 2022 年。可见，一方面，评价睡眠状况应从睡眠时长和睡眠质量两方面进行，睡眠时长长不代表睡眠质量高；另一方面，虽然被调查者的每晚平均睡眠时长与 2022 年持平，但被调查者的主观睡眠质量却变差了，这可能与被调查者对睡眠持有更多的不合理信念有关。2023 年，尽管被调查者对睡眠有基本正确的理解，但是总的睡眠信念得分为 42.55 分，高于 2022 年的 38.17 分和 2021 年的 40.72 分，表明被调查者对睡眠的不合理信念增多。2023 年，一般睡眠拖延行为得分为 3.12 分，高于 2022 年的 2.96 分和 2021 年的 3.10 分，说明 2023 年被调查者的一般睡眠拖延行为更多了。而且相比 2022 年，2023 年被调查者的手机拖延睡眠行为更多；而上网拖延睡眠行为相较于 2021 年和 2022 年都更多了。在睡眠环境方面相比 2021 年和 2022 年，2023 年被调查者的社会环境中的社会关系满意度有所下降，家庭环境和居住环境均变差了。可见，改善居民睡眠状况，还需要从改变睡眠信念和行为、改变睡眠环境入手，单纯增加睡眠时长的作用不一定明显。

我们的睡眠调查和睡眠指数客观反映了居民的睡眠状况和存在的问题，尽管相比 2021 年，2022 年居民的睡眠状况有所改善，但是 2023 年的研究表明，居民整体睡眠状况仍然不容乐观。保障经济发展和居民生活间的良性互动，是在经济发展过程中需要关注的重点，东北地区的经验或许值得研究和考察。

参考文献

韩小孩等，2012，《基于主成分分析的指标权重确定方法》，《四川兵工学报》第 10 期。

王俊秀、张衍、张跃等，2023，《中国睡眠研究报告 2023》，社会科学文献出版社。

Robbins，R. et al.（2019）. Sleep myths：An expert-led study to identify false beliefs about sleep that impinge upon population sleep health practices. *Sleep health*，5（4），409－417.

II

国际前沿

人工智能技术在睡眠领域的研究与应用

摘　要: 随着人工智能技术的兴起与发展,其应用领域不断拓宽,为各行各业带来了前所未有的变革,给人们的生活带来了诸多便利,同时也为睡眠领域注入了全新的动能。本研究按照人工智能在睡眠监测、睡眠分期和评估及睡眠问题治疗中的应用的顺序,对目前人工智能技术在睡眠领域的研究和应用情况进行了梳理,同时分析了当前面临的挑战和伦理问题,以期为未来对该领域的研究和实践提供有益的参考。

关键词: 人工智能　睡眠监测　睡眠分期　睡眠诊断和治疗

一　引言

(一)睡眠的重要性

党的二十大报告将"建成健康中国"作为到 2035 年我国发展的总体目标之一,并指出人民健康是民族昌盛和国家强盛的重要标志,要把保障人民健康放在优先发展的战略位置,完善人民健康促进政策。由此可见,提升全民健康水平是全面建设社会主义现代化国家的一项重要使命。与此同时,良好的睡眠是个人健康的重要影响因素(Buysse,2014),也是幸福感的重要组成部分(Knutson et al.,2017)。现有研究一致表明,睡眠对个人的生理过程、情绪调节、最佳认知能力和生活质量至关重要(Knutson et al.,2017)。Irwin 和 Opp(2017)的研究表明睡眠和免疫系统之间存在相互影响,睡眠障碍会导致炎症性疾病和重度抑郁症,而炎症也会影响睡眠。另一项研究也支持睡眠会对人体免疫系统产生影响这一观点,即睡眠会影响免疫功能,良好的睡眠可以降低人体感染疾病的风险,并可减轻感染症状和疫苗接种反应（Prather et al.，2015）。因而，良好的睡眠有利于维持免疫系统的正常功能，从而改善生理健康状况；相反，长期睡眠不足（如睡眠时间短、睡眠障碍）可导致慢性、系统性轻度炎症，并与动脉粥样硬化和神经退行性病变等多种疾病相关（Besedovsky et al.，2019），提高心血管疾病（Grandner et al.，2014；Gunn & Eberhardt，2019；Pepin et al.，2014；Sejbuk et al.，2022；Tobaldini et al.，2019）、糖尿病和肥胖症等的患病率（Broussard et al.，2012；Möller-Levet et al.，2013），还会导致注意力分散、反应迟钝，降低认知能力（Grandner et al.，2014；Wang et al.，2023），从而影响工作效率和创造力。此外，睡眠不足会增加心理压力，导致情绪波动大，诱发焦虑、抑郁等心理问题（Marino et al.，2022），增加消极情绪体验，并且严重削弱积极情绪的作用；还会导致情绪唤醒迟缓，降低个体的情绪管理能力（Tomaso et al.，2021）。睡眠质量差的人患认知障碍或注意力缺失症的风险是无睡眠问题的人的1.68倍，约有15%的注意力缺失症可能是由睡眠问题引起的（Bubu et al.，2017）；同时，包括睡眠在内的生活方式因素与认知功能和痴呆症的患病风险有关（Sewell et al.，2021）。此外，睡眠与整个生命周期的认知功能密切相关（McSorlcy et al.，2019）。因此，改善睡眠质量有利于提升认知能力，并帮助个体更好地处理复杂的认知任务。睡眠质量和睡眠时间的变化是生活满意度的重要预测因素（刘灵等，2011；Ness & Saksvik-Lehouillier，2018；Zhi et al.，2016），睡眠质量与生活满意度呈正相关，睡眠质量越好，生活满意度越高。此外，有研究证明了睡眠质量和生活满意度之间存在双向正相关，并且这种关联完全或部分地由健康状况介导。具体来说，睡眠质量越高，健康状况越好，生活满意度越高；反之亦然（Zhu et al.，2023）。从经济角度来看，睡眠问题还会导致巨大的社会经济损失（Streatfeild et al.，2021）。

总之，睡眠在个体健康和社会经济发展中的重要性不言而喻。全面评估一个人的健康状况，必须将其睡眠状况纳入考虑（Knutson et al.，2017）。为提高生活满意度、促进社会健康发展，必须重视提升睡眠质量，并采取有效措施改善人们的睡眠状况。

（二）人工智能技术的发展

随着科技的飞速发展，人工智能（AI）技术逐渐成为各个领域的研究热点。国务院印发的《新一代人工智能发展规划》（以下简称《规划》）明确了我国新一代人工智能发展的战略目标：到 2025 年，人工智能基础理论实现重大突破，部分技术与应用达到世界领先水平，人工智能成为我国产业升级和经济转型的主要动力，智能社会建设取得积极进展；到 2030 年，人工智能理论、技术与应用总体达到世界领先水平，成为世界主要人工智能创新中心。《规划》为我国人工智能发展指明了方向，同时也为全球人工智能技术的发展提供了借鉴。在这一背景下，睡眠领域的研究也迎来了新的革命性变革。

从历史角度来看，人工智能技术的发展可以分为几个阶段：萌芽阶段、繁荣阶段、低谷阶段和复兴阶段。萌芽阶段自 20 世纪 50 年代开始，人工智能技术逐渐诞生并发展。到了繁荣阶段，人工智能技术在计算机视觉、自然语言处理、语音识别等领域取得了显著成果。然而，随着研究难题的不断涌现，人工智能技术的发展在 80 年代进入低谷阶段。近年来，随着大数据、云计算、深度学习等技术的兴起，人工智能技术迎来了复兴阶段，其在各个领域的应用也日益广泛（谭铁牛，2019）。据统计，2022 年，全球人工智能市场规模估计为 197.8 亿美元，预计未来几年将继续保持高速增长，到 2030 年将达到 1591.03 亿美元（周武英，2023）。从理论层面来看，人工智能技术的发展为睡眠研究提供了新的理论框架。基于机器学习、深度学习、强化学习等的先进算法为睡眠研究领域带来了新的研究思路，使得人工智能能够模拟人类智能，实现对睡眠数据的准确分析并做出预测。这些技术不仅可以帮助研究者更好地理解睡眠的生理和心理机制，还可以为睡眠实践提供更有效的解决方案。

二 人工智能在睡眠监测中的应用

用于睡眠监测的方法和工具有很多。其中，多导睡眠图（PSG）设备应用最为广泛，但出于成本、便携性和舒适性考虑（Walia & Mehra，2019），研究者一直在探索能替代 PSG 设备的睡眠监测工具，并将这些工具的检测结果与 PSG 设备的检测结果进行对比验证。可移动的和基于家庭环境的睡眠监测设备可以缩短监测时间，能够在日常家庭环境中监测睡眠（Guillodo et al.，2020），且更具有生态效度，带给人们的负担更轻（Lehrer et al.，2022）。此外，可移动的和基于家庭环境的睡眠监测设备还可被用于评估睡眠，并将睡眠模式与有关睡眠和日常活动存在的问题联系起来。因此，我们首先根据适用条件将睡眠监测设备分为两类：临床或实验环境下的睡眠监测设备和消费者睡眠监测设备。

（一）临床或实验环境下的睡眠监测设备

PSG 设备和活动记录仪都需要在临床或实验环境下用于睡眠监测。它们需要记录多个生理指标，如心电图（ECG）、肌电图（EMG）、眼电图（EOG）、脑电图（EEG）等，以监测睡眠质量并检测睡眠障碍。根据特定睡眠研究的目的，还可能采用其他类型的传感器。PSG 设备能够记录睡眠期间的心肺功能、神经生理及其他物理和生理参数，这使医生或研究人员能够了解多个器官系统的功能及其在人的清醒阶段和睡眠阶段的作用（Bloch，1997）。很多研究评估了 PSG 设备在多种疾病诊断中的临床有效性，比如癫痫（Malow et al.，1997）、睡眠性头痛（Dodick，2000）、阻塞性睡眠呼吸暂停（Marcus et al.，1996）、肥胖（O'Keeffe & Patterson，2004）和失眠（Littner et al.，2003）等。

而活动记录仪是一种使用加速度计记录和收集身体运动信息，并据此推断睡眠和觉醒周期的设备（Kaplan et al.，2012），在关于睡眠和昼夜节律的研究中已被使用 20 多年（Fekedulegn et al.，2020），被认为是用可移动的方法进行睡眠评估的标准工具（Chinoy et al.，2021）。活动记录仪可被放置在手腕、脚踝或躯干上，其中手腕活动记录仪是最常用的，其测量结果的准确性通常需要与 PSG、睡眠日志、多次睡眠潜伏期测试和肌电图等进行比较来评估（Marino et al.，2013；Lehrer et al.，2022）。活动记录仪常用于失眠的诊断和评估，包括继发于昼夜节律紊乱的失眠、儿童睡眠障碍、睡眠相关呼吸障碍和不宁腿综合征等。但是，活动记录仪的缺点是依赖单一类型的数据（Ancoli-Israel et al.，2003），且其测量还依赖身体活动，对于长时间不运动的个体来说，无法用其进行睡眠模式的监测。

（二）消费者睡眠监测设备

由于 PSG 设备直接测量脑电信号等生理参数，因此其测量结果被认为是许多睡眠测量结果的"金标准"。但 PSG 设备的缺点也非常明显：第一，其评估必须在实验室的受控条件下进行 8～12 小时，需要患者脱离正常的睡眠环境，易导致测量偏差（Behar et al.，2013）；第二，虽然目前对 PSG 的自动分析技术已经得到了广泛应用，但仍需要手动整合分析数据；第三，在整个测量过程中，PSG 设备的记录和结果分析仍须由具备专业知识的临床医生来完成（Guillodo et al.，2020）；第四，PSG 设备使用的传感器可能会干扰睡眠，尤其是俯卧位睡眠（Lin et al.，2017）；第五，用 PSG 设备在实验室进行夜间睡眠研究需要耗费大量资源，这不利于对更多人进行睡眠研究；第六，诊断失眠、睡眠不足和昼夜节律紊乱等症状往往需要连续数晚的不间断监测，这降低了单晚的实验室测量对诊断这些症状的有效性（Cay et al.，2022）。因此，很多研究都在探索更方便使用的睡眠监测设备，消费者睡眠监测设备应运而生，消费者睡眠监测设备基于计算机系统，供普通个体自我监测或改善睡眠状况，其功能主要包括辅助入睡、辅助唤醒、自我睡眠评估、娱乐、社交联结、信息分享和睡眠教育等（Ko et al.，2015）。本文根据使用特点，将消费者睡眠监测设备分为非接触式和接触式，包括环境传感器、基于床垫的压力传感器、可穿戴设备和移动设备等（Liao & Yang，2008；Lin et al.，2017；Benistant，2016；Gill et al.，2013；Chen et al.，2013；Fischer et al.，2016）。在某些情况下，这些设备的分析要基于 PSG 设备使用的信号和/或传感器的子集，所用到的传感器数量明显减少，更容易在日常生活中进行睡眠监测（Lin et al.，2017）。

1. 非接触式环境传感器设备

非接触式环境传感器设备可以放置在房间内，主要通过监测身体运动和呼吸活动来提取睡眠信息。常见的非接触式环境传感器设备有基于摄像机的设备、基于无线电信号和雷达的设备及基于红外技术的设备。

（1）基于摄像机的设备

摄像机可以用来跟踪胸腹的起伏运动，常用来监测呼吸活动，且很多研究已经证实基于摄像机的设备的监测结果具有较高的准确性。Addison 等（2022）检测了深度感应摄像机在连续监测呼吸频率和潮气量方面的性能，并将监测参数与呼吸机的监测参数进行了比较，结果证实了两种测量方式间存在高度一致性，证明了深度感应摄像机可以对呼吸活动进行准确的非接触式监测。Sun 等（2019）利用形态学方法提取深度图像骨架，从而检测呼吸区域，在多种场景下都能有效监测呼吸频率。Rehouma 等（2020）将深度摄像机应用到儿科重症监护病房，根据婴儿身体形态建立 3D 表面模型，通过分析连续帧之间重建表面的体积变化来跟踪呼吸活动，能够估计婴儿呼吸的潮气量、呼吸频率和每分钟的通气量。Hwang 和 Lee（2021）介绍了一种基于常用 RGB 相机的全自动呼吸测量方法。该方法基于深度学习对包含呼吸信息的像素进行分类的方法和使用对称性估计哪些像素包含清晰的呼吸信息的方法组成。结果证实，非接触式信号与参考信号之间的一致性非常高。

（2）基于无线电信号和雷达的设备

Yue 等（2020）开发了一个基于射频的睡眠监测系统 BodyCompass。它可以根据环境中的射频反射，在没有摄像头或可穿戴设备的情况下准确监测人的夜间睡眠姿势。BodyCompass 先将从受试者身体反弹的射频信号与其他多径信号分离开来，然后通过自定义机器学习算法分析这些信号，以推断受试者的睡眠姿势（Yue et al.，2020）。但是，现有的大多数基于射频的生命体征监测系统要么假设受试者静止不动，要么篡改真实测量值以输出可靠的呼吸频率和心率，这些特点限制了基于射频的系统在实践中的可用性。

无线电雷达可用于物体侦测和测距。Hung 等（2017）运用脉冲式超宽带雷达高精度地测量微小运动，从而在频域上实现对呼吸频率的准确监测（Hung et al.，2017）。此外，Wang 等（2023）开发了一种低成本的非接触式系统 SlpRoF。它使用商用现成的超宽带雷达，在人睡眠期间对生命体征进行长时间和高精度监测。SlpRoF 将人的身体状态分为静止状态、肢体运动状态和躯干运动状态，通过分析高阶谐波和从多个身体部位捕捉到的具有空间多样性的信号，提高了心率估计的准确性。目前，Wi-Fi 已被广泛用于睡眠时的生命体征监测。这是因为呼吸和心跳会导致腹部和胸部变形，这些变形会改变 WiFi 信号的传播路径，WiFi 信道状态信息（CSI）可以记录这些信号（Ali et al.，2023）。除 Wi-Fi 外，Yang 等（2018）构建了一种基于 C 波段无线电的雷达系统，使用 Hampel 和中值滤波处理最敏感子载波的原始数据，以从信道响应中去除异常值和噪声，从而提高准确性。该系统采用峰值距离估算呼吸频率并检测睡眠呼吸暂停。无线电技术还可被应用于多人呼吸测量，有望在多人睡眠呼吸监测任务中发挥作用（Su et al.，2019；Harikesh et al.，2021）。此外，Han 等（2023）介绍了一种新的心率变异性（HRV）监测算法。该算法采用调频连续波（FMCW）雷达分离不同距离的回波信号，并采用波束成形技术提高信号质量。在对反映胸壁运动的相位进行优化后，计算加速度，以增强心跳并抑制呼吸的影响，进而用于睡眠监测（Zhai et al.，2022）。

（3）基于红外技术的设备

红外技术在运动和温度感知方面具有良好性能，已被广泛应用在睡眠监测中。Van Gastel 等（2021）采用近红外技术成功实现了基于光电容积描记法（PPG）的远程睡眠监测，能够精确估算呼吸频率。Hu 等（2018）利用远红外成像仪和红外摄像机开发了一种双摄像头成像系统，用于在夜间同时监测呼吸频率和心率。它的工作原理是：首先，检测睡眠者的面部区域，并通过自定义的级联面部分类器识别出覆盖鼻子和嘴巴的区域，即为测量呼吸率（BR）和心率（HR）的目标区域；其次，通过分析目标区域内的温度变化（用于心率测量）和运动变化（用于呼吸率测量），从这一区域提取呼吸率和心率的信号；最后，采用基于时空情境学习的追踪算法，持续追踪目标区域，确保在整个睡眠过程中能够稳定地测量呼吸率和心率。通过这种方式，系统能够在不打扰睡眠的情况下，准确地进行夜间睡眠监测（Hu et al.，2018）。此外，近红外摄像机与深度摄像机相结合可以共同监测呼吸、头部姿势和身体姿势，以便在睡眠过程中区分正常呼吸、异常呼吸和身体运动（Deng et al.，2018）。Scebba 等（2021）则整合多传感技术的优势，用近红外摄像机监测胸腹运动，同时用远红外摄像机监测胸腹运动和呼吸气流。通过多光谱算法融合两种方法提取的信号特征，提高了呼吸频率测量的准确性，并提高了阻塞性睡眠呼吸暂停（OSA）和中枢性睡眠呼吸暂停（CSA）的检测精度。Casaccia 等（2019）通过对比实验，验证了被动红外（PIR）传感器也可以有效监测睡眠模式。

2. 基于床上用品的睡眠监测设备

随着材料科学的发展，耐用、柔软的材料带来了床嵌式呼吸传感设备的革新，这主要体现在床垫上。智能床垫可以近距离采集睡眠生理信号，受睡姿、衣着和遮盖的影响更小，具有一定优势。人体胸腹起伏会对床铺造成不同的压力，所以，采用压敏材料的床垫可以感知胸腹起伏运动。Park 等（2019）将压力传感器放在用户胸部下方，以监测由呼吸或身体运动引起的躯干运动。Azimi 等（2020）开发了一款由 72 个光纤压力传感器制成的压敏床垫，可以根据用户第一周的睡眠监测数据调整模型参数，用于个性化、长时间的中枢性睡眠呼吸暂停的监测。Matar 等（2021）设计并评估了一种床单压力传感器，可在用户睡眠期间对体压进行空间和时间采样从而监测呼吸频率。在原始信号重建步骤中恰当地选择反映呼吸频率的传感器，减少了附加噪声和不必要的肢体运动导致的压力变化，且在模型优化步骤中考虑到姿势效应，以减少姿势对压力感应的腹腔容积的变化所产生的噪声，提高了检测精度（Matar et al.，2021）。最近，Kau 等（2023）设计了一种基于压力传感器的多功能智能床垫，其原理是：将卷积神经网络（CNN）模型与基于压力传感矩阵的压力分布图像相结合以识别睡眠姿势；使用支持向量机（SVM）来确定坐姿或躺姿，并进一步判定用户的实际卧床时间；基于四个预定义睡眠参数的模糊推理方法对睡眠质量进行评估。该模型提供了准确的睡眠参数，包括卧床时间、离床次数、整夜身体运动次数、身体运动间隔的标准差和睡眠姿势等；不仅可以监测和评估睡眠状态，还可以进行睡眠障碍的临床诊断。

除了检测压力信号外，智能床垫还可以监测其他人体生命体征。Peng 等（2021）设计了一种测量心电图信号和呼吸信号的床垫。该床垫内含两个由柔性导电织物制成的有源电极传感器，可在人睡眠过程中无接触地测量心电图信号。经测试，该系统在检测心脏和睡眠疾病方面具有实用性。De Tommasi 等（2023）设计了一种基于光纤布拉格光栅（FBG）传感器的智能床垫，用于监测呼吸频率随时间发生的变化。监测系统将 13 个基于光纤布拉格光栅的传感元件完全嵌入多个有机硅层中，有效保证了紧凑性、坚固性和用户舒适性。床垫尺寸和 13 个传感元件的排列方式灵活多样，可用于监测不同测量参数和不同睡姿的用户。

3. 可穿戴人体传感器设备

可穿戴人体传感器设备可以附着在身体上，通常被设计佩戴于头、胸、手腕、手指、腰或脚上，可以通过监测心率、呼吸频率和身体运动等来提取睡眠信息。此外，智能手表，如 Huawei Watch、Samsung Watch、Apple Watch 等，也属于这一类别。

（1）家用可穿戴人体传感器设备

Massaroni 等（2018）使用黏性硅橡胶将 12 个光纤布拉格光栅（光栅长度为 10 毫米）传感器黏合到一件 T 恤上。这些传感器可以对胸壁的六个腔室（左右两侧的肺部、横膈膜和辅助肌肉）进行局部应变分析。同时，使用低过敏性胶带，在该 T 恤上贴上 89 个红外光反射标记。最终，将智能 T 恤收集的数据与运动分析系统（用作参考仪器）收集的数据进行对比，两者表现出良好的一致性。Lo Presti 等（2020）率先将颈部运动监测和呼吸监测相结合，用一台设备实现了对两个参数的监测。该设备由两个基于光纤布拉格光栅的柔性传感器组成，可以通过颈部运动来监测呼吸频率。此外，还有基于光纤布拉格光栅的关节角度监测设备，将光纤布拉格光栅传感器封装在柔性材料中，并用松紧带固定在接头上。当接头弯曲和伸展时，柔性材料会拉伸、变形，这些形变将被转移到光纤布拉格光栅传感器上。比如肘关节角度监测（Apiwattanadej et al.，2017）、膝关节角度监测（Pant et al.，2018）、胸部变形监测（Tocco et al.，2021）、用于指关节角度监测的手套（Guo et al.，2019；Leal-Junior et al.，2021；Jha et al.，2019）等。最近，Shi 等（2023）开发了一种基于光纤布拉格光栅的新型可穿戴传感器，可实现对呼吸和心跳活动的准确同步测量。该传感器由弹性弧形弯曲结构、悬浮硅胶膜、带有光纤布拉格光栅传感元件的光纤和可穿戴松紧带组成。这种传感器结构具有灵敏度高、灵活性强、结构紧凑等优点，满足可穿戴设备的设计要求。

有别于传统的监测胸腹运动和呼吸频率的可穿戴设备，研究者们开发了一种新的可穿戴设备（或配件），如眼镜、口罩、放置在鼻子上的装置等，用以跟踪睡眠过程并评估睡眠质量。Beach 等（2019）设计了一种可佩戴的用于测量眼球运动的监测仪。它集成了一个由导电石墨烯及尼龙纺织品制成的传感电极，用不导电的涤纶线将尼龙织物传感电极缝入未经改装的传统眼罩中即可。该仪器仅使用两个眼电图信号对睡眠状况进行分类。Das 等（2020）则将光纤布拉格光栅与日常生活中常见的 N95 口罩相结合，设计了一种可以在日常生活中直接佩戴、成本低廉的呼吸监测口罩。

Dang 等（2021）设计了一种集成了多个生理传感器的睡眠面罩，用于收集和汇总生理信号；还集成了一个移动应用程序，用于存储数据和分析信号。该面罩包括一个装有声学传感器的高灵敏度麦克风，用于监测呼吸声；一个三轴加速度计，用于监测睡眠期间的头部运动和位置；一个眼球运动传感器，用于监测任何眼球运动。Homayounfar 等（2020）介绍了一种可以检测面部生理信号的面罩。它集成了一个用于检测脉冲波形的离子导电织物压力传感器和五个用于无线跟踪眼球运动的水凝胶电极（tAg Trode）。两个眼窝周围有四个 tAg Trodes，最后一个位于前额中央。获取的信号被处理后，通过微控制器和蓝牙低功耗的传输模块发送到计算机。实验表明，该设备可用于长时间同时无线测量眼睛运动和动脉脉搏，从而实现对睡眠阶段的监测。此外，Manoni 等（2020）介绍了一种名为 Morfea 的可穿戴设备，它包括一个光电容积描记术传感器、一个三轴加速度计、一个微控制器和一个蓝牙低功耗的传输模块。Morfea 是一种微型鼻腔装置，不需要使用电极或电线，因此非常舒适、隐蔽、轻便且不会干扰睡眠，可在家中舒适地检测睡眠呼吸暂停和低通气事件。研究结果显示，Morfea 在检测呼吸暂停事件方面具有 89% 的灵敏度和 93% 的准确率。

（2）商用可穿戴人体传感器设备

相较于监测精度，家用可穿戴人体传感器设备更加注重舒适性，它通过监测心率、呼吸频率和身体运动来评估睡眠质量，并不能有效地监测睡眠障碍。因此，研究者们又开发了一些可以用于检测睡眠障碍的商用可穿戴人体传感器设备。BrainBit 可被放置在用户的额头上以跟踪监测睡眠状况。该设备有四个脑电图信号通道，以监测前额、面部、头部和眼部肌肉的脑电活动和生物电。此外，Dreem 是一种头带，可以监测脑电活动、心率、呼吸频率和身体运动，可直接对睡眠障碍进行筛查、诊断和治疗。Dreem 集成了 6 个定制设计的脑电图电极（4 个在前部，2 个在后部），用于监测大脑活动；1 个光电容积描记术传感器用于准确地监测心率；1 个加速度计用于检测头部运动和呼吸模式。其中 Dreem2 还可以通过分析集成麦克风记录的夜间实时音频来检测呼吸频率。[①] iBand + 也是一种用于监测脑电信号和头部运动的头带。它由放置在枕头下方的两个立体扬声器和头带上的 RGB 发光二极管组成。该设备有助于营造清晰的梦境，改善睡眠质量，还具有逐渐唤醒功能。[②] Neuroon Open 眼罩由一条可调节的带子组成，带子上有脉搏血氧计、电极、脑电图和眼电图传感器、温度计、发光二极管和三轴加速度计，[③] 可用于检测脑电图和眼电图信号、血氧（通过光电容积描记术传感器）和体温，还可以帮助用户营造清晰的梦境并精力充沛地醒来。

4. 移动应用程序

随着移动通信技术的普及和功能多样化，越来越多的人利用智能手机进行睡眠监测。智能手机可以通过内置的传感器（如加速度计、陀螺仪、麦克风和光传感器）来检测用户的睡眠模式，（Ren et al.，2015；Fang et al.，2019）。加速度计可以测量手机的加速度和运动，陀螺仪可以测量手机的旋转和方向，麦克风可以检测并分析手机周围的声音信号，光传感器可以检测环境光强度。用这些传感器进行睡眠监测需要注意手机的放置方式，例如放在枕头下、靠近肩膀的位置等。虽然手机配置和用户位置的可变性以及睡眠环境的复杂性会降低手机应用程序的准确性，但是从可操作性的角度来看，

---

① Dreem ǀ Sleep Pioneers, https：//dreem. com/en/，最后访问日期：2024 年 1 月 26 日。

② IBand + EEG Brain-Sensing Headband ǀ Improve Sleep, Induce Lucid Dreams, https：// www. ibandplus. com/，最后访问日期：2024 年 1 月 26 日。

③ Neuroon Open：World's Smartest Sleep Tracker, https：//www. indiegogo. com/projects/2172509，最后访问日期：2024 年 1 月 26 日。

这些应用程序可以帮助用户更加便捷地长时间监测睡眠质量。

Hao 等（2013）介绍的 iSleep 睡眠监测系统利用智能手机的内置麦克风，通过处理声音信号来监测睡眠过程中发生的事情，如身体移动、咳嗽和打鼾，并采用基于轻量级决策树的算法对各种事件进行分类。Chang 等（2020）验证了 iSleep 在单用户场景下对事件（打鼾、咳嗽、睡眠）进行分类的准确率超过 90%，在双用户场景下分类的准确率超过 92%。同时，iSleep 还可以跟踪一段时间内的睡眠效率，并将不规律的睡眠模式与可能的原因联系起来。此外，应用程序 Sleep Cycle 使用智能手机的内置加速度计和麦克风来监测用户睡眠时身体的动静变化，通过监测用户的睡眠模式做出相应的反馈。加速度计传感器可以监测到用户翻身、移动等微小动作，麦克风则可以记录呼吸和打鼾等声音。Sleep Cycle 还会在用户处于浅睡眠阶段时通过闹钟功能轻轻唤醒用户，避免他们在深度睡眠阶段被突然的闹钟声吵醒。[①]而移动应用程序 Firefly 则使用移动设备的麦克风测量发射和反射的调频声波来监测腹部和胸部运动，采用混合处理方法处理两个相关的数据流（主动声纳和被动呼吸音检测）以提高结果的准确性（Tiron et al.，2020）。此外，一些移动应用程序还可以记录来自不同传感器的数据，并将数据进行可视化后反馈给用户。

除了这些应用程序外，一些关于移动应用的内置算法侧重于从智能手机的灯光功能、开关机功能、静止功能和静音功能等手机使用痕迹来收集数据，并可根据这些数据估计睡眠持续时间（Chen et al.，2013；Lin et al.，2019）。此外，还有一些研究使用手机或外部传感器来收集数据，并向医疗专业人员提供建议。例如：在新冠疫情期间，研究人员设计了一款名为 KANOPEE 的智能手机应用程序，该程序使用决策树架构，可以通过自然的身体动作和声音与用户互动，以筛查睡眠障碍并提供行为干预（Philip et al.，2020）。这证明了人工智能数字筛查和干预工具可通过智能手机应用程序进行操作，从而能够远程、大规模地进行行为干预。

三　人工智能在睡眠分期和评估中的应用

睡眠分期在评估睡眠质量方面起着至关重要的作用，常常被用于初步筛

---

① How Sleep Cycle works，https://www.sleepcycle.com/how-sleep-cycle-works/，最后访问日期：2024 年 1 月 26 日。

查睡眠障碍（Sekkal et al.，2022）。分类过程通常遵循美国睡眠医学会（AASM）制定的标准（Rosenberg & Van Hout，2013）。该标准定义了五个不同的睡眠阶段的特征：W（清醒期）：出现 α 波（8~12Hz）和 β 波（16~30Hz）；N1（非快速眼动 1 期）：出现明显的 θ 波（4~8Hz）和顶点尖波；N2（非快速眼动 2 期）：出现 K – 复合波和睡眠纺锤波（12~16Hz）以及 θ 波；N3（非快速眼动 3 期）：出现高振幅（>75μV）的 δ 波（0.5~4 Hz）；REM（快速眼动期）：出现明显的 θ 波和锯齿波（2~6 Hz）以及 α 波。自动睡眠分期方法主要有四个步骤：对原始信号进行预处理、特征提取、特征选择和分类（Satapathy et al.，2021）。睡眠分期所需的数据形式包括生理信号或医学影像，可用基于特征提取、机器学习或深度学习的方法处理这些数据。第一，特征提取是通过线性或非线性算法从测量数据中提取一个或多个参数。由于算法代码可用，提取的特征是完全可解释的。但是，由于这些参数很难跟踪，因此不易对其进行研究。第二，机器学习（ML）算法将特征作为输入，并将分类标签作为输出，这些分类标签可用于睡眠障碍检测。与单纯的特征提取相比，基于机器学习算法的睡眠分期方法的可解释性较低，因为标签的设置取决于权重和其他在训练阶段确定的参数。第三，深度学习（DL）算法代表了一种直接的信息提取渠道，不需要特征提取（Faust et al.，2018）。由于深度学习算法的特征提取和标记都是完全自动化的，因此也是最难解释的睡眠分期方法。

（一）机器学习

机器学习算法利用数学建模的方式来检测或预测异常模式，可以从给定数据集中发现新知识并训练模型，训练后的模型用于对新数据集进行特征分类。机器学习算法可以分为监督学习、无监督学习和强化学习算法（Mitchell，1997）。监督学习算法使用带有标签的数据集作为输入，并输出一个函数，该函数可以对新的输入数据进行预测或分类。目前，大多数机器学习模型是利用标记数据集的监督学习算法。无监督学习算法则没有用于分类器训练的标记数据集；相反，无监督学习算法可以发现数据集并自动为其分配标签（Onargan et al.，2021；Balci et al.，2022；Kim et al.，2023），以形成特征相似的集群。而强化学习算法有一个反馈过程，即对正确分类的记录给予积分奖励，从而再加强对分类器的训练（Ramachandran & Karuppiah，2021）。这些算法可以为理解正常数据集中的关系提供支持（Zarei et al.，

2022）。迄今为止，研究者们已经提出了多种机器学习算法，包括人工神经网络（ANN）、核极限学习机（KELM）、朴素贝叶斯（NB）、随机森林（RF）、隐马尔可夫模型（HMM）、线性判别分析（LDA）、K-最近邻（KNN）、逻辑学习机（LLM）、前馈神经网络（FNN）和逻辑回归（LR）等。

目前有很多采用机器学习算法进行睡眠分期的研究。Santaji 和 Desai（2020）提出了一种基于脑电图（EEG）信号分析的高效睡眠分期技术，该技术使用带通滤波器对脑电图信号进行过滤并将其分解成频率子带，使用决策树（DT）、支持向量机（SVM）和随机森林算法提取特征和训练数据集。结果显示，随机森林算法的准确率最高为 97.8%。Satapathy 等（2021）开发了一种具有双通道脑电图信号的自动睡眠分期系统。该系统基于集成学习堆叠模型，集成了随机森林和极限梯度提升（XGBoosting），从预处理的信号中提取线性（时间和频率）和非线性特征。随后，使用 ReliefF（ReF）权重算法选择最相关的特征。最后，通过提出的两层堆叠模型对所选特征进行分类。该系统还考虑了用户的年龄，这有助于准确分析睡眠阶段。随后，Satapathy 和 Loganathan（2022）介绍了一种使用单通道脑电图信号的自动睡眠分期系统，该系统仍然基于集成学习堆叠模型，分别采用 ReliefF（ReF）权重、费舍尔得分（FS）和在线流特征选择（OSFS）算法从提取的特征向量中寻找合适的特征。结果验证使用单通道脑电图信号进行睡眠分期的准确性较高。Arslan 等（2022）利用 PSG 设备的 19 个传感器收集了来自 50 名患者的睡眠数据，随后通过欠采样技术创建数据集，分别采用随机森林、额外树和决策树分类器三种算法处理数据集，结果表明三种算法的准确度均高于 90%。Fatimah 等（2022）使用傅里叶分解法（FDM）处理公开数据库信号以获得窄带信号分量，利用机器学习分类器从这些信号中提取统计特征用以识别不同睡眠阶段。结果表明，用多通道脑电图数据代替单通道脑电图数据可以改善分类结果；同时使用多种模式，例如肌电图、眼电图以及脑电图数据，可进一步提高睡眠分期的准确性。

但是，使用机器学习算法设计睡眠分期决策支持系统非常耗时，且其性能取决于所提取的特征。此外，随着数据量的增加，模型的性能可能会下降（Zhou et al., 2017）。

（二）深度学习

深度学习因能从大型数据集中自动提取有效特征而备受关注，与机器学习算法相比具有明显的优势。基于深度学习算法的模型，如卷积神经网络（CNN）和循环神经网络（RNN），可以用于提高脑电图、心电图、眼电图和肌电图信号的分类性能，进而更加准确地识别睡眠障碍和睡眠疾病。

目前有很多采用深度学习算法进行睡眠分期的研究。Chambon 等（2018）介绍了一种基于深度学习的睡眠分期方法。该方法可以使用多变量和多模态 PSG 信号（脑电图、肌电图和眼电图）进行端到端的学习，无须计算频谱图或提取人工判图得到的特征。该方法利用线性空间滤波器和传感器阵列来提高信噪比，并使用 softmax 分类器进行分类。与其他自动方法相比，该方法在 61 个公开的 PSG 记录上表现出了良好的性能。Sun 等（2020）利用包含 8682 个 PSG 的大型睡眠数据集，训练了由卷积神经网络（CNN）、长短期记忆网络（LSTM）组成的五个深度神经网络，可以利用心电图和呼吸信号进行睡眠分期。该方法考虑了个体的异质性，如年龄、呼吸暂停严重程度、睡眠障碍程度和药物使用情况，可以准确估计睡眠分期且可推广性强。Sridhar 等（2020）创建了一个卷积神经网络（CNN），可以利用从心电图中提取的瞬时心率（IHR）形成时间序列，进而进行自动睡眠分期。该算法经过两个大型公共数据集和一个独立的数据集的训练、验证和测试，具有较高的精度。Kahana 等（2023）提出了一种端到端的、基于卷积神经网络（CNN）的全自动睡眠分期技术。该技术结合了脑电图信号，并采用数据增强技术来保留时频结构，实验证明该技术具有较高的准确性。Jeong 等（2023）利用 7745 个诊断性 PSG，创建了一种用于自动睡眠分期的基于图像的深度学习模型。比较分析发现，对于相同的受试者，使用基于图像的数据集的深度学习模型表现出与基于信号的数据集的深度学习模型相似的性能，这证明了标准化的基于图像的数据集的有效性。此外，使用外部数据集对该模型进行验证的结果也证明该模型具有良好性能。

四　人工智能在睡眠问题治疗中的应用

（一）助眠

人工智能可以利用大数据分析、机器学习和深度学习算法来监测与分析个体的睡眠模式、生物信号和环境因素，从而为人们提供个性化的睡眠建议，如通过声音、光线或震动等方式进行睡眠干预，帮助用户改善睡眠质量。此外，一些智能助眠设备还可以结合生物反馈和环境信息，通过放松程序或音频刺激等方式帮助用户放松身心，促进入睡。

Lu（2020）开发了一种基于机器学习的睡眠辅助可穿戴设备。它主要由睡眠辅助模块、ARM 核心控制板、Wi-Fi 模块、脑电波信号采集前端和电源模块组成，不仅可以利用骨传导振荡器播放白噪声和粉红噪声辅助睡眠，还可使用 LED 灯带轻柔地唤醒人们。经验证，该设备可以帮助睡眠障碍者获得更好的睡眠。Nguyen 等（2023）介绍了一种集睡眠监测、睡眠分期和助眠功能于一体的头戴式睡眠辅助系统 Earable。与 PSG 设备相比，Earable 更便于用户多日或多用途使用。此外，Earable 可与床内的嵌入式传感器集成，为患有癫痫或睡眠呼吸暂停等疾病的用户提供持续的生命体征和大脑信号监测，并持续跟踪他们病情的发展。Earable 还可提供有效的听觉刺激，缩短失眠者的入睡潜伏期。Wang 和 Chen（2023）介绍了一个专门用于解释智能可穿戴设备的生理数据的算法分析模块，该模块将从智能可穿戴设备获取的生理数据与从 PSG 获得的相关数据进行整合，从而进行睡眠分期，减少了对传统生理信号采集仪器的依赖。此外，将个人生理数据进行二次分析可以促进数据算法的校准，创新了智能可穿戴设备的生理数据分析模式，极大地减少了对不必要的生理数据的采集。最后，实时反馈的系统会依据处理后的数据为用户提供评估和建议，以改善睡眠质量和整体睡眠状况。

Zhao 等（2020）设计了一种基于物联网三层架构（感知层、传输层和应用层）的智能家居系统，以实现对睡眠过程中的环境监测和家电控制。系统还具有面部表情识别功能，可以判断用户的情绪并自动播放相应的音乐，从而改善情绪及睡眠质量。该系统将人、环境、家庭联结起来，形成一个有利于睡眠的有机环境系统，可以有效地改善睡眠状况。Leonidis 等（2021）则基于智能家居基础设施技术，介绍了两个舒缓压力、改善睡眠质量的相互协作的系统。一个是 CaLmi 系统。它是一个智能环境压力检测和减压系统，利用生物反馈和环境信息来检测压力；是使用环境中的便利设施，以环境友好和非接触的方式提供放松体验的程序。另一个是 HypnOS 系统。它是一个睡眠监测和反馈系统，通过结合各种信息源，侧重分析与睡眠相关的参数、生物信号和环境信息，为用户提供睡眠建议，帮助其改善睡眠质量。HypnOS 系统也可以通过结合 CaLmi，激活适合睡眠的放松程序来助眠。在物联网的基础上，Gamel 和 Talaat（2023）介绍了一种可以利用生物信号持续学习的智能睡眠增强系统 SleepSmart。该系统利用可穿戴生物传感器收集睡眠期间的生理数据，并使用物联网平台进行数据处理，为改善睡眠提供个性化建议。该系统的持续学习功能能不断提高数据处理的准确性，随着时间的推移为用户提供更好的建议，可以显著改善睡眠质量并减少睡眠障碍。

（二）临床应用

为避免不必要的手术或优化手术治疗效果，建立一套准确的手术成功率预测系统至关重要。Kim 等（2021）的研究证明了机器学习算法在预测手术成功率上的实用性、梯度提升模型的预测准确度方面明显高于逻辑回归模型的预测和睡眠外科医生的主观预测。此外，治疗阻塞性睡眠呼吸暂停的手术方法有很多，如切除腭和腭垂黏膜的腭垂腭瓣切除术（UPF）、切断腭侧或腭舌肌并进行吻合的腭肌切除术（PMR）、扁桃体切除术和/或腺样体切除术以及舌下神经刺激（HGNS）。Yang 等（2021）利用多种机器学习算法（包括逻辑回归、树型模型、支持向量机和神经网络）来确定腭垂腭瓣切除术或腭肌切除术的预测成功率。研究发现，逻辑回归是准确率最高的机器学习算法。儿童阻塞性睡眠呼吸暂停最常见的原因是腺样体/扁桃体肥大，因此扁桃体切除术和/或腺样体切除术是治疗儿童阻塞性睡眠呼吸暂停的常用方法。Heath 等（2021）开发了一种预测是否要做扁桃体切除术和/或腺样体切除术的算法，认为扁桃体大小是预测是否需要进行切除术的主要因素。此外，Liu 等（2022）将一种无监督的机器学习技术（K-means 聚类方法）与多种病理生理标记相结合，以获取有关儿童阻塞性睡眠呼吸暂停症状的更全面的信息，进而预测阻塞性睡眠呼吸暂停手术的效果，证明了症状轻微的儿童无须进行手术治疗。舌下神经刺激是治疗中重度阻塞性睡眠呼吸暂停的一种方法。Lou 等（2023）开发了一种识别治疗前睡眠研究中的负努力依赖（NED）模式的机器学习算法，认为有必要将负努力依赖模式纳入是否决定采取舌下神经刺激治疗的预测模型中。研究发现，使用机器学习算法能准确区分三种 NED 模式（极小、非不连续和不连续），有助于准确地确定需要进行舌下神经刺激治疗的患者。

Hwang 等（2022）开发了一种临床决策支持系统（CDSS），用于协助睡眠多导技术人员审查人工智能预测的睡眠分期结果。这项研究采用以用户为中心的设计框架，通过用户访谈、观察和迭代设计过程来确定需 CDSS 解释的关键方面，并对其进行评估。结果表明，对于工作经验不足 5 年的技术人员来说，使用该系统有助于提高进行睡眠分期的速度和准确性。

此外，人工智能可以帮助睡眠障碍患者控制病情并提供睡眠健康教育。经验证，GPT - 4 在美国睡眠医学认证委员会组织的 10 次考试中的 5 次成功达到总分的 80% 或以上的及格分数，并且在所有考试类别中均表现较好，总得分率高达 68.1%（Cheong et al.，2023）。基于此，Bilal 等（2023）通过评估 ChatGPT 如何回答阻塞性睡眠呼吸暂停患者的询问，认为 ChatGPT 可以作为一种虚拟分诊工具来评估阻塞性睡眠呼吸暂停的症状，并指导患者的行为以控制疾病恶化。此外，ChatGPT 可以为阻塞性睡眠呼吸暂停患者提供比较有效且可靠的教育材料（Cheong et al.，2024）。

五　挑战与伦理

与传统助眠方法相比，人工智能助眠技术具有普及性，可覆盖不同年龄、性别和体质的用户。人工智能技术在睡眠领域的应用与评估取得了一定的成果，有广泛的应用前景。例如，通过人工智能辅助诊断和治疗，可以有效提高睡眠障碍的诊疗水平，为患者带来福音。然而，我们也应认识到，尽管人工智能技术在睡眠领域的应用取得了一定进展，但其技术成熟度仍有待提高。未来需要在数据收集、算法优化、设备和技术创新方面不断探索和完善，以进一步提高人工智能技术在睡眠领域应用的可靠性和有效性。

（一）挑战

1. 数据收集

首先，人工智能睡眠技术仍缺乏广泛的训练数据集。大多数使用 PSG 数据的现有数据集都是从符合特定纳入标准的子群体中收集的研究数据集，不具有普遍性，也不能准确反映临床医生在实际工作中遇到的情况。同时，大多数数据集都不包含不同性取向和性别认同的群体的信息，这导致在使用人工智能技术时可能会出现偏差和限制（Dhillon et al.，2023）。因此，这就要求数据集应足够多样化，在信号信息、人口统计学、睡眠障碍和临床结果等方面具有异质性，以避免在开发人工智能算法时出现偏差。

其次，人工智能睡眠技术的应用依赖于大量高质量睡眠数据的积累，如何确保数据的准确性和完整性是当前面临的重要挑战。人工智能生成的数据不可能独立存在，需要临床医生进行知识审查（即增强智能）。因此，如果不采取适当措施整合人工智能数据，可能会增加临床医生的工作量、降低医疗保健系统的技术资源利用率、增加安全风险和责任。在现实应用中，可以通过对原始数据进行预处理、减少外部噪声和人工痕迹等方法来确保数据质量。

再次，睡眠实验室每天都会产生大量数据，但是，目前还没有基础设施或方法统一收集和归档这些临床数据。还有一个很重要的障碍是缺乏一个统一的工具来导出原始形式的睡眠信号数据。虽然欧洲数据格式已被普遍使用，但它们并不是完全标准化的，还存在其他格式类型。因此，可以将通过"组学"技术（转录组学、蛋白质组学、代谢组学等）获得的数据与传统的健康和人口统计学数据以及 PSG 数据整合到一个通用数据库里（Redline & Purcell，2021），这将有利于推动睡眠相关研究和睡眠技术发展。

最后，人工智能算法验证需要独立、封闭的数据集，且验算数据集不能用于训练算法，这会导致数据分析缺乏透明度，尤其是当算法是为专门目的而生成时。商业可穿戴算法和许多专业睡眠分期工具中常见的"黑匣子"算法无法被独立验证和确认，限制了人们对可能与疾病或诊断分类相关的特定因素的了解，从而阻碍了相关研究的深入发展。此外，由于专有算法通常是用不公开的数据集进行验证的，这种缺乏透明度的做法直接违背了科技产品要满足严谨性和可重复性的要求[①]，也降低了人们对人工智能算法的临床使用热情。

2. 算法优化

PSG 的深度和复杂性衍生了大量的量化指标，其中的许多指标虽然在研究中并无多大意义或效用，但是其中可能存在一些潜在的影响数据结果解读的干扰信息。此外，样本的年龄、性别、潜在疾病情况以及睡眠环境等也会影响睡眠监测数据与结果解读之间的关系，从而限制睡眠监测数据的通用性（Goldstein et al.，2020）。针对个体差异和复杂多变的睡眠特征，仍需要对人工智能技术进行更大规模的研究试验，将不同算法生成的测量结果与具有临床意义的结果进行对比验证，不断优化算法，提高预测模型的准确性和适

---

① G. S. Boulton, *Science as a Global Public Good*, International Science Council Position Paper, https://council.science/wp-content/uploads/2020/06/Science-as-a-global-public-good_v041021.pdf，最后访问日期：2024 年 1 月 26 日。

用性。由于数据的收集或保存方式不同以及人工痕迹的存在，一些机器学习算法可能对基础数据的变化过于敏感。此外，由于应用深度学习算法需要大量的数据集，因此研究人员之间应该共享 PSG 设备和消费者睡眠监测设备的数据以及睡眠标签。随着这些模型应用的不断成熟，基于实时睡眠分期的新型睡眠干预方法也将成为可能。

3. 设备和技术创新

随着技术不断进步，人工智能已经被用于识别人类不容易识别或耗时的 PSG 特征。比如轻度睡眠、睡眠 – 觉醒周期和胸腹异步等。对睡眠临床医生来说，基于可接触式设备的大数据分析是一种有用的辅助工具，不仅可以用来初步判断个人的睡眠健康状况，还可以在群体的健康层面用以改善包括睡眠不足在内的睡眠问题。为了实现实时且无干扰的睡眠监测，需要继续研发一些新型的可接触式设备，并不断更新睡眠分析技术，以提高人工智能睡眠技术的实用性和准确性。此外，还需要简化用于睡眠分期和呼吸事件评分的人工智能工具的临床操作用户界面，以方便使用（Stephansen et al.，2018）。

同时，一些移动应用程序可用于睡眠跟踪、警报、教育、声音记录和梦境记录（Watson et al.，2019），且许多应用程序还需要将个人的睡眠数据上传到外部服务器上，极大地增加了健康信息泄露的风险。此外，人工智能助眠技术依赖于智能设备，若设备出现问题或电池续航不足，可能影响助眠效果。需要改进智能设备的硬件设计，使用高质量的组件和材料，使其更加耐用和可靠。一项调查显示，在下载过移动医疗应用程序的受访者中，有一半人因为用户体验差、缺乏参与感和隐性成本高而停止使用（Aji et al.，2019）。可见，舒适性、可用性、低成本和人性化设计是改进睡眠应用程序需要面对的重要主题。

（二）伦理

随着人工智能技术的广泛应用，伦理和隐私问题日益凸显。如何在保障用户隐私的前提下，合理利用睡眠数据为用户提供有效干预，已成为人工智能睡眠技术发展面临的重要课题。

人工智能为了给用户提供个性化的睡眠改善建议，需要收集大量的个人健康数据。这些数据不仅包括追踪用户的睡眠周期和质量的数据，还可能包括心率、呼吸模式、身体活动、环境噪声和光线水平等信息。在某些情况下，为了更加精准地了解用户的睡眠状况，可能还会收集用户的生活习惯、饮食习惯和其他健康相关信息。这些敏感信息的收集和处理引发了一系列隐私保护的问题，如果这些数据被未经授权的第三方访问或滥用，可能会严重侵犯用户的隐私权，甚至会导致身份盗窃或其他形式的犯罪行为。因此，如何确保这些信息的隐私性和安全性是开发者、制造商和服务商必须认真对待的问题。可以通过数据加密、最小化数据收集、数据访问控制及定期监控和评估数据保护措施的有效性等方法来避免数据隐私泄露。

此外，同意和知情权是伦理和隐私保护的基石，尤其在使用涉及个人敏感信息的人工智能睡眠技术时更显重要。用户在开始使用这些技术之前，应该接收到全面且透明的信息，这些信息应该包括但不限于技术的工作原理、数据收集的类型、数据的使用和存储方式、数据共享的范围、潜在的隐私风险以及用户的权利。通过全面、透明地披露相关信息，开发者和服务商可以提高用户对技术的信任度，促进睡眠健康领域的创新与发展。同时，这也有助于建立良好的行业口碑，推动人工智能技术在睡眠健康领域的广泛应用，为广大用户带来实际效益。在此基础上，政府应加大对相关领域的政策引导和支持力度，推动伦理和隐私保护原则在人工智能睡眠技术发展中得到切实贯彻，为人们创造更美好的生活。

参考文献

刘灵、严由伟、林荣茂、唐向东、刘姗姗，2011，《福州地区中学生生活满意度和睡眠质量的关系》，《中国学校卫生》第 9 期。

谭铁牛，2019，《人工智能的历史、现状和未来》，《智慧中国》第 Z1 期。

周武英，2023，《全球人工智能迎新一轮快速发展》，《经济参考报》8 月 11 日，第 4 版。

Addison, P. S., Smit, P., Jacquel, D., Addison, A. P., Miller, C., & Kimm, G. (2022). Continuous noncontact respiratory rate and tidal volume monitoring using a Depth Sensing Camera. *Journal of Clinical Monitoring and Computing*, *36* (3), 657–665.

Aji, M., Gordon, C., Peters, D., Bartlett, D., Calvo, R. A., Naqshbandi, K., & Glozier, N. (2019). Exploring user needs and preferences for mobile Apps for sleep disturbance: Mixed methods study. *JMIR Mental Health*, *6* (5), e13895.

Ali, K., Alloulah, M., Kawsar, F., & Liu, A. X. (2023). On goodness of Wi-Fi based monitoring of sleep vital signs in the wild. *IEEE Transactions on Mobile Computing*, *22* (1), 341–355.

Ancoli-Israel, S., Cole, R., Alessi, C., Chambers, M., Moorcroft, W., & Pollak, C.

P. (2003). The role of actigraphy in the study of sleep and circadian rhythms. *Sleep*, *26* (3), 342 – 392.

Apiwattanadej, T. , Chun, B. J. , Lee, H. , Li, K. H. H. , & Kim, Y. J. (2017, June). Stability test of the silicon Fiber Bragg Grating embroidered on textile for joint angle measurement. In *Fifth International Conference on Optical and Photonics Engineering* (Vol. 10449, pp. 47 – 52). SPIE.

Arslan, R. S. , Ulutaş, H. , Köksal, A. S. , Bakır, M. , & Çiftçi, B. (2022). Automated sleep scoring system using multi-channel data and machine learning. *Computers in Biology and Medicine*, 146, 105653.

Azimi, H. , Bouchard, M. , Goubran, R. , & Knoefel, F. (2020). Unobtrusive screening of Central Sleep Apnea from pressure sensors measurements: A patient-specific longitudinal study. *IEEE Transactions on Instrumentation and Measurement*, *69* (6), 3282 – 3296.

Baharav, A. (2015). Mobile health sleep technologies. *Telehealth and Mobile Health*, 173 – 186.

Balci, M. , Tasdemir, S. , Ozmen, G. , & Golcuk, A. (2022). Machine learning-based detection of sleep-disordered breathing type using time and time-frequency features. *Biomedical Signal Processing and Control*, 73, 103402.

Beach, C. , Karim, N. , & Casson, A. J. (2019). A graphene-based sleep mask for comfortable wearable eye tracking. *2019 41st Annual International Conference of the IEEE Engineering in Medicine and Biology Society (EMBC)*, 6693 – 6696.

Behar, J. , Roebuck, A. , Domingos, J. S. , Gederi, E. , & Clifford, G. D. (2013). A review of current sleep screening applications for smartphones. *Physiological Measurement*, *34* (7), R29 – R46.

Benistant, J. R. (2016, May 24). Sleep apnoea detection using small & cheap sensors [Info: eu-repo/semantics/masterThesis]. University of Twente. http://essay. utwente. nl/70632/.

Besedovsky, L. , Lange, T. , & Haack, M. (2019). The sleep-immune crosstalk in health and disease. *Physiological Reviews*, *99* (3), 1325 – 1380.

Bilal, M. , Jamil, Y. , Rana, D. , & Shah, H. H. (2023). Enhancing awareness and self-diagnosis of obstructive sleep apnea using AI-powered chatbots: The role of ChatGPT in revolutionizing healthcare. *Annals of Biomedical Engineering*, 52, 136 – 138.

Bloch, K. E. (1997). Polysomnography: A systematic review. *Technology and Health Care*, *5* (4), 285 – 305.

Broussard, J. L. , Ehrmann, D. A. , Van Cauter, E. , Tasali, E. , & Brady, M. J. (2012). Impaired insulin signaling in human adipocytes after experimental sleep restriction: A randomized, crossover study. *Annals of Internal Medicine*, *157* (8), 549.

Bubu, O. M. , Brannick, M. , Mortimer, J. , Umasabor-Bubu, O. , Sebastião, Y. V. ,

Wen, Y., Schwartz, S., Borenstein, A. R., Wu, Y., Morgan, D., & Anderson, W. M. (2017). Sleep, cognitive impairment, and Alzheimer's disease: A systematic review and meta-analysis. *Sleep*, *40* (1), zsw032.

Buysse, D. J. (2014). Sleep health: Can we define it? Does it matter? *Sleep*, *37* (1), 9 – 17.

Casaccia, S., Braccili, E., Scalise, L., & Revel, G. M. (2019). Experimental assessment of sleep-related parameters by passive infrared sensors: Measurement setup, feature extraction, and uncertainty analysis. *Sensors*, *19* (17), Article 17.

Cay, G., Ravichandran, V., Sadhu, S., Zisk, A. H., Salisbury, A. L., Solanki, D., & Mankodiya, K. (2022). Recent advancement in sleep technologies: A literature review on clinical standards, sensors, apps, and AI methods. *IEEE Access*, *10*, 104737 – 104756. Q2.

Chambon, S., Galtier, M. N., Arnal, P. J., Wainrib, G., & Gramfort, A. (2018). A deep learning architecture for temporal sleep stage classification using multivariate and multimodal time series. *IEEE Transactions on Neural Systems and Rehabilitation Engineering*, *26* (4), 758 – 769.

Chang, X., Peng, C., Xing, G., Hao, T., & Zhou, G. (2020). Isleep: A smartphone system for unobtrusive sleep quality monitoring. *ACM Transactions on Sensor Networks*, *16* (3), 27: 1 – 27: 32.

Chen, Z., Lin, M., Chen, F., Lane, N. D., Cardone, G., Wang, R., Li, T., Chen, Y., Choudhury, T., & Campbell, A. T. (2013). Unobtrusive sleep monitoring using smartphones. *2013 7th International Conference on Pervasive Computing Technologies for Healthcare and Workshops*, 145 – 152.

Cheong, R. C. T., Pang, K. P., Unadkat, S., Mcneillis, V., Williamson, A., Joseph, J., Randhawa, P., Andrews, P., & Paleri, V. (2023). Performance of artificial intelligence chatbots in sleep medicine certification board exams: ChatGPT versus Google Bard. *European Archives of Oto-Rhino-Laryngology*, 1 – 7.

Cheong, R. C. T., Unadkat, S., Mcneillis, V., Williamson, A., Joseph, J., Randhawa, P., ..., & Paleri, V. (2024). Artificial intelligence chatbots as sources of patient education material for obstructive sleep apnoea: ChatGPT versus Google Bard. *European Archives of Oto-Rhino-Laryngology*, *281* (2), 985 – 993.

Chinoy, E. D., Cuellar, J. A., Huwa, K. E., Jameson, J. T., Watson, C. H., Bessman, S. C., Hirsch, D. A., Cooper, A. D., Drummond, S. P. A., & Markwald, R. R. (2021). Performance of seven consumer sleep-tracking devices compared with polysomnography. *Sleep*, *44* (5), zsaa291.

Dang, B., Dicarlo, J., Lukashov, S., Hinds, N., Reinen, J., Wen, B., Hao, T.,

Bilal, E., & Rogers, J. (2021). Development of a smart sleep mask with multiple sensors. *2021 43rd Annual International Conference of the IEEE Engineering in Medicine & Biology Society (EMBC)*, 7058 – 7062.

Das, A., Ambastha, S., Sen, S., & Samanta, S. (2020). Wearable system for real-time remote monitoring of respiratory rate during Covid – 19 using Fiber Bragg Grating. *2020 IEEE 17th India Council International Conference (INDICON)*, 1 – 4.

De Tommasi, F., Presti, D. L., Caponero, M. A., Carassiti, M., Schena, E., & Massaroni, C. (2023). Smart mattress based on multipoint Fiber Bragg Gratings for respiratory rate monitoring. *IEEE Transactions on Instrumentation and Measurement*, *72*, 1 – 10.

Deng, F., Dong, J., Wang, X., Fang, Y., Liu, Y., Yu, Z., Liu, J., & Chen, F. (2018). Design and implementation of a noncontact sleep monitoring system using infrared cameras and motion sensor. *IEEE Transactions on Instrumentation and Measurement*, *67* (7), 1555 – 1563.

Dhillon, G., Grewal, H., Monga, V., Munjal, R., Buddhavarapu, V. S., Verma, R. K., Sharma, P., & Kashyap, R. (2023). Gender inclusive care toolkit for hospitals. *The Lancet Regional Health-Americas*, *26*, 100583.

Dodick, D. W. (2000). Polysomnography in hypnic headache syndrome. *Headache: The Journal of Head and Face Pain*, *40* (9), 748 – 752.

Fang, P., Ning, Z., & Hu, X. (2019). Smartphone-based intelligent sleep monitoring. In *5G for Future Wireless Networks: Second EAI International Conference*, *5GWN 2019*, *Changsha*, *China*, *February 23 – 24*, *2019*, *Proceedings 2* (pp. 43 – 59). Springer International Publishing.

Fatimah, B., Singhal, A., & Singh, P. (2022). A multi-modal assessment of sleep stages using adaptive fourier decomposition and machine learning. *Computers in Biology and Medicine*, *148*, 105877.

Faust, O., Hagiwara, Y., Hong, T. J., Lih, O. S., & Acharya, U. R. (2018). Deep learning for healthcare applications based on physiological signals: A review. *Computer Methods and Programs in Biomedicine*, *161*, 1 – 13.

Fekedulegn, D., Andrew, M. E., Shi, M., Violanti, J. M., Knox, S., & Innes, K. E. (2020). Actigraphy-based assessment of sleep parameters. *Annals of Work Exposures and Health*, *64* (4), 350 – 367.

Fischer, T., Schneider, J., & Stork, W. (2016). Classification of breath and snore sounds using audio data recorded with smartphones in the home environment. *2016 IEEE International Conference on Acoustics*, *Speech and Signal Processing (ICASSP)*, 226 – 230.

Gamel, S. A., & Talaat, F. M. (2023). SleepSmart: An IoT-enabled continual learning algorithm for intelligent sleep enhancement. *Neural Computing and Applications*, 1 – 17.

Gill, A. I., Schaughency, E., Gray, A., & Galland, B. C. (2013). Reliability of home-based physiological sleep measurements in snoring and non-snoring 3-year olds. *Sleep and Breathing*, *17* (1), 147 – 156.

Goldstein, C. A., Berry, R. B., Kent, D. T., Kristo, D. A., Seixas, A. A., Redline, S., & Westover, M. B. (2020). Artificial intelligence in sleep medicine: Background and implications for clinicians. *Journal of Clinical Sleep Medicine*, *16* (4), 609 – 618.

Grandner, M. A., Jackson, N., Gerstner, J. R., & Knutson, K. L. (2014). Sleep symptoms associated with intake of specific dietary nutrients. *Journal of Sleep Research*, *23* (1), 22 – 34. Q2.

Guillodo, E., Lemey, C., Simonnet, M., Walter, M., Baca-García, E., Masetti, V., Moga, S., Larsen, M., Network, H., Ropars, J., & Berrouiguet, S. (2020). Clinical applications of mobile health wearable-based sleep monitoring: Systematic review. *JMIR mHealth and uHealth*, *8* (4), e10733.

Gunn, H. E., & Eberhardt, K. R. (2019). Family dynamics in sleep health and hypertension. *Current Hypertension Reports*, *21* (5), 39.

Guo, J., Yang, C., Dai, Q., & Kong, L. (2019). Soft and stretchable polymeric optical waveguide-based sensors for wearable and biomedical applications. *Sensors*, *19* (17), 3771.

Han, X., Zhai, Q., Zhang, N., Zhang, X., He, L., Pan, M., Zhang, B., & Liu, T. (2023). A real-time evaluation algorithm for noncontact heart rate variability monitoring. *Sensors*, *23* (15), Article 15.

Hao, T., Xing, G., & Zhou, G. (2013). iSleep: Unobtrusive sleep quality monitoring using smartphones. *Proceedings of the 11th ACM Conference on Embedded Networked Sensor Systems*, 1 – 14.

Harikesh, Chauhan, S. S., Basu, A., Abegaonkar, M. P., & Koul, S. K. (2021). Through the wall human subject localization and respiration rate detection using multichannel doppler radar. *IEEE Sensors Journal*, *21* (2), 1510 – 1518.

Heath, D. S., El-Hakim, H., Al-Rahji, Y., Eksteen, E., Uwiera, T. C., Isaac, A., Castro-Codesal, M., Gerdung, C., Maclean, J., & Mandhane, P. J. (2021). Development of a pediatric Obstructive Sleep Apnea triage algorithm. *Journal of Otolaryngology-Head & Neck Surgery*, *50* (1), 48.

Homayounfar, S. Z., Rostaminia, S., Kiaghadi, A., Chen, X., Alexander, E. T., Ganesan, D., & Andrew, T. L. (2020). Multimodal smart eyewear for longitudinal eye movement tracking. *Matter*, *3* (4), 1275 – 1293.

Hu, M., Zhai, G., Li, D., Fan, Y., Duan, H., Zhu, W., & Yang, X. (2018). Combination of near-infrared and thermal imaging techniques for the remote and simultaneous measurements of breathing and heart rates under sleep situation. *Plos One*, *13* (1), e0190466.

Hung, W.-P., Chang, C.-H., & Lee, T.-H. (2017). Real-time and noncontact impulse radio radar system for μm movement accuracy and vital-sign monitoring applications. *IEEE Sensors Journal*, *17* (8), 2349−2358.

Hwang, H.-S., & Lee, E.-C. (2021). Non-contact respiration measurement method based on RGB camera using 1d convolutional neural networks. *Sensors*, *21* (10), Article 10.

Hwang, J., Lee, T., Lee, H., & Byun, S. (2022). A clinical decision support system for sleep staging tasks with explanations from artificial intelligence: User-centered design and e-valuation study. *Journal of Medical Internet Research*, *24* (1), e28659.

Irwin, M. R., & Opp, M. R. (2017). Sleep health: Reciprocal regulation of sleep and innate immunity. *Neuropsychopharmacology*, *42* (1), 129−155.

Jeong, J., Yoon, W., Lee, J.-G., Kim, D., Woo, Y., Kim, D.-K., & Shin, H.-W. (2023). Standardized image-based polysomnography database and deep learning algorithm for sleep-stage classification. *Sleep*, *46* (12), zsad 242.

Jha, C. K., Agarwal, S., Chakraborty, A. L., & Shirpurkar, C. (2019). An FBG-based sensing glove to measure dynamic finger flexure with an angular resolution of 0.1° up to speeds of 80°/s. *Journal of Lightwave Technology*, *37* (18), 4734−4740.

Kahana, Y., Aberdam, A., Amar, A., & Cohen, I. (2023). Deep-learning-based classification of cyclic-alternating-pattern sleep phases. *Entropy*, *25* (10), Article 10.

Kaplan, K. A., Talbot, L. S., Gruber, J., & Harvey, A. G. (2012). Evaluating sleep in bipolar disorder: Comparison between actigraphy, polysomnography, and sleep diary. *Bipolar Disorders*, *14* (8), 870−879.

Kau, L.-J., Wang, M.-Y., & Zhou, H. (2023). Pressure-sensor-based sleep status and quality evaluation system. *IEEE Sensors Journal*, *23* (9), 9739−9754.

Kim, J. Y., Kong, H.-J., Kim, S. H., Lee, S., Kang, S. H., Han, S. C., Kim, D. W., Ji, J.-Y., & Kim, H. J. (2021). Machine learning-based preoperative datamining can predict the therapeutic outcome of sleep surgery in OSA subjects. *Scientific Reports*, *11* (1), 14911.

Kim, W.-P., Kim, H.-J., Pack, S. P., Lim, J.-H., Cho, C.-H., & Lee, H.-J. (2023). Machine learning-based prediction of attention-deficit/hyperactivity disorder and sleep problems with wearable data in children. *JAMA Network Open*, *6* (3), e233502.

Knutson, K. L., Phelan, J., Paskow, M. J., Roach, A., Whiton, K., Langer, G.,

Hillygus, D. S. , Mokrzycki, M. , Broughton, W. A. , Chokroverty, S. , Lichstein, K. L. , Weaver, T. E. , & Hirshkowitz, M. (2017). The National Sleep Foundation's sleep health index. *Sleep Health*, *3* (4), 234 – 240.

Ko, P. -R. T. , Kientz, J. A. , Choe, E. K. , Kay, M. , Landis, C. A. , & Watson, N. F. (2015). Consumer sleep technologies: A review of the landscape. *Journal of Clinical Sleep Medicine*, *11* (12), 1455 – 1461.

Leal-Junior, A. G. , Ribeiro, D. , Avellar, L. M. , Silveira, M. , Diaz, C. A. R. , Frizera-Neto, A. , Blanc, W. , Rocon, E. , & Marques, C. (2021). Wearable and fully-portable smart garment for mechanical perturbation detection with nanoparticles optical fibers. *IEEE Sensors Journal*, *21* (3), 2995 – 3003.

Lehrer, H. M. , Yao, Z. , Krafty, R. T. , Evans, M. A. , Buysse, D. J. , Kravitz, H. M. , Matthews, K. A. , Gold, E. B. , Harlow, S. D. , Samuelsson, L. B. , & Hall, M. H. (2022). Comparing polysomnography, actigraphy, and sleep diary in the home environment: The Study of Women's Health Across the Nation (SWAN) sleep study. *Sleep Advances*, *3* (1), zpac001.

Leonidis, A. , Korozi, M. , Sykianaki, E. , Tsolakou, E. , Kouroumalis, V. , Ioannidi, D. , Stavridakis, A. , Antona, M. , & Stephanidis, C. (2021). Improving stress management and sleep hygiene in intelligent homes. *Sensors*, *21* (7), Article 7.

Liao, W. -H. , & Yang, C. -M. (2008). Video-based activity and movement pattern analysis in overnight sleep studies. *2008 19th International Conference on Pattern Recognition*, 1 – 4.

Lin, Y. -H. , Wong, B. -Y. , Pan, Y. -C. , Chiu, Y. -C. , & Lee, Y. -H. (2019). Validation of the mobile App-recorded circadian rhythm by a digital footprint. *JMIR Mhealth and Uhealth*, *7* (5), e13421.

Lin, Y. -Y. , Wu, H. -T. , Hsu, C. -A. , Huang, P. -C. , Huang, Y. -H. , & Lo, Y. -L. (2017). Sleep apnea detection based on thoracic and abdominal movement signals of wearable piezoelectric bands. *IEEE Journal of Biomedical and Health Informatics*, *21* (6), 1533 – 1545.

Littner, M. , Hirshkowitz, M. , Kramer, M. , Kapen, S. , Anderson, W. M. , Bailey, D. , Berry, R. B. , Davila, D. , Johnson, S. , Kushida, C. , Loube, D. I. , Wise, M. , & Woodson, B. T. (2003). Practice parameters for using polysomnography to evaluate insomnia: An update. *Sleep*, *26* (6), 754 – 760.

Liu, X. , Pamula, Y. , Immanuel, S. , Kennedy, D. , Martin, J. , & Baumert, M. (2022). Utilisation of machine learning to predict surgical candidates for the treatment of childhood upper airway obstruction. *Sleep and Breathing*, *26* (2), 649 – 661.

Lo Presti, D. , Carnevale, A. , D'Abbraccio, J. , Massari, L. , Massaroni, C. , Sabbadini, R. , Zaltieri, M. , Di Tocco, J. , Bravi, M. , Miccinilli, S. , Sterzi, S. , Longo, U.

G., Denaro, V., Caponero, M. A., Formica, D., Oddo, C. M., & Schena, E. (2020). A multi-parametric wearable system to monitor neck movements and respiratory frequency of computer workers. *Sensors*, *20* (2), Article 2.

Lou, B., Rusk, S., Nygate, Y. N., Quintero, L., Ishikawa, O., Shikowitz, M., & Greenberg, H. (2023). Association of hypoglossal nerve stimulator response with machine learning identified negative effort dependence patterns. *Sleep and Breathing*, *27* (2), 519 –525.

Lu, Y. (2020). Design of a sleep assistance system terminal. *2020 IEEE 5th Information Technology and Mechatronics Engineering Conference (ITOEC)*, 1586 – 1589.

Malow, B. A., Fromes, G. A., & Aldrich, M. S. (1997). Usefulness of polysomnography in epilepsy patients. *Neurology*, *48* (5), 1389 – 1394.

Manoni, A., Loreti, F., Radicioni, V., Pellegrino, D., Della Torre, L., Gumiero, A., Halicki, D., Palange, P., & Irrera, F. (2020). A new wearable system for home sleep apnea testing, screening, and classification. *Sensors*, *20* (24), 7014.

Marcus, C. L., Curtis, S., Koerner, C. B., Joffe, A., Serwint, J. R., & Loughlin, G. M. (1996). Evaluation of pulmonary function and polysomnography in obese children and adolescents. *Pediatric Pulmonology*, *21* (3), 176 – 183.

Marino, C., Andrade, B., Montplaisir, J., Petit, D., Touchette, E., Paradis, H., Côté, S. M., Tremblay, R. E., Szatmari, P., & Boivin, M. (2022). Testing bidirectional, longitudinal associations between disturbed sleep and depressive symptoms in children and adolescents using cross-lagged models. *JAMA Network Open*, *5* (8), e2227119.

Marino, M., Li, Y., Rueschman, M. N., Winkelman, J. W., Ellenbogen, J. M., Solet, J. M., Dulin, H., Berkman, L. F., & Buxton, O. M. (2013). Measuring sleep: Accuracy, sensitivity, and specificity of wrist actigraphy compared to polysomnography. *Sleep*, *36* (11), 1747 –1755.

Massaroni, C., Venanzi, C., Silvatti, A. P., Lo Presti, D., Saccomandi, P., Formica, D., Giurazza, F., Caponero, M. A., & Schena, E. (2018). Smart textile for respiratory monitoring and thoraco-abdominal motion pattern evaluation. *Journal of Biophotonics*, *11* (5), e201700263.

Matar, G., Kaddoum, G., Carrier, J., & Lina, J.-M. (2021). Kalman filtering for posture-adaptive in-bed breathing rate monitoring using bed-sheet pressure sensors. *IEEE Sensors Journal*, *21* (13), 14339 – 14351.

McSorley, V. E., Bin, Y. S., & Lauderdale, D. S. (2019). Associations of sleep characteristics with cognitive function and decline among older adults. *American Journal of Epidemiology*, *188* (6), 1066 – 1075.

Mitchell, T. M. (1997). *Machine learning*. McGraw-Hill.

Möller-Levet, C. S., Archer, S. N., Bucca, G., Laing, E. E., Slak, A., Kabiljo, R., Lo, J. C. Y., Santhi, N., Von Schantz, M., Smith, C. P., & Dijk, D. -J. (2013). Effects of insufficient sleep on circadian rhythmicity and expression amplitude of the human blood transcriptome. *Proceedings of the National Academy of Sciences*, *110* (12).

Ness, T. E. B., & Saksvik-Lehouillier, I. (2018). The relationships between life satisfaction and sleep quality, sleep duration and variability of sleep in university students. *Journal of European Psychology Students*, *9* (1), 28 – 39.

Nguyen, A., Pogoncheff, G., Dong, B. X., Bui, N., Truong, H., Pham, N., Nguyen, L., Nguyen-Huu, H., Bui-Diem, K., Vu-Tran-Thien, Q., Duong-Quy, S., Ha, S., & Vu, T. (2023). A comprehensive study on the efficacy of a wearable sleep aid device featuring closed-loop real-time acoustic stimulation. *Scientific Reports*, *13* (1), Article 1.

O'Keeffe, T., & Patterson, E. J. (2004). Evidence supporting routine polysomnography before bariatric surgery. *Obesity Surgery*, *14* (1), 23 – 26.

Onargan, A., Gavcar, B., Caliskan, G., & Akan, A. (2021). Prediction of sleep apnea using EEG signals and machine learning algorithms. *2021 Medical Technologies Congress (TIPTEKNO)*, 1 – 4.

Pant, S., Umesh, S., & Asokan, S. (2018). Knee angle measurement device using Fiber Bragg Grating sensor. *IEEE Sensors Journal*, *18* (24), 10034 – 10040.

Park, S., Choi, H. -H., Yang, H. C., Yoon, J. -S., & Shin, H. (2019). Force-sensing-based unobtrusive system for awakening and respiration rate analysis during sleep. *IEEE Sensors Journal*, *19* (5), 1917 – 1924.

Peng, S., Xu, K., Bao, S., Yuan, Y., Dai, C., & Chen, W. (2021). Flexible electrodes-based smart mattress for monitoring physiological signals of heart and autonomic nerves in a noncontact way. *IEEE Sensors Journal*, *21* (1), 6 – 15.

Pepin, J. -L., Borel, A. -L., Tamisier, R., Baguet, J. -P., Levy, P., & Dauvilliers, Y. (2014). Hypertension and sleep: Overview of a tight relationship. *Sleep Medicine Reviews*, *18* (6), 509 – 519.

Philip, P., Dupuy, L., Morin, C. M., De Sevin, E., Bioulac, S., Taillard, J., Serre, F., Auriacombe, M., & Micoulaud-Franchi, J. -A. (2020). Smartphone-based virtual agents to help individuals with sleep concerns during COVID-19 confinement: Feasibility study. *Journal of Medical Internet Research*, *22* (12), e24268.

Prather, A. A., Janicki-Deverts, D., Hall, M. H., & Cohen, S. (2015). Behaviorally assessed sleep and susceptibility to the common cold. *Sleep*, *38* (9), 1353 – 1359.

Ramachandran, A., & Karuppiah, A. (2021). A survey on recent advances in machine learning based sleep apnea detection systems. *Healthcare*, *9* (7), Article 7.

Redline, S. , & Purcell, S. M. （2021）. Sleep and Big Data: Harnessing data, technology, and analytics for monitoring sleep and improving diagnostics, prediction, and interventions—An era for Sleep-Omics? *Sleep, 44* （6）, zsab107. https://doi. org/10. 1093/sleep/zsab 107.

Rehouma, H. , Noumeir, R. , Essouri, S. , & Jouvet, P. （2020）. Quantitative assessment of spontaneous breathing in children: Evaluation of a depth camera system. *IEEE Transactions on Instrumentation and Measurement, 69* （7）, 4955 – 4967.

Ren, Y. , Wang, C. , Yang, J. , & Chen, Y. （2015）. Fine-grained sleep monitoring: Hearing your breathing with smartphones. *2015 IEEE Conference on Computer Communications （INFOCOM）*, 1194 – 1202.

Rosenberg, R. S. , & Van Hout, S. （2013）. The American academy of sleep medicine interscorer reliability program: Sleep stage scoring. *Journal of Clinical Sleep Medicine, 9* （1）, 81 – 87.

Santaji, S. , & Desai, V. （2020）. Analysis of EEG signal to classify sleep stages using machine learning. *Sleep and Vigilance, 4* （2）, 145 – 152.

Satapathy, S. K. , Bhoi, A. K. , Loganathan, D. , Khandelwal, B. , & Barsocchi, P. （2021）. Machine learning with ensemble stacking model for automated sleep staging using dual-channel EEG signal. *Biomedical Signal Processing and Control, 69*, 102898.

Satapathy, S. K. , & Loganathan, D. （2022）. Automated classification of sleep stages using single-channel EEG: A machine learning-based method. *International Journal of Information Retrieval Research （IJIRR）, 12* （2）, 1 – 19.

Satapathy, S. K. , Loganathan, D. , Kondaveeti, H. K. , & Rath, R. （2021）. Performance analysis of machine learning algorithms on automated sleep staging feature sets. *CAAI Transactions on Intelligence Technology, 6* （2）, 155 – 174.

Scebba, G. , Da Poian, G. , & Karlen, W. （2021）. Multispectral video fusion for non-contact monitoring of respiratory rate and apnea. *IEEE Transactions on Biomedical Engineering, 68* （1）, 350 – 359.

Sejbuk, M. , Mirończuk-Chodakowska, I. , & Witkowska, A. M. （2022）. Sleep quality: A narrative review on nutrition, stimulants, and physical activity as important factors. *Nutrients, 14* （9）, 1912.

Sekkal, R. N. , Bereksi-Reguig, F. , Ruiz-Fernandez, D. , Dib, N. , & Sekkal, S. （2022）. Automatic sleep stage classification: From classical machine learning methods to deep learning. *Biomedical Signal Processing and Control, 77*, 103751.

Sewell, K. R. , Erickson, K. I. , Rainey-Smith, S. R. , Peiffer, J. J. , Sohrabi, H. R. , & Brown, B. M. （2021）. Relationships between physical activity, sleep and cognitive function: A narrative review. *Neuroscience & Biobehavioral Reviews*, *130*, 369 – 378.

Shi, C., Tang, Z., Zhang, H., & Liu, Y. (2023). Development of an FBG-based wearable sensor for simultaneous respiration and heartbeat measurement. *IEEE Transactions on Instrumentation and Measurement*, *72*, 1 – 9.

Sridhar, N., Shoeb, A., Stephens, P., Kharbouch, A., Shimol, D. B., Burkart, J., Ghoreyshi, A., & Myers, L. (2020). Deep learning for automated sleep staging using instantaneous heart rate. *NPJ Digital Medicine*, *3* (1), Article 1.

Stephansen, J. B., Olesen, A. N., Olsen, M., Ambati, A., Leary, E. B., Moore, H. E., Carrillo, O., Lin, L., Han, F., Yan, H., Sun, Y. L., Dauvilliers, Y., Scholz, S., Barateau, L., Hogl, B., Stefani, A., Hong, S. C., Kim, T. W., Pizza, F., ..., Mignot, E. (2018). Neural network analysis of sleep stages enables efficient diagnosis of narcolepsy. *Nature Communications*, *9* (1), Article 1.

Streatfeild, J., Smith, J., Mansfield, D., Pezzullo, L., & Hillman, D. (2021). The social and economic cost of sleep disorders. *Sleep*, *44* (11), zsab132.

Su, W.-C., Tang, M.-C., Arif, R. E., Horng, T.-S., & Wang, F.-K. (2019). Stepped-frequency continuous-wave radar with self-injection-locking technology for monitoring multiple human vital signs. *IEEE Transactions on Microwave Theory and Techniques*, *67* (12), 5396 – 5405.

Sun, C., Li, W., Chen, C., Wang, Z., & Chen, W. (2019). An unobtrusive and non-contact method for respiratory measurement with respiratory region detecting algorithm based on depth images. *IEEE Access*, *7*, 8300 – 8315.

Sun, H., Ganglberger, W., Panneerselvam, E., Leone, M. J., Quadri, S. A., Goparaju, B., Tesh, R. A., Akeju, O., Thomas, R. J., & Westover, M. B. (2020). Sleep staging from electrocardiography and respiration with deep learning. *Sleep*, *43* (7), zsz306.

Tiron, R., Lyon, G., Kilroy, H., Osman, A., Kelly, N., O'Mahony, N., Lopes, C., Coffey, S., McMahon, S., Wren, M., Conway, K., Fox, N., Costello, J., Shouldice, R., Lederer, K., Fietze, I., & Penzel, T. (2020). Screening for obstructive sleep apnea with novel hybrid acoustic smartphone App technology. *Journal of Thoracic Disease*, *12* (8), 4476 – 4495.

Tobaldini, E., Fiorelli, E. M., Solbiati, M., Costantino, G., Nobili, L., & Montano, N. (2019). Short sleep duration and cardiometabolic risk: From pathophysiology to clinical evidence. *Nature Reviews Cardiology*, *16* (4), 213 – 224.

Tocco, J. D., Presti, D. L., Zaltieri, M., D'Alesio, G., Filosa, M., Massari, L., Aliperta, A., Rienzo, M. D., Carrozza, M. C., Ferrarin, M., Massaroni, C., Oddo, C. M., &

Schena, E. (2021). A wearable system based on flexible sensors for unobtrusive respiratory monitoring in occupational settings. *IEEE Sensors Journal*, *21* (13), 14369–14378.

Tomaso, C. C., Johnson, A. B., & Nelson, T. D. (2021). The effect of sleep deprivation and restriction on mood, emotion, and emotion regulation: Three meta-analyses in one. *Sleep*, *44* (6), zsaa289.

Van Gastel, M., Stuijk, S., Overeem, S., Van Dijk, J. P., Van Gilst, M. M., & De Haan, G. (2021). Camera-based vital signs monitoring during sleep: A proof of concept study. *IEEE Journal of Biomedical and Health Informatics*, *25* (5), 1409–1418.

Walia, H. K., & Mehra, R. (2019). Chapter 24 - Practical aspects of actigraphy and approaches in clinical and research domains. In K. H. Levin & P. Chauvel (Eds.), *Handbook of Clinical Neurology* (Vol. 160, pp. 371–379). Elsevier.

Wang, L., He, S., Yan, N., Pan, R., Niu, Y., & Li, J. (2023). Mediating role of depressive symptoms on the relationship between sleep duration and cognitive function. *Scientific Reports*, *13* (1), 4067. Q2.

Wang, P., Ma, X., Zheng, R., Chen, L., Zhang, X., Zeghlache, D., & Zhang, D. (2023). SlpRoF: Improving the temporal coverage and robustness of RF-based vital sign monitoring during sleep. *IEEE Transactions on Mobile Computing*, 1–17.

Wang, Y.-K., & Chen, C.-Y. (2023). Integrating mobile devices and wearable technology for optimal sleep conditions. *Applied Sciences*, *13* (17), Article 17.

Watson, N. F., Lawlor, C., & Raymann, R. J. E. M. (2019). Will consumer sleep technologies change the way we practice sleep medicine? *Journal of Clinical Sleep Medicine*, *15* (1), 159–161.

Yang, S. J., Kim, J. S., Chung, S. K., & Song, Y. Y. (2021). Machine learning-based model for prediction of outcomes in palatal surgery for obstructive sleep apnoea. *Clinical Otolaryngology*, *46* (6), 1242–1246.

Yang, X., Fan, D., Ren, A., Zhao, N., Zhang, Z., Hu, F., Wang, W., Ur Rehman, M., & Tian, J. (2018). Sleep apnea syndrome sensing at C-band. *IEEE Journal of Translational Engineering in Health and Medicine*, *6*, 1–8.

Yue, S., Yang, Y., Wang, H., Rahul, H., & Katabi, D. (2020). BodyCompass: Monitoring sleep posture with wireless signals. *Proceedings of the ACM on Interactive, Mobile, Wearable and Ubiquitous Technologies*, *4* (2), 1–25.

Zarei, A., Beheshti, H., & Asl, B. M. (2022). Detection of sleep apnea using deep neural networks and single-lead ECG signals. *Biomedical Signal Processing and Control*, *71*, 103125.

Zhai, Q., Tang, T., Lu, X., Zhou, X., Li, C., Yi, J., & Liu, T. (2022). Machine learning-enabled noncontact sleep structure prediction. *Advanced Intelligent Systems*, *4* (5), 2100227.

Zhao, X., Li, J., Liu, W., Zhang, J., & Li, Y. (2020). Design of the sleeping aid system based on face recognition. *Ad Hoc Networks*, *99*, 102070.

Zhi, T.-F., Sun, X.-M., Li, S.-J., Wang, Q.-S., Cai, J., Li, L.-Z., Li, Y.-X., Xu, M.-J., Wang, Y., Chu, X.-F., Wang, Z.-D., & Jiang, X.-Y. (2016). Associations of sleep duration and sleep quality with life satisfaction in elderly Chinese: The mediating role of depression. *Archives of Gerontology and Geriatrics*, *65*, 211–217.

Zhou, L., Pan, S., Wang, J., & Vasilakos, A. V. (2017). Machine learning on big data: Opportunities and challenges. *Neurocomputing*, *237*, 350–361.

Zhu, C., Zhou, L., Zhang, X., & Walsh, C. A. (2023). Reciprocal effects between sleep quality and life satisfaction in older adults: The mediating role of health status. *Healthcare*, *11* (13), 1912.

III

分群体报告

不同年龄段群体的睡眠研究

摘　要: 本报告将不同年龄的群体划分为 18~30 岁群体、31~45 岁群体和 46~60 岁群体,从睡眠时长、睡眠质量自评、午睡时长三个方面入手,分析了不同年龄段群体的睡眠状况及其部分基本人口学特征。研究发现,不同年龄段群体的每晚平均睡眠时长均在 7 小时以上,睡眠质量自评在"尚好"和"不好"之间,每天平均午睡时长为 30~60 分钟。不同的家庭月收入、受教育程度、常住地区类型以及债务情况等显著影响不同年龄段群体的睡眠时长、睡眠质量自评和午睡时长。随着年龄的增长,每晚平均睡眠时长呈缩短趋势;在任一家庭月收入群体中,18~30 岁群体的每晚平均睡眠时长皆长于其他年龄段群体,31~45 岁群体的每晚平均睡眠时长不受家庭月收入的影响;对于高中/中专/职高/技校、大学专科/大学本科及研究生受教育程度的群体,每晚平均睡眠时长随着年龄的增长而缩短;在农村地区,18~45 岁群体倾向于有更长的午睡时间,而 46~60 岁群体的每天平均午睡时间最短;当负债超过 5 万元时,各年龄段群体的每晚平均睡眠时长均明显缩短。

关键词: 睡眠时长　睡眠质量　午睡时长　人口学变量

一　引言

睡眠在人的身体健康和心理健康方面都起着重要作用 (Scott et al., 2021)。美国国家睡眠基金会 (NSF) 建议新生儿每天睡眠时间为 14~17 小时,学龄儿童每天睡眠时间为 9~11 小时,青少年每天睡眠时间为 8~10 小时,成年人每天睡眠时间为 7~9 小时,老年人每天睡眠时间为 7~8 小时 (Hirshkowitz et al., 2015)。在睡眠期间,身体会进行组织修复、肌肉生长

以及蛋白质合成，这对于身体恢复至关重要（Maquet，2001）。Besedovsky
等（2012）的研究发现，充足的睡眠对维持免疫系统的正常功能起重要作
用，有助于身体抵抗疾病。另外，睡眠对于巩固记忆、学习、决策和创造力
等认知功能也起到关键作用（Walker，2008）。而睡眠质量差除了会导致酗
酒、安眠药滥用等不健康行为外，还会引发疲劳、白天功能障碍、情绪改
变、嗜睡等后果，且疲劳感可能诱发饥饿感，导致食物摄入增加，增加肥胖
风险；此外，睡眠不足还与各种心血管健康问题相关，并对认知功能、生理
功能、炎症水平、生物钟产生消极影响，增加死亡风险（Nelson et al.，
2022）。此外，在神经生物学层面已有相关研究证明，睡眠与心理健康密切
相关（Harvey et al.，2011），睡眠时长缩短或质量下降都可能对心理健康产
生不利影响（Blackwelder et al.，2021），而睡眠的改善则会在一定程度上促
进心理健康（Scott et al.，2021）。

睡眠质量受到多种因素影响。Hirshkowitz 等（2015）强调，随着年龄的
增长，深度睡眠可能会减少，从而影响睡眠质量。环境因素，包括光照、噪
声、温度和床铺舒适度对睡眠质量有直接的影响（Okamoto-Mizuno & Mizu-
no，2012）。此外，生活方式和日常习惯，如饮食偏好、运动、睡前活动等，
也是影响睡眠质量的关键因素。另外，心理和情绪因素，特别是压力、焦虑
和抑郁，会显著影响睡眠质量（Krystal，2012）。最后，频繁使用电子设备
与睡眠障碍存在显著关联（Hysing et al.，2015）。电子设备，特别是智能手
机和平板电脑发出的蓝光会抑制褪黑素的分泌，进而影响人们的睡眠
（Chang et al.，2015）。当今社会，部分职业群体工作压力相对较大，工作强
度较高，白天的忙碌可能导致补偿心理，致使夜晚电子设备的使用时间增
加，影响睡眠质量。

午睡，作为日间的短暂休息，对于人体的生理和心理健康有多重益处。
Lahl 等（2008）指出，短暂的午睡能显著改善处理复杂信息时的记忆性能。
Faraut 等（2015）发现，午睡可以在夜间睡眠不足的情况下增强免疫力和应
对压力的能力。Milner 和 Cote（2009）的研究显示，午睡有助于降低皮质醇
水平，进而有效减轻压力并调节情绪。Goldstein-Piekarski 等（2015）指出，
午睡有助于提高注意力、执行能力和工作效率。综上所述，午睡对个体的身
心健康有积极作用。

本研究将不同年龄的群体划分为 18～30 岁群体、31～45 岁群体和 46～
60 岁群体，采用定量研究方法，从睡眠时长、睡眠质量自评、午睡时长三个

方面入手,分析不同年龄段群体的睡眠状况及其部分基本人口学特征。

本研究测量变量为:睡眠时长(用"过去一个月,您每晚实际睡眠的时间有多少"一题来测量);睡眠质量自评[采用自我报告的方式,报告过去一个月自己的总体睡眠质量,采用四级评分(1 = 非常好;2 = 尚好;3 = 不好;4 = 非常差),得分越高,睡眠质量越差];午睡时长[用"过去一个月,您通常午睡多长时间"(单选)一题来测量,采用五级评分(1 = 几乎不午睡;2 = 30分钟以内;3 = 30~60分钟;4 = 60~90分钟;5 = 90分钟及以上)]。本研究所用数据源于中国社会科学院社会学研究所于2023年12月开展的2023年中国居民睡眠状况线上调查,有效样本量为6255(调查基本情况及样本特征见总报告《人工智能社会的睡眠展望》)。由于本研究以不同年龄段群体的睡眠状况为主要研究内容,出于严谨性考虑,剔除60岁以上样本(55个),实际样本量为6200。本研究使用加权后的数据进行分析。

二 研究结果

(一) 不同年龄段群体的睡眠总体情况

1. 睡眠时长

描述性统计分析结果显示,18~30岁群体的每晚平均睡眠时长为7.61小时,比总样本(7.18小时)长;31~45岁群体的每晚平均睡眠时长为7.11小时,比总样本短;46~60岁群体的每晚平均睡眠时长为7.01小时,比总样本短(见表1)。从标准差可以看出,18~30岁群体的标准差最大,即该群体内部在睡眠时长上差异较大;其次是46~60岁群体;31~45岁群体的标准差最小。这表明31~45岁、46~60岁群体内部在睡眠时长上的差异相对较小。

采用方差分析进行差异检验,并通过最小显著性差异法(LSD)进行事后检验。从总体均值来看,不同年龄段群体的睡眠时长存在显著差异($F = 91.74$,$p < 0.001$);事后检验结果显示:18~30岁群体的睡眠时长明显比其他年龄段群体长,46~60岁群体的睡眠时长明显比其他年龄段群体短。

表 1　不同年龄段群体的每晚平均睡眠时长、睡眠质量
自评均值与午睡时长均值情况

单位：小时

变量	总样本 （$N=5953$）		18~30 岁 （$N=1274$）		31~45 岁 （$N=2193$）		46~60 岁 （$N=2486$）	
	均值	标准差	均值	标准差	均值	标准差	均值	标准差
睡眠时长	7.18	1.32	7.61	1.42	7.11	1.22	7.01	1.31
睡眠质量自评	2.21	0.67	2.20	0.65	2.27	0.69	2.16	0.67
午睡时长	2.11	0.91	2.22	0.97	2.07	0.88	2.09	0.90

2. 睡眠质量自评

描述性统计分析结果显示，所有年龄段群体的睡眠质量自评均值在 2~3 之间，即睡眠质量自评介于"尚好"和"不好"之间。具体而言，18~30 岁群体的睡眠质量自评均值为 2.20，比总样本的睡眠质量自评均值（2.21）略小，说明 18~30 岁群体的睡眠质量优于总样本；31~45 岁群体的睡眠质量自评均值为 2.27，比总样本的睡眠质量自评均值大，说明 31~45 岁群体的睡眠质量比总样本差；46~60 岁群体的睡眠质量自评均值为 2.16，比总样本的睡眠质量自评均值小，说明 46~60 岁群体的睡眠质量比总样本好。从标准差可以看出，31~45 岁群体的标准差最大，即该群体内部在睡眠质量自评上差异较大；其次是 46~60 岁群体；18~30 岁群体的标准差最小。这表明 18~30 岁、46~60 岁群体内部在睡眠质量自评上的差异相对较小。

采用方差分析进行差异检验，并通过最小显著性差异法（LSD）进行事后检验。从总体均值来看，不同年龄段群体的睡眠质量自评存在显著差异（$F=14.95$，$p<0.001$）；事后检验结果显示：31~45 岁群体的睡眠质量自评显著比 18~30 岁群体与 46~60 岁群体差，18~30 岁群体和 46~60 岁群体在睡眠质量自评上的差异不显著。

3. 午睡时长

描述性统计分析结果显示，18~30 岁群体的午睡时长均值为 2.22，比总样本（2.11）大；31~45 岁群体的午睡时长均值为 2.07，比总样本小；46~60 岁群体的午睡时长均值为 2.09，比总样本小。从标准差可以看出，18~30 岁群体的标准差最大，即该群体内部在午睡时长上差异较大；其次是

46~60岁群体；31~45岁群体的标准差最小。这表明31~45岁、46~60岁群体内部在午睡时长上的差异相对较小。

采用方差分析进行差异检验，并通过最小显著性差异法（LSD）进行事后检验。从总体均值来看，不同年龄段群体的午睡时长存在显著差异（$F = 11.53$，$p < 0.001$）；事后检验结果显示：18~30岁群体的午睡时长明显比其他年龄段群体长，31~45岁群体和46~60岁群体在午睡时长上的差异不显著。

（二）不同年龄段群体中不同基本人口学特征群体的睡眠状况

1. 不同年龄段群体中不同家庭月收入群体的睡眠状况

下文分别考察18~30岁群体、31~45岁群体、46~60岁群体中不同家庭月收入群体的睡眠状况，使用多元方差分析考察不同年龄段群体和不同家庭月收入群体的主效应及其交互作用。不同年龄段群体中不同家庭月收入群体的每晚平均睡眠时长、睡眠质量自评均值和午睡时长均值情况见表2。

表2 不同年龄段群体中不同家庭月收入群体的每晚平均睡眠时长、

睡眠质量自评均值与午睡时长均值情况

单位：小时

年龄段	家庭月收入	每晚平均睡眠时长	睡眠质量自评均值	午睡时长均值
18~30岁	2000元及以下	8.10	2.07	2.24
	2000~6000元	7.65	2.23	2.22
	6000~10000元	7.63	2.19	2.32
	1万~1.5万元	7.51	2.17	2.28
	1.5万~3万元	7.46	2.19	2.17
	3万~4.5万元	7.41	2.22	2.20
	4.5万~6万元	7.78	2.20	2.00
	6万~10万元	7.22	2.12	1.98
	10万元以上	7.39	2.18	2.12
31~45岁	2000元及以下	7.52	2.33	1.85
	2000~6000元	7.01	2.36	1.91
	6000~10000元	7.06	2.25	2.06
	1万~1.5万元	7.16	2.31	2.12

续表

年龄段	家庭月收入	每晚平均睡眠时长	睡眠质量自评均值	午睡时长均值
31~45岁	1.5万~3万元	7.04	2.24	2.10
	3万~4.5万元	7.16	2.19	2.15
	4.5万~6万元	7.06	2.20	2.15
	6万~10万元	6.99	2.23	2.22
	10万元以上	7.16	2.30	1.98
46~60岁	2000元及以下	7.85	2.26	1.96
	2000~6000元	7.43	2.07	2.36
	6000~10000元	7.09	2.10	2.06
	1万~1.5万元	6.70	2.14	1.92
	1.5万~3万元	6.98	2.27	2.15
	3万~4.5万元	6.86	2.27	2.19
	4.5万~6万元	7.29	1.97	2.16
	6万~10万元	6.61	2.14	2.19
	10万元以上	6.53	2.17	1.91

多元方差分析结果显示，在睡眠时长上，不同年龄段群体的主效应显著（$F = 38.29$，$p < 0.001$），即不同年龄段群体的每晚平均睡眠时长存在显著差异；不同家庭月收入群体的主效应显著（$F = 10.27$，$p < 0.001$），即不同家庭月收入群体的每晚平均睡眠时长存在显著差异；不同年龄段群体和不同家庭月收入群体之间的交互作用显著（$F = 5.78$，$p < 0.05$），即不同年龄段群体中不同家庭月收入群体的每晚平均睡眠时长存在显著差异。

在睡眠质量自评上，不同年龄段群体的主效应显著（$F = 11.14$，$p < 0.001$），即不同年龄段群体的睡眠质量自评存在显著差异；不同家庭月收入群体的主效应不显著（$F = 1.13$，$p = 0.340$），即不同家庭月收入群体的睡眠质量自评不存在显著差异；不同年龄段群体和不同家庭月收入群体之间的交互作用显著（$F = 2.75$，$p < 0.001$），即不同年龄段群体中不同家庭月收入群体的睡眠质量自评存在显著差异。

在午睡时长上，不同年龄段群体的主效应显著（$F = 3.99$，$p = 0.019$），即不同年龄段群体的每天平均午睡时长存在显著差异；不同家庭月收入群体的主效应显著（$F = 2.04$，$p = 0.038$），即不同家庭月收入群体的每天平均午睡时长存在显著差异；不同年龄段群体和不同家庭月收入群体之间的交互作用显著（$F = 4.049$，$p < 0.001$），即不同年龄段群体中不同家庭月收入群体的每天平均午睡时长存在显著差异。不同家庭月收入群体和不同年龄段群体的简单效应检验见表3、表4。

表3 不同家庭月收入群体的简单效应检验

变量	年龄段	F 值	p 值
睡眠时长	18~30 岁	3.97	0.000
	31~45 岁	1.39	0.197
	46~60 岁	19.02	0.000
睡眠质量自评	18~30 岁	0.69	0.697
	31~45 岁	1.43	0.178
	46~60 岁	5.07	0.000
午睡时长	18~30 岁	1.52	0.145
	31~45 岁	2.36	0.016
	46~60 岁	7.37	0.000

表4 不同年龄段群体的简单效应检验

变量	家庭月收入	F 值	p 值
睡眠时长	2000 元及以下	3.56	0.028
	2000~6000 元	12.21	0.000
	6000~10000 元	16.51	0.000
	1 万~1.5 万元	34.70	0.000
	1.5 万~3 万元	11.84	0.000
	3 万~4.5 万元	5.24	0.005
	4.5 万~6 万元	5.16	0.006
	6 万~10 万元	5.09	0.006
	10 万元以上	22.02	0.000
睡眠质量自评	2000 元及以下	3.60	0.028
	2000~6000 元	10.42	0.000
	6000~10000 元	4.88	0.008
	1 万~1.5 万元	7.93	0.000

续表

变量	家庭月收入	F 值	p 值
睡眠质量 自评	1.5 万~3 万元	1.23	0.294
	3 万~4.5 万元	0.73	0.483
	4.5 万~6 万元	3.94	0.020
	6 万~10 万元	0.70	0.496
	10 万元以上	2.39	0.092
午睡时长	2000 元及以下	4.21	0.015
	2000~6000 元	13.77	0.000
	6000~10000 元	7.12	0.000
	1 万~1.5 万元	13.91	0.000
	1.5 万~3 万元	0.65	0.524
	3 万~4.5 万元	0.12	0.886
	4.5 万~6 万元	0.53	0.588
	6 万~10 万元	1.27	0.280
	10 万元以上	1.93	0.146

从不同家庭月收入群体的简单效应检验（见表3）可知，18~30 岁群体、46~60 岁群体中不同家庭月收入群体的每晚平均睡眠时长存在显著差异；46~60 岁群体中不同家庭月收入群体的睡眠质量自评存在显著差异；31~45岁群体、46~60 岁群体中不同家庭月收入群体的每天平均午睡时长存在显著差异。

从不同年龄段群体的简单效应检验（见表4）可知，家庭月收入在 2000 元及以下、2000~6000 元、6000~10000 元、1 万~1.5 万元、1.5 万~3 万元、3 万~4.5 万元、4.5 万~6 万元、6 万~10 万元、10 万元以上群体的每晚平均睡眠时长存在显著差异；家庭月收入在 2000 元及以下、2000~6000 元、6000~10000 元、1 万~1.5 万元、4.5 万~6 万元群体的睡眠质量自评存在显著差异；家庭月收入在 2000 元及以下、2000~6000 元、6000~10000 元、1 万~1.5 万元群体的每天平均午睡时长存在显著差异。

2. 不同年龄段群体中不同受教育程度群体的睡眠状况

下文分别考察 18~30 岁群体、31~45 岁群体、46~60 岁群体中不同受教育程度群体的睡眠状况，使用多元方差分析考察不同年龄段群体和不同受教育程度群体的主效应及其交互作用。不同年龄段群体中不同受教育程度群体的每晚平均睡眠时长、睡眠质量自评均值和午睡时长均值情况见表5。

表5 不同年龄段群体中不同受教育程度群体的每晚平均睡眠时长、
睡眠质量自评均值和午睡时长均值情况

单位：小时

年龄段	受教育程度	每晚平均睡眠时长	睡眠质量自评均值	午睡时长均值
18~30岁	小学及以下	8.20	1.92	2.08
	初中	7.95	2.15	2.29
	高中/中专/职高/技校	7.87	2.24	2.09
	大学专科	7.56	2.22	2.10
	大学本科	7.44	2.17	2.30
	研究生	7.30	2.21	2.30
31~45岁	小学及以下	7.72	2.31	1.89
	初中	7.63	2.27	2.25
	高中/中专/职高/技校	7.51	2.17	2.06
	大学专科	6.95	2.37	2.02
	大学本科	7.03	2.26	2.10
	研究生	7.15	2.19	2.07
46~60岁	小学及以下	8.62	1.48	1.71
	初中	8.16	1.98	2.66
	高中/中专/职高/技校	7.08	2.12	2.06
	大学专科	6.84	2.34	2.17
	大学本科	6.95	2.16	2.07
	研究生	6.71	2.03	1.82

多元方差分析结果显示，在睡眠时长上，不同年龄段群体的主效应显著（$F = 18.57$，$p < 0.001$），即不同年龄段群体的每晚平均睡眠时长存在显著差异；不同受教育程度群体的主效应显著（$F = 39.22$，$p < 0.001$），即不同受教育程度群体的每晚平均睡眠时长存在显著差异；不同年龄段群体和不同受教育程度群体之间的交互作用显著（$F = 5.59$，$p < 0.001$），即不同年龄段群体中不同受教育程度群体的每晚平均睡眠时长存在显著差异。

在睡眠质量自评上，不同年龄段群体的主效应显著（$F = 24.08$，$p < 0.001$），即不同年龄段群体的睡眠质量自评存在显著差异；不同受教育程度

群体的主效应显著（$F = 12.64$，$p < 0.001$），即不同受教育程度群体的睡眠质量自评存在显著差异；不同年龄段群体和不同受教育程度群体之间的交互作用显著（$F = 4.22$，$p < 0.001$），即不同年龄段群体中不同受教育程度群体的睡眠质量自评存在显著差异。

在午睡时长上，不同年龄段群体的主效应显著（$F = 4.23$，$p < 0.05$），即不同年龄段群体的每天平均午睡时长存在显著差异；不同受教育程度群体的主效应显著（$F = 7.87$，$p < 0.001$），即不同受教育程度群体的每天平均午睡时长存在显著差异；不同年龄段群体和不同受教育程度群体之间的交互作用显著（$F = 4.39$，$p < 0.001$），即不同年龄段群体中不同受教育程度群体的每天平均午睡时长存在显著差异。不同年龄段群体和不同受教育程度群体的简单效应检验见表6、表7。

表6　不同年龄段群体的简单效应检验

变量	受教育程度	F 值	p 值
睡眠时长	小学及以下	4.70	0.009
	初中	3.04	0.048
	高中/中专/职高/技校	27.52	0.000
	大学专科	28.70	0.000
	大学本科	31.32	0.000
	研究生	7.87	0.000
睡眠质量自评	小学及以下	14.88	0.000
	初中	3.60	0.028
	高中/中专/职高/技校	2.08	0.126
	大学专科	4.12	0.016
	大学本科	8.42	0.000
	研究生	3.50	0.030
午睡时长	小学及以下	2.08	0.125
	初中	4.86	0.008
	高中/中专/职高/技校	0.10	0.901
	大学专科	3.08	0.046
	大学本科	14.43	0.000
	研究生	8.83	0.000

表7　不同受教育程度群体的简单效应检验

变量	年龄段	F 值	p 值
睡眠时长	18～30 岁	8.73	0.000
	31～45 岁	10.38	0.000
	46～60 岁	31.25	0.000
睡眠质量自评	18～30 岁	2.47	0.031
	31～45 岁	3.58	0.003
	46～60 岁	19.04	0.000
午睡时长	18～30 岁	3.32	0.005
	31～45 岁	1.35	0.239
	46～60 岁	12.18	0.000

从不同年龄段群体的简单效应检验（见表6）可知，小学及以下、初中、高中/中专/职高/技校、大学专科、大学本科及研究生受教育程度群体的每晚平均睡眠时长存在显著差异；小学及以下、初中、大学专科、大学本科及研究生受教育程度群体的睡眠质量自评存在显著差异；初中、大学专科、大学本科及研究生受教育程度群体的每天平均午睡时长存在显著差异。

从不同受教育程度群体的简单效应检验（见表7）可知，18～30 岁群体、31～45 岁群体及46～60 岁群体中不同受教育程度群体的每晚平均睡眠时长存在显著差异；18～30 岁群体、31～45 岁群体及46～60 岁群体中不同受教育程度群体的睡眠质量自评存在显著差异；18～30 岁群体及46～60 岁群体中不同受教育程度群体的每天平均午睡时长存在显著差异。

3. 不同年龄段群体中不同常住地区类型群体的睡眠状况

下文分别考察18～30 岁群体、31～45 岁群体、46～60 岁群体中不同常住地区类型群体的睡眠状况，使用多元方差分析考察不同年龄段群体和不同常住地区类型群体的主效应及其交互作用。不同年龄段群体中不同常住地区类型群体的每晚平均睡眠时长、睡眠质量自评和午睡时长均值情况见表8。

表 8　不同年龄段群体中不同常住地区类型群体的每晚平均睡眠时长、
睡眠质量自评均值和午睡时长均值情况

单位：小时

年龄段	常住地区类型	每晚平均睡眠时长	睡眠质量自评均值	午睡时长均值
18~30 岁	城市	7.49	2.17	2.22
	乡镇	7.85	2.26	2.11
	农村	7.85	2.10	2.40
31~45 岁	城市	7.04	2.28	2.07
	乡镇	7.50	2.15	2.13
	农村	7.85	2.19	2.32
46~60 岁	城市	6.94	2.18	2.07
	乡镇	7.79	2.09	2.36
	农村	8.00	1.83	1.94

多元方差分析结果显示，在睡眠时长上，不同年龄段群体的主效应显著（$F = 6.018$，$p < 0.05$），即不同年龄段群体的每晚平均睡眠时长存在显著差异；不同常住地区类型群体的主效应显著（$F = 69.96$，$p < 0.001$），即不同常住地区类型群体的每晚平均睡眠时长存在显著差异；不同年龄段群体和不同常住地区类型群体之间的交互作用显著（$F = 5.37$，$p < 0.001$），即不同年龄段群体中不同常住地区类型群体的每晚平均睡眠时长存在显著差异。

在睡眠质量自评上，不同年龄段群体的主效应显著（$F = 5.91$，$p < 0.05$），即不同年龄段群体的睡眠质量自评存在显著差异；不同常住地区类型群体的主效应显著（$F = 5.97$，$p = 0.003$），即不同常住地区类型群体的睡眠质量自评存在显著差异；不同年龄段群体和不同常住地区类型群体之间的交互作用显著（$F = 3.53$，$p = 0.007$），即不同年龄段群体中不同常住地区类型群体的睡眠质量自评存在显著差异。

在午睡时长上，不同年龄段群体的主效应不显著（$F = 1.79$，$p > 0.05$），即不同年龄段群体的每天平均午睡时长不存在显著差异；不同常住地区类型群体的主效应不显著（$F = 2.84$，$p = 0.059$），即不同常住地区类型群体的每天平均午睡时长不存在显著差异；不同年龄段群体和不同常住地区类型群体之间的交互作用显著（$F = 4.89$，$p < 0.001$），即不同年龄段群体中不同常住地区类型群体的每天平均午睡时长存在显著差异。不同年龄段群体和不同常住地区类型群体的简单效应检验见表 9、表 10。

表9　不同年龄段群体的简单效应检验

变量	常住地区类型	F 值	p 值
睡眠时长	城市	64.15	0.000
	乡镇	4.04	0.018
	农村	0.20	0.820
睡眠质量自评	城市	15.01	0.000
	乡镇	3.13	0.044
	农村	3.45	0.032
午睡时长	城市	10.65	0.000
	乡镇	3.83	0.022
	农村	3.51	0.030

表10　不同常住地区类型群体的简单效应检验

变量	年龄段	F 值	p 值
睡眠时长	18~30 岁	9.78	0.000
	31~45 岁	23.38	0.000
	46~60 岁	42.36	0.000
睡眠质量自评	18~30 岁	2.53	0.080
	31~45 岁	3.59	0.028
	46~60 岁	5.53	0.004
午睡时长	18~30 岁	3.93	0.020
	31~45 岁	2.94	0.053
	46~60 岁	7.69	0.000

从不同年龄段群体的简单效应检验（见表9）可知，常住地区类型为城市、乡镇的群体的每晚平均睡眠时长存在显著差异；常住地区类型为城市、乡镇及农村的群体的睡眠质量自评存在显著差异；常住地区类型为城市、乡镇、农村的群体的每天平均午睡时长存在显著差异。

从不同常住地区类型群体的简单效应检验（见表10）可知，18~30 岁群体、31~45 岁群体及46~60 岁群体中不同常住地区类型群体的每晚平均睡眠时长存在显著差异；31~45 岁群体及46~60 岁群体中不同常住地区类型群体的睡眠质量自评存在显著差异；18~30 岁群体及46~60 岁群体中不同常住地区类型群体的每天平均午睡时长存在显著差异。

4. 不同年龄段群体中不同债务情况群体的睡眠状况

下文分别考察 18～30 岁群体、31～45 岁群体、46～60 岁群体中不同债务情况群体的睡眠状况，使用多元方差分析考察不同年龄段群体和不同债务情况群体的主效应及其交互作用。不同年龄段群体中不同债务情况群体的每晚平均睡眠时长、睡眠质量自评均值和午睡时长均值情况见表 11。

表 11 不同年龄段群体中不同债务情况群体的每晚平均睡眠时长、

睡眠质量自评均值和午睡时长均值情况

单位：小时

年龄段	债务情况	每晚平均睡眠时长	睡眠质量自评均值	午睡时长均值
18～30 岁	没有借贷	7.61	2.12	2.24
	1.5 万元以下	7.57	2.27	2.02
	1.5 万～3 万元	7.75	2.33	2.33
	3 万～5 万元	7.88	2.15	2.24
	5 万～10 万元	7.60	2.18	2.44
	10 万～100 万元	7.11	2.31	2.20
	100 万元及以上	7.17	2.17	2.28
31～45 岁	没有借贷	7.14	2.22	2.01
	1.5 万元以下	7.20	2.40	2.23
	1.5 万～3 万元	7.63	2.19	2.42
	3 万～5 万元	6.95	2.33	2.40
	5 万～10 万元	7.10	2.30	2.17
	10 万～100 万元	6.85	2.32	2.04
	100 万元及以上	7.17	2.33	2.00
46～60 岁	没有借贷	7.03	2.16	2.06
	1.5 万元以下	6.98	2.20	2.18
	1.5 万～3 万元	7.23	2.07	2.65
	3 万～5 万元	7.45	1.85	2.33
	5 万～10 万元	6.77	2.30	2.08
	10 万～100 万元	6.92	2.27	2.07
	100 万元及以上	6.89	2.09	2.02

　　多元方差分析结果显示，在每晚平均睡眠时长上，不同年龄段群体的主效应显著（$F=21.50$，$p<0.001$），即不同年龄段群体的每晚平均睡眠时长存在显著差异；不同债务情况群体的主效应显著（$F=8.68$，$p<0.001$），即不同债务情况群体的每晚平均睡眠时长存在显著差异；不同年龄段群体和不同债务情况群体之间的交互作用显著（$F=2.30$，$p=0.006$），即不同年龄段群体中不同债务情况群体的每晚平均睡眠时长存在显著差异。

　　在睡眠质量自评上，不同年龄段群体的主效应显著（$F=14.08$，$p<0.001$），即不同年龄段群体的睡眠质量自评存在显著差异；不同债务情况群体的主效应显著（$F=5.85$，$p<0.001$），即不同债务情况群体的睡眠质量自评存在显著差异；不同年龄段群体和不同债务情况群体之间的交互作用显著（$F=2.78$，$p<0.001$），即不同年龄段群体中不同债务情况群体的睡眠质量自评存在显著差异。

　　在午睡时长上，不同年龄段群体的主效应不显著（$F=0.94$，$p=0.391$），即不同年龄段群体的每天平均午睡时长不存在显著差异；不同债务情况群体的主效应显著（$F=9.03$，$p<0.001$），即不同债务情况群体的每天平均午睡时长存在显著差异；不同年龄段群体和不同债务情况群体之间的交互作用显著（$F=3.02$，$p<0.001$），即不同年龄段群体中不同债务情况群体的每天平均午睡时长存在显著差异。不同年龄段群体和不同债务情况群体的简单效应检验见表12、表13。

表 12　不同年龄段群体的简单效应检验

变量	债务情况	F 值	p 值
睡眠时长	没有借贷	53.02	0.000
	1.5 万元以下	7.79	0.000
	1.5 万~3 万元	3.10	0.045
	3 万~5 万元	12.47	0.000
	5 万~10 万元	9.11	0.000
	10 万~100 万元	1.71	0.180
	100 万元及以上	0.54	0.583
睡眠质量自评	没有借贷	6.47	0.002
	1.5 万元以下	2.64	0.072
	1.5 万~3 万元	2.93	0.054

续表

变量	债务情况	F 值	p 值
睡眠质量自评	3 万~5 万元	12.17	0.000
	5 万~10 万元	0.88	0.413
	10 万~100 万元	0.44	0.644
	100 万元及以上	3.15	0.043
午睡时长	没有借贷	15.70	0.000
	1.5 万元以下	2.45	0.086
	1.5 万~3 万元	2.29	0.101
	3 万~5 万元	0.78	0.458
	5 万~10 万元	3.71	0.025
	10 万~100 万元	1.46	0.232
	100 万元及以上	0.74	0.478

表 13　不同债务情况群体的简单效应检验

变量	年龄段	F 值	p 值
睡眠时长	18~30 岁	3.82	0.000
	31~45 岁	6.63	0.000
	46~60 岁	2.91	0.008
睡眠质量自评	18~30 岁	2.99	0.006
	31~45 岁	2.85	0.009
	46~60 岁	5.31	0.000
午睡时长	18~30 岁	2.66	0.014
	31~45 岁	7.98	0.000
	46~60 岁	5.40	0.000

　　从不同年龄段群体的简单效应检验（见表 12）可知，债务情况为没有借贷、1.5 万元以下、1.5 万~3 万元、3 万~5 万元及 5 万~10 万元的群体的每晚平均睡眠时长存在显著差异；债务情况为没有借贷、3 万~5 万元和 100 万元及以上群体的睡眠质量自评存在显著差异；债务情况为没有借贷及 5 万~10 万元的群体的每天平均午睡时长存在显著差异。

　　从不同债务情况群体的简单效应检验（见表 13）可知，18~30 岁群体、31~45 岁群体及 46~60 岁群体中不同债务情况群体的每晚平均睡眠时长存在显著差异；18～30岁群体、31～45岁群体及46～60岁群体中不同债务情况群体的睡眠质量自评存在显著差异；18～30岁群体、31～45岁群体及46～60岁群体中不同债务情况群体的每天平均午睡时长存在显著差异。

三　总结和讨论

从总体上看，不同年龄段群体的每晚平均睡眠时长均在7小时以上，睡眠质量自评在"尚好"和"不好"之间，每天平均午睡时长为30～60分钟。随着年龄的增长，每晚平均睡眠时长呈现缩短趋势，睡眠质量自评均值则在31～45岁达到峰值后开始下滑，每天平均午睡时长在31～45岁达到谷值后开始略微回升。18～30岁群体的每晚平均睡眠时长明显比其他年龄段群体长，而46～60岁群体的每晚平均睡眠时长明显比其他年龄段群体短；31～45岁群体的睡眠质量自评均值明显比其他年龄段群体大，即31～45岁群体的睡眠质量较差；18～30岁群体的每天平均午睡时长明显比其他年龄段群体长。这说明人们的睡眠状况随着年龄的增长出现分化，需要针对不同年龄段群体的特点采取相应的睡眠促进策略。

（1）关于不同年龄段群体中不同家庭月收入群体的睡眠状况。在睡眠时长方面，在任一家庭月收入群体中，18～30岁群体的每晚平均睡眠时长比其他年龄段群体长，31～45岁群体的每晚平均睡眠时长不受家庭月收入的影响。在睡眠质量自评方面，不同年龄段群体中不同家庭月收入群体的睡眠质量自评存在显著差异。在午睡时长方面，总体而言，不同年龄段群体中不同家庭月收入群体的每天平均午睡时长存在显著差异，反映了个体的不同生活方式以及对休息时间的不同需求。

（2）关于不同年龄段群体中不同受教育程度群体的睡眠状况。在睡眠时长方面，对于18～30岁群体，受教育程度越高，每晚平均睡眠时长越短，在初中及以下受教育程度群体中，46～60岁群体的每晚平均睡眠时长是最长的；对于受教育程度更高的群体，每晚平均睡眠时长随着年龄的增长而缩短。在睡眠质量自评方面，初中及以下受教育程度群体中，18～30岁与46～60岁群体的睡眠质量自评显著优于31～45岁群体。在午睡时长方面，受教育程度对31～45岁群体的午睡时长影响不显著。

（3）关于不同年龄段群体中不同常住地区类型群体的睡眠状况。在睡眠时长方面，常住地区类型为农村的群体的每晚平均睡眠时长比常住地区类型为城市和乡镇的群体长（18～30 岁群体除外）。在睡眠质量自评方面，常住地区类型为农村的 46～60 岁群体的睡眠质量自评最好。在午睡时长方面，不同年龄段群体与不同常住地区类型群体之间的交互作用显著，表明不同年龄段群体在不同居住地区的午睡习惯有显著差异；在农村地区，18～45 岁群体倾向于有更长的午睡时间，而 46～60 岁群体的每天平均午睡时间最短。

（4）关于不同年龄段群体中不同债务情况群体的睡眠状况。在睡眠时长方面，18～30 岁群体的每晚平均睡眠时长更长；当负债为 3 万～5 万元时，18～30 和 46～60 岁的每晚平均睡眠时长分别达到所在群体的峰值；当负债为 5 万～10 万元时，二者均出现明显缩短趋势。在睡眠质量自评方面，负债在 3 万～5 万元的 46～60 岁群体的睡眠质量自评最好。在午睡时长方面，31～45 岁群体与 46～60 岁群体中负债 1.5 万～3 万元群体的每天平均午睡时长是所在年龄段群体中最长的，随着债务进一步增加，31～60 岁群体的每天平均午睡时长逐渐缩短。

参考文献

Besedovsky, L., Lange, T., & Born, J. (2012). Sleep and immune function. *Pflügers Archiv-European Journal of Physiology*, *463* (1), 121－137.

Blackwelder, A., Hoskins, M., & Huber, L. (2021). Effect of inadequate sleep on frequent mental distress. *Preventing Chronic Disease*, 18, E61.

Chang, A. M., Aeschbach, D., Duffy, J. F., & Czeisler, C. A. (2015). Evening use of light-emitting eReaders negatively affects sleep, circadian timing, and next-morning alertness. *Proceedings of the National Academy of Sciences*, *112* (4), 1232－1237.

Faraut, B., Nakib, S., Drogou, C., Elbaz, M., Sauvet, F., De Bandt, J. P., & Léger, D. (2015). Napping reverses the salivary interleukin-6 and urinary norepinephrine changes induced by sleep restriction. *The Journal of Clinical Endocrinology & Metabolism*, *100* (3), E416－E426.

Goldstein-Piekarski, A. N., Greer, S. M., Saletin, J. M., & Walker, M. P. (2015). Sleep deprivation impairs the human central and peripheral nervous system discrimination of social threat. *Journal of Neuroscience*, *35* (28), 10135－10145.

Harvey, A. G., Murray, G., Chandler, R. A., & Soehner, A. (2011). Sleep disturbance as transdiagnostic: Consideration of neurobiological mechanisms. *Clinical Psychology Review*, *31* (2), 225－235.

Hirshkowitz, M., Whiton, K., Albert, S. M., Alessi, C., Bruni, O., DonCarlos, L.,..., & Hillard, P. J. A. (2015). National Sleep Foundation's sleep time duration recommendations: Methodology and results summary. *Sleep Health*, *1* (1), 40 – 43.

Hysing, M., Pallesen, S., Stormark, K. M., Jakobsen, R., Lundervold, A. J., & Sivertsen, B. (2015). Sleep and use of electronic devices in adolescence: Results from a large population-based study. *BMJ Open*, *5* (1), e006748.

Krystal, A. D. (2012). Psychiatric disorders and sleep. *Neurologic Clinics*, *30* (4), 1389 – 1413.

Lahl, O., Wispel, C., Willigens, B., & Pietrowsky, R. (2008). An ultra short episode of sleep is sufficient to promote declarative memory performance. *Journal of Sleep Research*, *17* (1), 3 – 10.

Maquet, P. (2001). The role of sleep in learning and memory. *Science*, *294* (5544), 1048 – 1052.

Milner, C. E., & Cote, K. A. (2009). Benefits of napping in healthy adults: Impact of nap length, time of day, age, and experience with napping. *Journal of Sleep Research*, *18* (2), 272 – 281.

Nelson, K. L., Davis, J. E., & Corbett, C. F. (2022). Sleep quality: An evolutionary concept analysis. In *Nursing Forum* (Vol. 57, No. 1, pp. 144 – 151).

Okamoto-Mizuno, K., & Mizuno, K. (2012). Effects of thermal environment on sleep and circadian rhythm. *Journal of Physiological Anthropology*, *31* (1), 14.

Scott, A. J., Webb, T. L., Martyn-St James, M., Rowse, G., & Weich, S. (2021). Improving sleep quality leads to better mental health: A meta-analysis of randomised controlled trials. *Sleep Medicine Reviews*, *60*, 101556.

Walker, M. P. (2008). Sleep-dependent memory processing. *Harvard Review of Psychiatry*, *16* (5), 287 – 298.

不同就业状况群体的睡眠研究

　　摘　要：本研究使用 2023 年中国居民睡眠状况线上调查数据对不同就业状况群体的睡眠状况进行比较和分析。研究发现：（1）无工作群体的每晚平均睡眠时长最长（7.49 小时），固定工作群体的每晚平均睡眠时长最短（7.01 小时），灵活就业群体的每晚平均睡眠时长为 7.40 小时。（2）女性的每晚平均睡眠时长更长，固定工作群体和灵活就业群体中的男性的每天平均午睡时长更长。（3）在睡眠质量自评上，就业状况和受教育程度的交互作用显著。具体来说，在无工作群体中，初中受教育程度群体的睡眠质量自评均值最小，大学专科受教育程度群体的睡眠自评均值最大；在灵活就业群体中，小学及以下受教育程度群体的睡眠质量自评均值最小，大学专科受教育程度群体的睡眠质量自评均值最大；在固定工作群体中，研究生受教育程度群体的睡眠质量自评均值最小，小学及以下受教育程度群体和大学专科受教育程度群体的睡眠质量自评均值最大。（4）回归分析揭示，就业状况、受教育程度、年龄、每晚平均睡眠时长和每天平均午睡时长均对睡眠质量自评有显著影响。

　　关键词：就业状况　睡眠时长　睡眠质量　午睡时长

一　引言

　　在快速变化的现代社会中，睡眠作为一项基本的生理需求，对维护个体的健康发挥着至关重要的作用（Grandner et al.，2010）。显然，睡眠时长和睡眠质量不仅受到生物学（Tahmasian et al.，2020）的影响，也越来越受到工作环境和职业压力的影响，尤其是在不断变化的职场环境中（Basner et al.，2014）。

　　在中国，灵活就业作为一种新兴就业模式，在劳动力市场中占有重要地位。其特有的工作灵活性和不确定性，对个体的睡眠模式产生了独特的影响。一项在 31 个欧洲国家进行的横断面研究结果显示，就业不安全感每增加一个单位，睡眠障碍发生的概率就增加大约 47%（Mai et al.，2019），这一发现强调了就业稳定性对睡眠模式的重要影响。Van der Hulst（2003）的研究发现，长时间工作和工作压力对睡眠质量和睡眠时长有明显的负面影响。此外，Afonso 等（2017）的研究显示，长时间工作不仅影响睡眠质量，还可能对心理健康产生负面效应。与此同时，睡眠状况的不同维度之间也存在关联，睡眠质量在一定程度上解释了工作的不稳定性会导致心理健康问题，而对每晚平均睡眠时长却没有显著的中介作用（Jaydarifard et al.，2023）。这些研究表明，灵活就业的不规律性可能导致睡眠和心理健康问题。

另外，性别和受教育程度作为重要的社会人口学变量，在全球范围内都被认为是影响个体睡眠模式的关键因素。黄佳豪等（2023）的研究指出，性别可能影响大学生的睡眠质量和白天嗜睡的关系，这表明不同性别群体存在不同的睡眠模式。同时，就业压力被发现与学业倦怠存在显著正相关关系，对睡眠产生不良影响（郑景娥、郑金炽，2023）。在受教育程度方面，殷鹏等（2011）发现，文化程度与睡眠质量呈负相关。

这些研究揭示了就业状况对睡眠模式的影响。灵活就业的工作时间自主性和工作环境的不确定性特征，既可能带来工作与生活平衡的机会，也可能导致收入不稳定和职业安全感缺失，从而影响睡眠。陈彦冰（2023）的研究发现，灵活就业会通过降低工作质量和影响心理状况的方式损害健康。此外，对于灵活就业群体中不同性别的个体，需要分别探讨灵活就业带来的利弊。灵活就业者的睡眠模式可能会因个体特征和工作环境的不同而有所差异。这些发现为理解现代工作模式对个体健康的影响提供了全球视角，并为制定相关的公共健康政策和工作场所干预措施提供了依据。

综上所述，本研究旨在深入探讨不同就业状况群体在睡眠模式上的差异，期望能够为改善不同就业状况群体的睡眠质量提供科学依据，进一步增进劳动群体的睡眠健康。

二 研究方法

（一）数据来源

本研究从不同就业状况群体的睡眠状况入手，利用定量研究方法，从睡眠时长、睡眠质量自评和午睡时长三个维度，分析不同就业状况群体的睡眠状况及其部分基本人口学特征。本研究测量变量为：睡眠时长（用"过去一个月，您每晚实际睡眠的时间有多少"一题来测量）；睡眠质量自评〔采用自我报告的方式，报告过去一个月自己的总体睡眠质量，采用四级评分（1 = 非常好；2 = 尚好；3 = 不好；4 = 非常差），得分越高，睡眠质量越差〕；午睡时长〔用"过去一个月，您通常午睡多长时间"（单选）一题来测量，采用五级评分（1 = 几乎不午睡；2 = 30 分钟以内；3 = 30～60 分钟；4 = 60～90 分钟；5 = 90 分钟及以上）〕。本研究所用数据源于中国社会科学院社会学研究所于 2023 年 12 月开展的 2023 年中国居民睡眠状况线上调查，有效样本量为 6255（调查基本情况及样本特征见总报告《人工智能社会的睡眠展望》）。由于本研究以不同就业状况群体的睡眠状况为主要研究内容，故仅使用符合《中国人力资本报告 2021》① 中劳动群体定义的问卷数据，剔除了713 例学生数据、55 例 60 岁以上被调查者数据和 27 例离退在家被调查者数据，有效样本量为 5460，年龄为 18～60 岁，平均年龄为 33.23 ± 8.23 岁，样本特征见表 1。本研究使用加权后的数据进行分析。

表 1　样本特征（$N = 5460$）

单位：人，%

变量		N	占比
性别	男	2726	49.93
	女	2734	50.07
年龄段	18～24 岁	750	13.74
	25～34 岁	2579	47.23
	35～44 岁	1573	28.81
	45～54 岁	454	8.32
	55～60 岁	104	1.90
户口类型	本地非农户口	3429	62.80
	本地农业户口	1150	21.06
	外地非农户口	367	6.72

---

① 《中国人力资本报告 2021》，http://cedcdata.cufe.edu.cn/cedc/metadata/toDataDetail.html?dataId = ff8080817aeb9f5e017b00e07f00001a，最后访问日期：2024 年 1 月 25 日。

续表

变量		N	占比
户口类型	外地农业户口	452	8.28
	其他	62	1.14
受教育程度	小学及以下	98	1.79
	初中	180	3.30
	高中/中专/职高/技校	534	9.78
	大学专科	954	17.47
	大学本科	3202	58.64
	研究生	492	9.01
婚姻状况	未婚	1761	32.25
	初婚有配偶	3260	59.71
	再婚有配偶	263	4.82
	离婚	159	2.91
	丧偶	17	0.31
家庭月收入	2000 元及以下	169	3.10
	2000 ~ 6000 元	509	9.32
	6000 ~ 10000 元	761	13.94
	1 万 ~ 1.5 万元	1109	20.31
	1.5 万 ~ 3 万元	1353	24.78
	3 万 ~ 4.5 万元	502	9.19
	4.5 万 ~ 6 万元	260	4.76
	6 万 ~ 10 万元	274	5.02
	10 万元以上	523	9.58
主观社会阶层	上层	127	2.33
	中上层	1044	19.12
	中层	2579	47.23
	中下层	1307	23.94
	下层	403	7.38

（二）变量

本研究的核心变量是反映睡眠状况的变量和就业状况变量。其中，反映睡眠状况的变量为睡眠时长、睡眠质量自评和午睡时长。为了方便分析，本研究对就业状况进行进一步整合，将不同就业状况群体分为无工作群体（含一直无工作、辞职、内退或下岗、失业）、固定工作群体（含受雇于他人、在自己家的生意/企业中帮忙并领取工资、在职工作者）以及灵活就业群体（含非固定工作人员、务农人员、边务农边打工人员、个体工商户、劳务工/劳务派遣人员、零工、散工、自由职业者、离退在家但有固定雇主人员、辞职内退或下岗但有固定雇主人员、离退重聘的劳务派遣人员、离退在自己家的生意/企业中工作并领取工资人员、非固定工作性质的老板或合伙人、在自己家的生意/企业中帮忙但不领工资人员、实习人员）三大类。

分析样本的总体睡眠时长可发现，不同就业状况群体的每晚平均睡眠时长为 7.15 小时，整体上超过了 7 小时的标准，且有 14.56% 的被调查者的每晚平均睡眠时长超过 8 小时。值得注意的是，仍然有 24.98% 的被调查者表示每晚平均睡眠时长不足 7 小时。从睡眠质量自评看，分别有 10.16%、60.82% 的被调查者表示自己的睡眠质量"非常好"和"尚好"，意味着睡眠质量自评处于较好状态；但需要注意的是，仍然有 25.22% 的被调查者表示自己的睡眠质量"不好"，还有 3.79% 的被调查者表示自己的睡眠质量"非常差"。睡眠质量自评均值为 2.23，整体上处于一般状态。在午睡时长方面，38.00% 的被调查者在 30 分钟以内，符合美国国家睡眠基金会建议的理想的每天平均午睡时长；同时有 28.88% 的被调查者为 30 ~ 60 分钟，虽然超过了理想的每天平均午睡时长，但考虑到不同的职业环境和个人需求，这一时长仍在可接受的范围内；需要注意的是，有 5.88% 的被调查者的每天平均午睡时长在 60 分钟及以上；同时有 27.23% 的被调查者表示自己"几乎不午睡"（见表 2）。

表 2　睡眠变量描述（*N* = 5460）

单位：人，%

变量		*N*	占比
每晚平均睡眠时长	不足 7 小时	1364	24.98
	7 ~ 8 小时	3301	60.46
	8 小时以上	795	14.56

续表

变量		N	占比
睡眠质量自评	非常好	555	10.16
	尚好	3321	60.82
	不好	1377	25.22
	非常差	207	3.79
每天平均午睡时长	几乎不午睡	1487	27.23
	30 分钟以内	2075	38.00
	30~60 分钟	1577	28.88
	60 分钟及以上	321	5.88

三　研究结果

（一）各就业状况群体的睡眠状况

表 3 为不同就业状况被调查者的每晚平均睡眠时长、睡眠质量自评和每天平均午睡时长的交叉列联表。首先，在每晚平均睡眠时长上，无工作被调查者的每晚平均睡眠时长为 7~8 小时的比例为 40.94%；固定工作被调查者的每晚平均睡眠时长为 7~8 小时的比例为 40.25%；灵活就业被调查者的每晚平均睡眠时长为 7~8 小时的比例为 56.16%。无工作被调查者报告每晚平均睡眠时长为"不足 7 小时"和"8 小时以上"的比例是三者中最高的，灵活就业被调查者报告每晚平均睡眠时长为"7~8 小时"的比例是三者中最高的。

在睡眠质量自评上，无工作被调查者报告"非常好"和"非常差"的比例是三者中最高的；固定工作被调查者报告"尚好"和"不好"的比例是三者中最高的。

在每天平均午睡时长上，无工作被调查者报告"几乎不午睡"和"60 分钟及以上"的比例是三者中最高的；固定工作被调查者报告"30 分钟以内"的比例是三者中最高的；灵活就业被调查者报告"30~60 分钟"的比例是三者中最高的。

表 3　不同就业状况被调查者的每晚平均睡眠时长、睡眠质量自评
和每天平均午睡时长的交叉列联表

单位：%

		无工作被调查者	固定工作被调查者	灵活就业被调查者
每晚平均 睡眠时长	不足 7 小时	31.88	31.39	25.96
	7～8 小时	40.94	40.25	56.16
	8 小时以上	27.18	8.37	17.88
睡眠质量 自评	非常好	14.05	9.72	12.82
	尚好	58.86	60.70	59.51
	不好	19.73	27.06	22.43
	非常差	7.36	2.52	5.24
每天平均 午睡时长	几乎不午睡	40.60	27.98	29.00
	30 分钟以内	25.50	40.58	35.00
	30～60 分钟	20.47	27.51	28.81
	60 分钟及以上	13.42	3.93	7.20

　　表 4 给出了不同就业状况群体的睡眠时长、睡眠质量自评和午睡时长情况。首先看睡眠时长，每晚平均睡眠时长最长的是无工作群体，为 7.49 小时；每晚平均睡眠时长最短的为固定工作群体，为 7.01 小时。在睡眠质量自评上，各就业状况群体之间的差异并不明显。在午睡时长上，灵活就业群体的均值最大，为 2.16。

表 4　不同就业状况群体的睡眠时长、睡眠质量自评和午睡时长情况

		均值	标准差
睡眠时长	无工作群体	7.49	1.83
	固定工作群体	7.01	1.19
	灵活就业群体	7.40	1.43
睡眠质量自评	无工作群体	2.20	0.77
	固定工作群体	2.22	0.65
	灵活就业群体	2.20	0.72
午睡时长	无工作群体	2.09	1.14
	固定工作群体	2.08	0.86
	灵活就业群体	2.16	0.97

（二） 各就业状况群体的睡眠差异

除了固定工作群体的每晚平均睡眠时长明显较短和灵活就业群体的每天平均午睡时长较长外，其他就业状况群体在每晚平均睡眠时长、睡眠质量自评和每天平均午睡时长上的差异很小，因此有必要检验这种差异是否存在统计显著性。睡眠时长为连续型变量，在统计方法上优先选用方差分析，但变量本身不满足正态分布，且存在方差不齐问题（对睡眠时长进行 K - S 正态性检验和 Levene 方差齐性检验，p 值均显著小于 0.05），因此，本研究对数据进行自然对数转换使其满足正态分布并进行进一步检验，结果见表 5。由于睡眠质量自评和午睡时长为有序分类变量，不满足方差分析的前提假设，因而本研究使用 K - W 非参数检验，通过秩排序对整体差异进行比较，结果见表 6。

对不同就业状况群体的每晚平均睡眠时长用韦尔奇单因素方差分析进行检验，结果显示不同就业状况群体的每晚平均睡眠时长之间存在显著差异（$p < 0.001$）。不过整体检验只能说明不同就业状况群体在睡眠状况上存在差异，但仍然不清楚具体哪些群体之间存在差异，因此本研究进一步使用两两比较，以明晰不同就业状况群体在每晚平均睡眠时长上的差异。表 5 是不同就业状况群体每晚平均睡眠时长的 Games-Howell 事后两两比较，从中可以发现，固定工作群体和无工作群体的每晚平均睡眠时长存在显著差异；同时，固定工作群体和灵活就业群体的每晚平均睡眠时长也存在显著差异，即固定工作群体的每晚平均睡眠时长明显比无工作群体和灵活就业群体短。

表 5　不同就业状况群体睡眠时长的两两比较

两两比较	平均值差值	标准误差	显著性
无工作群体 - 固定工作群体	0.493	0.015	0.003
无工作群体 - 灵活就业群体	- 0.000	0.016	1.000
固定工作群体 - 灵活就业群体	- 0.050	0.006	0.003

表 6 给出了不同就业状况群体的睡眠质量自评和午睡时长的 K - W 非参数检验结果，从中可以发现，不同就业状况群体在睡眠质量自评（$p = 0.265$）和午睡时长（$p = 0.150$）上的差异均不显著。这一发现与往年的《中国睡眠指数报告》所揭示的结果不一致，提示可能存在其他因素对不同

就业状况群体的睡眠状况产生影响。

表6 不同就业状况群体的睡眠质量自评和午睡时长的 K - W 非参数检验

就业状况	睡眠质量自评	午睡时长
	秩和检验	秩和检验
无工作群体	2778.12	2762.45
固定工作群体	2883.26	2845.00
灵活就业群体	2829.87	2917.86
χ^2	2.65	3.80
df	2	2
p	0.265	0.150

（三）就业状况与部分基本人口学特征的交叉分析

为了进一步分析不同就业状况群体的睡眠状况，本研究对睡眠质量自评和午睡时长进行了数值转换。基于已有文献，性别和受教育程度可能对睡眠状况有显著影响。因此，在就业状况的分类基础上，将性别和受教育程度作为重要的分类变量，采用多因素方差分析（ANOVA）的方法，对这些变量与每晚平均睡眠时长、睡眠质量自评和每天平均午睡时长之间的关系进行分析。

1. 就业状况与性别对睡眠状况的多因素方差分析

下面分别考察无工作群体、固定工作群体和灵活就业群体中不同性别群体的睡眠状况，使用多元方差分析考察不同就业状况群体和不同性别群体的主效应及其交互作用。结果显示，在每晚平均睡眠时长上，就业状况对每晚平均睡眠时长的影响的主效应显著（$F = 61.72$，$p < 0.001$），即不同就业状况群体的每晚平均睡眠时长存在显著差异；性别对每晚平均睡眠时长的影响的主效应显著（$F = 8.56$，$p = 0.003$），即不同性别群体的每晚平均睡眠时长存在显著差异；就业状况和性别在每晚平均睡眠时长上的交互作用显著（$F = 3.05$，$p = 0.048$），即不同就业状况群体中不同性别群体的每晚平均睡眠时长存在显著差异。

在睡眠质量自评上，就业状况对睡眠质量自评的影响的主效应不显著（$F = 0.158$，$p = 0.854$），即不同就业状况群体的睡眠质量自评不存在显著差异；性别对睡眠质量自评的影响的主效应不显著（$F = 0.292$，$p = 0.589$），即不同性别群体的睡眠质量自评不存在显著差异；就业状况和性别在睡眠质量自评上的交互作用也不显著（$F = 0.753$，$p = 0.471$），即不同就业状况群体中不同性别群体的睡眠质量自评不存在显著差异。

在每天平均午睡时长上，就业状况对每天平均午睡时长的影响的主效应显著（$F = 4.89$，$p < 0.05$），即不同就业状况群体的每天平均午睡时长存在显著差异；性别对每天平均午睡时长的影响的主效应显著（$F = 12.407$，$p < 0.001$），即不同性别群体的每天平均午睡时长存在显著差异；就业状况和性别在每天平均午睡时长上的交互作用显著（$F = 20.221$，$p < 0.001$），即不同就业状况群体中不同性别群体的每天平均午睡时长存在显著差异。不同就业状况群体中不同性别群体的每晚平均睡眠时长和每天平均午睡时长情况见图1、图2。

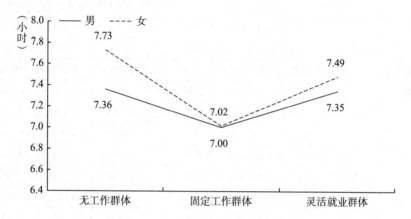

图1　不同就业状况群体中不同性别群体的每晚平均睡眠时长情况

从图1中可以发现，在不同就业状况群体中，女性的每晚平均睡眠时长都比男性长。在午睡时长方面（见图2），在无工作群体中，女性的每天平均午睡时长比男性长；在固定工作群体和灵活就业群体中，女性的每天平均午睡时长比男性短。

从不同就业状况群体睡眠状况的成对比较（见表7）可知，男性与女性的每晚平均睡眠时长和每天平均午睡时长均存在显著差异；而在睡眠质量自评上，不同性别群体之间无显著差异，即不同性别群体对其睡眠质量的主观评价并不存在显著差异。

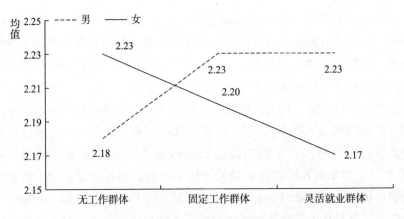

图 2 不同就业状况群体中不同性别群体的午睡时长情况

表 7 不同就业状况群体睡眠状况的成对比较

		成对比较	平均值差值	标准误差	显著性
每晚平均睡眠时长	男性	无工作群体 - 固定工作群体	0.359	0.098	< 0.001
		无工作群体 - 灵活就业群体	0.014	0.102	0.999
		固定工作群体 - 灵活就业群体	− 0.344	0.047	< 0.001
	女性	无工作群体 - 固定工作群体	0.714	0.132	< 0.001
		无工作群体 - 灵活就业群体	0.246	0.139	0.211
		固定工作群体 - 灵活就业群体	− 0.468	0.067	< 0.001
睡眠质量自评	男性	无工作群体 - 固定工作群体	− 0.049	0.051	0.709
		无工作群体 - 灵活就业群体	− 0.049	0.053	0.735
		固定工作群体 - 灵活就业群体	0.000	0.025	1.000
	女性	无工作群体 - 固定工作群体	0.036	0.069	0.935
		无工作群体 - 灵活就业群体	0.060	0.072	0.789
		固定工作群体 - 灵活就业群体	0.024	0.035	0.871
每天平均午睡时长	男性	无工作群体 - 固定工作群体	− 0.226	0.067	0.002
		无工作群体 - 灵活就业群体	− 0.293	0.070	< 0.001
		固定工作群体 - 灵活就业群体	− 0.067	0.032	0.112
	女性	无工作群体 - 固定工作群体	0.486	0.091	< 0.001
		无工作群体 - 灵活就业群体	0.414	0.095	< 0.001
		固定工作群体 - 灵活就业群体	− 0.071	0.046	0.329

不同性别群体睡眠状况的成对比较（见表 8）显示，无工作群体和灵活就业群体中的不同性别群体的每晚平均睡眠时长存在显著差异；无工作群体和固定工作群体中的不同性别群体在每天平均午睡时长上存在显著差异，而灵活就业群体中不同性别群体的每天平均午睡时长差异在临界值上不显著；在睡眠质量自评上，不同就业状况群体之间无显著差异，与 K－W 非参数检验得到的结果一致，即不同就业状况群体对其睡眠质量的主观评价不存在显著差异。

表 8　不同性别群体睡眠状况的成对比较

		成对比较	平均值差值	标准误差	显著性
每晚平均睡眠时长	无工作群体	男　－　女	-0.369	0.158	0.019
	固定工作群体	男　－　女	-0.014	0.045	0.762
	灵活就业群体	男　－　女	-0.137	0.068	0.045
睡眠质量自评	无工作群体	男　－　女	-0.048	0.082	0.559
	固定工作群体	男　－　女	0.037	0.024	0.118
	灵活就业群体	男　－　女	0.061	0.036	0.087
每天平均午睡时长	无工作群体	男　－　女	-0.616	0.109	<0.001
	固定工作群体	男　－　女	0.095	0.031	0.003
	灵活就业群体	男　－　女	0.091	0.047	0.055

2. 就业状况与受教育程度对睡眠状况的多因素方差分析

下面分别考察无工作群体、固定工作群体和灵活就业群体中不同受教育程度群体的睡眠状况，使用多元方差分析考察不同就业状况群体和不同受教育程度群体的主效应及其交互作用。结果显示，在每晚平均睡眠时长上，就业状况对每晚平均睡眠时长的影响的主效应显著（$F=18.708$，$p<0.001$），即不同就业状况群体的每晚平均睡眠时长存在显著差异；受教育程度对每晚平均睡眠时长的影响的主效应显著（$F=26.584$，$p<0.001$），即不同受教育程度群体的每晚平均睡眠时长存在显著差异；就业状况和受教育程度在每晚平均睡眠时长上的交互作用显著（$F=4.251$，$p<0.001$），即不同就业状况群体中不同受教育程度群体的每晚平均睡眠时长存在显著差异。

在睡眠质量自评上，就业状况对睡眠质量自评的影响的主效应显著（$F=5.747$，$p=0.003$），即不同就业状况群体的睡眠质量自评存在显著差异；受教育程度对睡眠质量自评的影响的主效应显著（$F = 9.643$，$p < 0.001$），即不同受教育程度群体的睡眠质量自评存在显著差异；就业状况和受教育程度在睡眠质量自评上的交互作用也显著（$F = 3.963$，$p < 0.001$），即不同就业状况群体中不同受教育程度群体的睡眠质量自评存在显著差异。

在每天平均午睡时长上，就业状况对每天平均午睡时长的影响的主效应不显著（$F = 1.382$，$p > 0.05$），即不同就业状况群体的每天平均午睡时长不存在显著差异；受教育程度对每天平均午睡时长的影响的主效应显著（$F = 9.613$，$p < 0.001$），即不同受教育程度群体的每天平均午睡时长存在显著差异；就业状况和受教育程度在每天平均午睡时长上的交互作用显著（$F = 4.091$，$p < 0.001$），即不同就业状况群体中不同受教育程度群体的每天平均午睡时长存在显著差异。不同受教育程度群体中不同就业状况群体的每晚平均睡眠时长、睡眠质量自评和每天平均午睡时长情况见图3、图4和图5。

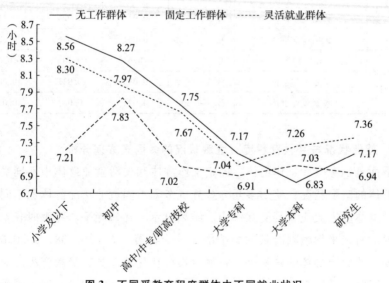

图3 不同受教育程度群体中不同就业状况群体的每晚平均睡眠时长情况

在每晚平均睡眠时长上（见图3），在无工作群体中，小学及以下受教育程度群体的每晚平均睡眠时长最长，为8.56小时；大学本科受教育程度群体的每晚平均睡眠时长最短，为6.83小时。在固定工作群体中，初中受

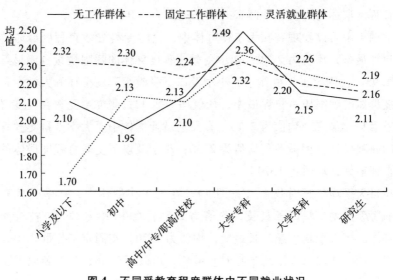

图4　不同受教育程度群体中不同就业状况
群体的睡眠质量自评情况

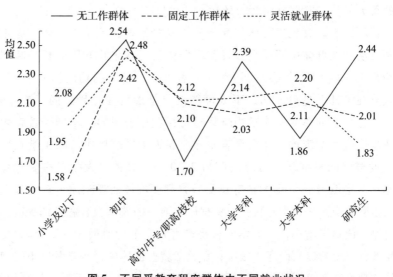

图5　不同受教育程度群体中不同就业状况
群体的午睡时长情况

教育程度群体的每晚平均睡眠时长最长，为7.83小时；大学专科受教育程度群体的每晚平均睡眠时长最短，为6.91小时。在灵活就业群体中，小学及以下受教育程度群体的每晚平均睡眠时长最长，为 8.30 小时；大学专科受教育程度群体的每晚平均睡眠时长最短，为 7.04 小时。

从图 4 中可以发现，在无工作群体中，大学专科受教育程度群体的睡眠质量自评最差，均值为 2.49；初中受教育程度群体的睡眠质量自评最好，均值为 1.95。在固定工作群体中，小学及以下受教育程度群体和大学专科受教育程度群体的睡眠质量自评最差，均值均为 2.32；研究生受教育程度群体的睡眠质量自评最好，均值为 2.16。在灵活就业群体中，大学专科受教育程度群体的睡眠质量自评最差，均值为 2.36；小学及以下受教育程度群体的睡眠质量自评最好，均值为 1.70。

在每天平均午睡时长上（见图 5），在无工作群体中，初中受教育程度群体的每天平均午睡时长最长，均值为 2.54；高中/中专/职高/技校受教育程度群体的每天平均午睡时长最短，均值为 1.70。在固定工作群体中，初中受教育程度群体的每天平均午睡时长最长，均值为 2.48；小学及以下受教育程度群体的每天平均午睡时长最短，均值为 1.58。在灵活就业群体中，初中受教育程度群体的每天平均午睡时长最长，均值为 2.42；研究生受教育程度群体的每天平均午睡时长最短，均值为 1.83。

分析不同受教育程度群体的简单效应检验发现，无工作群体、固定工作群体和灵活就业群体中不同受教育程度群体的每晚平均睡眠时长、睡眠质量自评和每天平均午睡时长之间均存在显著差异，且实测功效均大于 0.9，即这些差异在统计上是可靠的，不太可能仅仅是随机变化导致的。具体来说，不同受教育程度群体的每晚平均睡眠时长存在显著差异。不同受教育程度群体对睡眠质量的主观评价存在显著差异。在无工作群体中，除小学及以下受教育程度群体的睡眠质量自评均值为 2.10 外，总体以大学专科受教育程度为对称轴，呈倒 U 形，即大学专科受教育程度群体的睡眠质量自评最差；在固定工作群体中，在大学专科受教育程度之前，随着受教育程度的提高，睡眠质量自评均值越来越小，在大学专科受教育程度上均值最大（2.36），之后又随着受教育程度的提高而逐步减小；在灵活就业群体中，小学及以下受教育程度群体的睡眠质量自评最好，大学专科受教育程度群体的睡眠质量自评最差。最后，不同受教育程度群体在每天平均午睡时长上也存在显著差异。

分析不同就业状况群体的简单效应检验可发现，在每晚平均睡眠时长上，小学及以下受教育程度群体、高中/中专/职高/技校受教育程度群体、大学本科受教育程度群体和研究生受教育程度群体的每晚平均睡眠时长均存在显著差异；小学及以下受教育程度群体和高中/中专/职高/技校受教育程度群体在睡眠质量自评上差异显著，初中受教育程度群体的睡眠质量自评差异在 $p=0.056$ 的临界水平上未达到传统的统计显著性标准；高中/中专/职高/技校受教育程度群体、大学专科受教育程度群体、大学本科受教育程度群体以及研究生受教育程度群体在每天平均午睡时长上均存在显著差异。

（四）回归分析

通过多因素方差分析发现，加入受教育程度后，不同就业状况群体在睡眠质量自评上存在显著差异，这暗示受教育程度可能是影响这一关系的关键因素。基于这一发现，本研究进一步采用有序多分类 logistic 回归分析来深入探讨受教育程度对睡眠质量自评的影响程度。分析结果见表9，其中给出了回归系数、p 值等统计信息。

从表9中可以看到，在就业状况上，无工作群体的 OR 值为 2.188，说明无工作群体的睡眠质量自评得分高于灵活就业被调查者，睡眠质量自评提高 1 个等级的可能性是灵活就业群体的 2.188 倍；固定工作被调查者的 OR 值为 1.408，说明固定工作群体的睡眠质量自评得分也高于灵活就业群体，睡眠质量自评提高 1 个等级的可能性是灵活就业群体的 1.408 倍。在受教育程度上，相比于研究生受教育程度群体，其他受教育程度群体的 OR 值均大于 1，说明研究生受教育程度群体的睡眠质量自评得分最低，即在不同就业状况下研究生受教育程度群体的睡眠质量自评是不同受教育程度群体中最好的。同时就业状况和受教育程度之间的交互作用也对睡眠质量自评有影响。

年龄的 OR 值为 0.987，说明年龄越大，睡眠质量自评得分越低。年龄每增加 1 岁，睡眠质量自评提高 1 个等级的可能性是原先的 0.987 倍。

每晚平均睡眠时长的 OR 值为 0.724，说明每晚平均睡眠时长越长，睡眠质量自评得分越低。每晚平均睡眠时长每增加 1 小时，睡眠质量自评提高 1 个等级的可能性是原先的 0.724 倍。

每天平均午睡时长的 OR 值为 0.965，说明每天平均午睡时长越长，睡眠质量自评得分越低。这一结果与相关研究的结果有出入，后续需要进行更多的探索。

综上所述，回归分析的结果表明，就业状况、受教育程度对睡眠质量自评都有影响，同时就业状况和受教育程度的交互项、年龄、每晚平均睡眠时长、每天平均午睡时长都对睡眠质量自评有一定的影响,这值得进一步探究。

表 9 睡眠质量自评影响因素的有序多分类 logistic 回归分析

变量	β	OR	p	OR 95% CI
就业状况				
无工作群体	0.783	2.188	< 0.001	1.484 ~ 3.225
固定工作群体	0.342	1.408	0.002	1.138 ~ 1.742
受教育程度				
小学及以下	0.697	2.008	0.018	1.127 ~ 3.579
初中	1.009	2.743	< 0.001	1.687 ~ 4.459
高中/中专/职高/技校	0.704	2.022	< 0.001	1.426 ~ 2.863
大学专科	0.703	2.020	< 0.001	1.587 ~ 2.570
大学本科	0.286	1.331	< 0.001	1.146 ~ 1.547
就业状况 × 受教育程度	0.093	1.097	< 0.001	1.046 ~ 1.150
年龄	− 0.013	0.987	< 0.001	0.983 ~ 0.990
每晚平均睡眠时长	− 0.323	0.724	< 0.001	0.706 ~ 0.743
每天平均午睡时长	− 0.036	0.965	0.035	0.932 ~ 0.997

注:就业状况参照类别为灵活就业群体;受教育程度参照类别为研究生;控制变量包括性别、婚姻状况、户口类型、常住地区类型、家庭月收入和主观社会阶层。

四 结论与讨论

本研究使用 2023 年中国居民睡眠状况线上调查数据进行分析,通过剔除不符合劳动群体定义的问卷数据并对数据进行加权之后进行分析发现,就业状况是影响睡眠的重要因素,不同就业状况群体的睡眠状况有一定的差异。首先,从每晚平均睡眠时长来看,无工作群体的每晚平均睡眠时长最长,其次是灵活就业群体,而固定工作群体的每晚平均睡眠时长最短,这一结果与 Hale (2005) 的研究一致。无工作被调查者每晚平均睡眠时长不足 7 小时和超过 8 小时的比例最高;灵活就业被调查者每晚平均睡眠时长为 7 ~ 8 小时的比例是最高的。

从睡眠质量自评看,固定工作被调查者倾向于评价睡眠质量为"尚好"和"不好"。无工作被调查者报告"非常好"和"非常差"的比例最高,这可能反映了工作状态对心理健康的影响，正如 Strine 和 Chapman（2005）所指出的。

从午睡时长看，无工作被调查者报告"几乎不午睡"和"60 分钟及以上"的比例最高，固定工作被调查者报告"30 分钟以内"的比例最高，而灵活就业被调查者报告"30~60 分钟"的比例最高。可能的原因是无工作被调查者的生活节奏和压力程度各不相同，午睡时长呈现不同模式；固定工作被调查者则更加希望在有限的时间内寻求身体状态的恢复；对于灵活就业被调查者而言，30~60 分钟的每天平均午睡时长可能反映了他们相对灵活的工作安排和生活节奏。这些差异揭示了就业状态影响个人的日常生活习惯，特别是睡眠习惯。

睡眠质量自评和午睡时长的 K - W 非参数检验显示，不同就业状况群体在睡眠质量自评和午睡时长上的差异不显著。这提示我们在睡眠研究中不应忽视其他可能的影响因素，如人口学变量、生活习惯和环境因素等。

多因素方差分析揭示了就业状况、性别和受教育程度对睡眠状况的具体影响。结果显示，不同就业状况群体的每晚平均睡眠时长存在显著差异，其中固定工作群体的每晚平均睡眠时长最短。男性和女性在每天平均午睡时长上表现出显著差异，同时，女性倾向于有更长的每晚平均睡眠时长。这可能与生物学差异和社会角色有关［见 Grandner 等（2010）］，在交互作用层面，就业状况与性别的交互对每晚平均睡眠时长和每天平均午睡时长有显著影响，这表明在不同的就业状况下，性别影响睡眠状况。具体来说，无工作群体和灵活就业群体中的男性和女性在每晚平均睡眠时长上存在显著差异；在每天平均午睡时长上，无工作群体以及固定工作群体中的不同性别群体间存在显著差异。

不同受教育程度群体在每晚平均睡眠时长上存在显著差异。较低受教育程度（如小学及以下受教育程度）群体的每晚平均睡眠时长长于较高受教育程度（如研究生受教育程度）群体，这与 Knutson（2013）的研究结果相符，该研究发现受教育程度较低的人可能因为工作压力较小而有更长的每晚平均睡眠时长。在睡眠质量自评上，受教育程度较高的群体倾向于给出更好的评价。不同受教育程度群体的每天平均午睡时长存在显著差异，其中初中受教育程度群体倾向于有更长的午睡时间。

回归分析的结果表明，相对于灵活就业群体，无工作群体和固定工作群体报告的睡眠质量更差，同时和固定工作群体相比，无工作群体的睡眠质量自评提高 1 个等级（即变得更差时）的可能性更大，这可能反映了就业不稳定和就业压力对睡眠质量的负面影响。在受教育程度方面，与研究生受教育程度群体相比，其他受教育程度群体都报告了比其更差的睡眠质量，与 Van der Hulst（2003）的研究结果相吻合。其中初中受教育程度群体的睡眠质量自评提高 1 个等级（即变得更差）的可能性最大，大学本科受教育程度群体的可能性最小。此外，年龄和每晚平均睡眠时长被发现与睡眠质量自评呈正相关，这意味着随着年龄的增加以及每晚平均睡眠时长的增加，不同就业状况群体的睡眠质量自评更好。

本研究表明，在分析睡眠状况时，就业状况是一个关键影响因素。灵活就业群体的表现值得关注。灵活就业群体的每晚平均睡眠时长处于中等水平，表明工作的灵活性可能有助于平衡工作和个人生活，进而对睡眠模式产生积极影响。在每天平均午睡时长方面，灵活就业群体理想的每天平均午睡时长可能反映了他们在日常工作中更灵活的休息安排。总的来说，灵活就业群体在每晚平均睡眠时长和每天平均午睡时长上的表现反映了灵活的工作安排可能对个体睡眠模式有正向影响。未来的研究应进一步探讨灵活的工作安排如何影响个体健康和生活质量，以及如何优化这种工作模式以增进劳动群体的福祉。

参考文献

陈彦冰，2023，《灵活就业对健康状况的影响及其户籍差异》，《南方人口》第 6 期。

黄佳豪、朱莹莹、李少谦，2023，《大学生日间嗜睡与睡眠拖延和睡眠质量的关系》，《中国心理卫生杂志》第 37 卷第 12 期。

殷鹏、张梅、李镒冲、姜勇、王丽敏、赵文华，2011，《中国 15～69 岁居民睡眠质量影响因素研究》，《中国慢性病预防与控制》第 3 期

郑景娥、郑金炽，2023，《大学生就业压力对情绪和睡眠的调节机制研究及干预策略评估》，《秦智》第 10 期。

Afonso, P., Fonseca, M., & Pires, J. (2017). Impact of working hours on sleep and mental health. *Occupational Medicine*, *67* (5), 377–382.

Basner, M., Babisch, W., Davis, A., Brink, M., Clark, C., Janssen, S., & Stansfeld, S. (2014). Auditory and non-auditory effects of noise on health. *Lancet* (London, England), *383* (9925), 1325–1332.

Grandner, M. A., Hale, L., Moore, M., & Patel, N. P. (2010). Mortality associated with short sleep duration: The evidence, the possible mechanisms, and the future. *Sleep Medicine Reviews*, *14* (3), 191 –203.

Hale, L. (2005). Who has time to sleep? *Journal of Public Health*, *27* (2), 205 –211.

Jaydarifard, S., Smith, S. S., Rossa, K. R., Mann, D., Nikooharf Salehi, E., & Shekari Soleimanloo, S. (2023). Sleep mediates the relationship between precarious employment and mental health. *Sleep Medicine*: X, 6, 100092.

Knutson, K. L. (2013). Sociodemographic and cultural determinants of sleep deficiency: Implications for cardiometabolic disease risk. *Social Science & Medicine*, 79, 7 –15.

Mai, Q. D., Hill, T. D., Vila-Henninger, L., & Grandner, M. A. (2019). Employment insecurity and sleep disturbance: Evidence from 31 European countries. *Journal of Sleep Research*, *28* (1), e12763.

Strine, T. W., & Chapman, D. P. (2005). Associations of frequent sleep insufficiency with health-related quality of life and health behaviors. *Sleep Medicine*, *6* (1), 23 –27.

Tahmasian, M., Samea, F., Khazaie, H., Zarei, M., Kharabian Masouleh, S., Hoffstaedter, F., ..., & Valk, S. L. (2020). The interrelation of sleep and mental and physical health is anchored in grey-matter neuroanatomy and under genetic control. *Communications Biology*, 3 (1), 171.

Van der Hulst, M. (2003). Long workhours and health. *Scandinavian Journal of Work, Environment & Health*, *29* (3), 171 –188.

不同主观社会经济地位群体的
睡眠研究

摘　要： 本报告从睡眠时长、午睡时长和睡眠质量自评出发，分析了不同主观社会经济地位群体的睡眠状况及其基本人口学特征差异。研究发现：（1）不同主观社会经济地位群体的每晚平均睡眠时长在 7 小时及以上，且不同阶层群体超半数被调查者的每天平均午睡时长在 30 分钟以内；（2）不同主观社会经济地位群体的睡眠状况差异显著，基本趋势为主观社会经济地位越高，每晚平均睡眠时长和每天平均午睡时长越长，睡眠质量自评越好；（3）不同主观社会经济地位群体的睡眠状况在性别、区域、代际、婚姻状况上存在差异。因此，在制定改善睡眠健康的公共卫生策略时，将社会经济和人口因素纳入考量范围至关重要。

关键词： 健康贫富差距　主观社会经济地位　睡眠时长　午睡时长　睡眠质量自评

一　引言

尽管 21 世纪人类在健康和医疗保健方面取得了令人瞩目的成就，但全球健康贫富差距（socioeconomic disparities in health）依然存在，而这些不公平的差距也影响着社会群体的福利（Grandner et al.，2016）。了解和缩小健康贫富差距是一项重要的公共卫生目标。睡眠被认为是一系列对个体生命至关重要的生物功能，已成为促进和维持身体健康的关键因素（Buysse，2014；Luyster et al.，2012）。一方面，睡眠不足、低睡眠质量、睡眠障碍等问题会对个体健康产生不良影响，包括认知神经障碍（Bubu et al.，2017）、体重增加、肥胖（Sa et al.，2020）、高血压（Makarem et al.，2021）、高脂血症（Zhang et al.，2022）、炎症（Dzierzewski et al.，2020）、糖尿病（Khalil et al.，2020）、心脏病发作（Deschênes et al.，2020）、死亡（Åkerstedt et al.，2019）等；另一方面，睡眠问题给各国造成了额外的经济负担（Colten et al.，2006；Hillman et al.，2018；Streatfeild et al.，2021；Chaput et al.，2022），如 Chaput 等（2022）研究发现，睡眠时间不足是加拿大医疗保健支出和与健康相关的生产力损失的重要原因。由此可见，人类的睡眠就像饮食一样，代表着一种生物必然性，并以社会因素驱动的方式表达出来（Grandner et al.，2010）。它除了是一种生理现象之外，还是一种社会文化现象（Brunt & Steger，2008），并在个体健康贫富差距中扮演着重要角色（Grandner et al.，2016）。对影响睡眠的社会性因素进行探索，可以更好地理解并应对健康贫富差距，进一步促进全球健康领域的平等和公正。

睡眠存在很大的个体差异，其中，社会经济地位（又称社会阶层）（Bjornsdottir et al.，2017）作为重要影响因素，受到许多研究者的关注（Sosso et al.，2021）。先前研究就表明，社会经济地位较低的人群更可能经历与不良健康结果相关的睡眠模式（Grandner et al.，2016）。高社会经济地位可能会起到保护作用，减轻因个人睡眠不佳而带来的健康后果（Bailis et al.，2001；Adler & Snibbe，2003）。因此，睡眠不佳可能是导致低社会经济地位人群健康状况不佳的原因之一。但 Papadopoulos 等（2022）的一项研究发现，睡眠指标只解释了 29% 的社会经济地位与心理健康的梯度，将睡眠作为干预手段提高低社会经济地位群体健康水平的效应并不充分，研究者认为需要更多的证据来阐明睡眠对健康社会梯度的影响。

上述研究往往从客观社会经济地位（如家庭收入、受教育程度和职业状况等）角度出发，但还可以通过评估一个人的主观社会经济地位，即一个人相对于参考对象所感知到的社会经济地位，在国内也被称为阶层认同、主观阶层认同等（高文珺，2018），来探索睡眠的相关影响。而主客观社会经济地位可能影响个体睡眠的不同方面，如 Jarrin 等（2014）的研究发现，青少年的客观社会经济地位（父母经济地位）与睡眠障碍等相关，主观社会经济地位与睡眠质量和白天嗜睡相关。此外，即使对客观社会经济地位指标进行控制，主观社会经济地位依旧可作为预测个体健康（包括睡眠时长）的独立因素（Pantesco & Kan，2023）。且相较于客观社会经济地位，主观社会经济地位可以更好地预测睡眠持续时间、白天嗜睡等现象（Jarrin et al.，2013）。

主观社会经济地位具有增量效用，可能是因为它反映了个体对各种客观指标的自我综合评估，从而可以更细致、更准确地代表个体身份地位。此外，主观社会经济地位可以反映出个体在社会不平等方面的心理状态，包括负面情绪，这对健康预测具有独特的病理生理学影响。此外，相关人口学因素，如性别（Biggs et al.，2013）、区域（Gradisar et al.，2011）、代际（Cohen et al.，2022）、家庭（如婚姻状况）（Philbrook et al.，2020；Saini et al.，2021）等因素也在社会经济地位和睡眠问题中起到一定作用。

本报告将探讨不同主观社会经济地位群体的睡眠状况，并进一步分析其在性别、代际、区域、婚姻状况上的差异。本报告旨在通过分析睡眠状况在不同主观社会经济地位和上述人口学特征上的差异，进一步揭示相关社会因素与睡眠状况的潜在关系。

二　研究方法

（一）数据来源

本研究所用数据源于中国社会科学院社会学研究所于 2023 年 12 月开展的 2023 年中国居民睡眠状况线上调查，有效样本量为 6255（调查基本情况及样本特征见总报告《人工智能社会的睡眠展望》）。本研究使用加权后的数据进行分析。

（二）研究变量

1. 自变量

本研究的自变量为个体主观社会经济地位，包括上层、中上层、中层、中下层、下层五个层次。样本的主观社会经济地位分布情况如表 1 所示。

表 1　样本的主观社会经济地位分布情况

单位：人，%

主观社会经济地位	频数	占比
上层	141	2.25
中上层	1141	18.24

续表

主观社会经济地位	频数	占比
中层	3058	48.89
中下层	1481	23.68
下层	434	6.94
总计	6255	100.00

2. 因变量

本研究测量变量为：睡眠时长（用"过去一个月，您每晚实际睡眠的时间有多少"一题来测量）；睡眠质量自评［采用自我报告的方式，报告过去一个月自己的总体睡眠质量，采用四级评分（1＝非常好；2＝尚好；3＝不好；4＝非常差），即得分越高，睡眠质量越差］；午睡时长［用"过去一个月，您通常午睡多长时间"（单选）一题来测量，采用五级评分（1＝几乎不午睡；2＝30分钟以内；3＝30～60分钟；4＝60～90分钟；5＝90分钟及以上）］。

3. 数据分析

本报告使用SPSS 22.0统计软件进行数据分析，通过频数、均值和方差对数据进行描述性统计，并采用单因素方差分析和单变量分析进行差异性检验。

三　研究结果

（一）不同主观社会经济地位群体的睡眠总体状况

1. 睡眠时长和午睡时长

如表2所示，从睡眠时长来看，主观社会经济地位为上层的群体的每晚平均睡眠时长最长，为8.13小时，远超总体（7.18小时），其次是中上层（7.28小时）、中层（7.19小时）、下层（7.09小时）、中下层（7.00小时）群体。从午睡时长来看，主观社会经济地位为上层/中上层的群体的午睡时长最长，均值均为2.20，而下层的群体的午睡时长最短，均值为2.03。其中，上层的被调查者几乎不午睡的占37.65%，每天平均午睡时长在30分钟以内的占26.98%，30～60分钟的占20.33%，60～90分钟的占8.04%，90分钟及以上的占7.00%；中上层的被调查者几乎不午睡的占22.48%，每天平均午睡时长在 30 分钟以内的占 41.34%，30~60 分钟的占 30.93%，60~90 分钟的占 4.26%，90 分钟及以上的占 0.99%；中层的被调查者几乎不午睡的占 28.57%，每天平均午睡时长在 30 分钟以内的占 38.88%，30~60 分钟的占 28.26%，60~90 分钟的占 3.46%，90 分钟及以上的占 0.83%；中下层的被调查者几乎不午睡的占 31.54%，每天平均午睡时长在 30 分钟以内的占 34.13%，30~60 分钟的占 26.80%，60~90 分钟的占 6.77%，90 分钟及以上的占 0.76%；下层的被调查者几乎不午睡的占 34.47%，每天平均午睡时长在 30 分钟以内的占 37.21%，30~60 分钟的占 20.79%，60~90 分钟的占 5.94%，90 分钟及以上的占 1.58%。

采用单因素方差分析进行差异检验发现，不同主观社会经济地位群体在睡眠时长上差异显著（$F = 27.93$，$p < 0.001$）。LSD 事后检验发现，主观社会经济地位为上层的群体的睡眠时长显著长于其他群体。不同主观社会经济地位群体在午睡时长上差异显著（$F = 4.24$，$p < 0.01$），LSD 事后检验发现，主观社会经济地位为中上层的群体的午睡时长显著长于中层、中下层和下层的群体。具体见表 2。

表 2　不同主观社会经济地位群体睡眠时长和午睡时长的描述性统计

单位：小时

	上层①		中上层②		中层③		中下层④		下层⑤		总体	
	均值	标准差	均值	标准差	均值	标准差	均值	标准差	均值	标准差	均值	标准差
睡眠时长	8.13	1.89	7.28	1.32	7.19	1.26	7.00	1.27	7.09	1.47	7.18	1.32
午睡时长	2.20	1.23	2.20	0.87	2.09	0.88	2.11	0.95	2.03	0.97	2.11	0.91

注：①代表上层，②代表中上层，③代表中层，④代表中下层，⑤代表下层。下同。LSD 事后检验发现，在每晚平均睡眠时长上，①>②③④⑤，②>④⑤，③>④；在每天平均午睡时长上，②>③④⑤。

2. 睡眠质量自评

如表 3 所示，主观社会经济地位为下层的群体自评均值最大，为 2.51，即该类群体的睡眠质量自评最差；主观社会经济地位为上层的群体自评均值最小，为 1.89，即该类群体的睡眠质量自评最好。随着主观社会经济地位的提高，均值逐渐变小，睡眠质量自评越来越好。

采用单因素方差分析进行差异检验发现，不同主观社会经济地位群体在睡眠时长上差异显著（$F = 53.31$，$p < 0.001$）。LSD 事后检验发现，主观社会经济地位为上层的群体自评均值显著小于中上层、中层、中下层、下层的群体；主观社会经济地位为中上层的群体自评均值显著小于中层、中下层、下层的群体；主观社会经济地位为中层的群体自评均值显著小于中下层、下层的群体；主观社会经济地位为中下层的群体自评均值显著小于下层的群体，即群体自评社会经济地位越低，睡眠质量自评越差。具体见表3。

表3　不同主观社会经济地位群体睡眠质量自评的描述性统计

	上层①		中上层②		中层③		中下层④		下层⑤		总体	
	均值	标准差	均值	标准差	均值	标准差	均值	标准差	均值	标准差	均值	标准差
睡眠质量自评	1.89	0.96	2.08	0.68	2.17	0.63	2.31	0.66	2.51	0.76	2.20	0.68

注：LSD 事后检验发现，在睡眠质量自评上，①<②③④⑤，②<③④⑤，③<④⑤，④<⑤。

（二）不同主观社会经济地位群体睡眠状况在人口学上的差异分析

1. 不同主观社会经济地位群体睡眠状况在性别上的差异分析

进一步采用单变量分析探索不同主观社会经济地位群体睡眠状况在性别上的差异。不同主观社会经济地位群体睡眠状况在性别上的描述性统计见表4。

表4　不同主观社会经济地位群体睡眠状况在性别上的描述性统计

单位：人，小时

主观社会经济地位	性别	人数	睡眠时长		午睡时长		睡眠质量自评	
			均值	标准差	均值	标准差	均值	标准差
上层	男	112	7.98	1.95	2.04	1.00	1.94	0.89
	女	49	8.59	1.77	2.45	1.49	1.80	1.06
中上层	男	746	7.29	1.42	2.21	0.85	2.14	0.72
	女	431	7.26	1.24	2.18	0.91	2.01	0.64
中层	男	1873	7.17	1.27	2.16	0.90	2.16	0.61
	女	1207	7.20	1.26	2.00	0.85	2.16	0.66
中下层	男	1099	7.00	1.28	2.15	0.93	2.30	0.67
	女	444	6.98	1.23	2.05	0.98	2.34	0.65

续表

主观社会经济地位	性别	人数	睡眠时长		午睡时长		睡眠质量自评	
			均值	标准差	均值	标准差	均值	标准差
下层	男	361	7.02	1.45	1.95	1.02	2.48	0.76
	女	113	7.07	1.46	2.21	0.91	2.65	0.85
总体	男	4191	7.16	1.35	2.14	0.91	2.21	0.68
	女	2244	7.19	1.30	2.07	0.91	2.19	0.70

注：此处人数为加权后的频数。下同。

结果发现，在睡眠时长上，主观社会经济地位和性别主效应显著（$F = 32.97$，$p < 0.001$；$F = 4.90$，$p < 0.05$），但是交互作用不显著（$F = 1.88$，$p > 0.05$）。在性别主效应上，男性的每晚平均睡眠时长显著短于女性。进行简单效应分析发现，在自评为上层的群体中，男性的每晚平均睡眠时长显著短于女性，其他自评阶层无显著差异。具体见图 1。

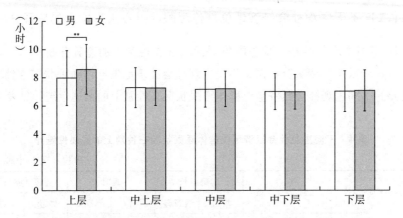

图 1　不同主观社会经济地位群体每晚平均睡眠时长在性别上的差异

注：** $p < 0.01$。下同。

在午睡时长上，主观社会经济地位主效应显著（$F = 3.89$，$p < 0.01$），性别主效应不显著，交互作用显著（$F = 7.24$，$p < 0.001$）。进行简单效应分析发现，在自评为上层的群体中，男性的每天平均午睡时长显著比女性短；在自评为中层的群体中，男性的每天平均午睡时长显著比女性长；在自评为下层的群体中，男性的每天平均午睡时长显著比女性短；其他自评阶层无显著差异。具体见图 2。

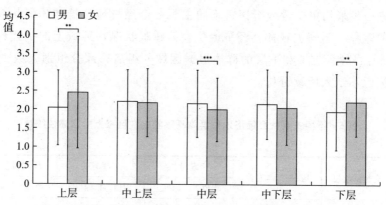

图2　不同主观社会经济地位群体午睡时长在性别上的差异

注: *** $p < 0.001$。下同。

在睡眠质量自评上，主观社会经济地位主效应显著（$F = 56.68$，$p < 0.001$），性别主效应不显著（$F = 0.06$，$p > 0.05$），但是交互作用显著（$F = 4.77$，$p < 0.01$）。进行简单效应分析发现，在自评为中上层的群体中，男性的睡眠质量自评均值显著大于女性，即男性的睡眠质量自评比女性差；在自评为下层的群体中，男性的睡眠质量自评均值显著小于女性，即男性的睡眠质量自评比女性好；其他自评阶层无显著差异。具体见图3。

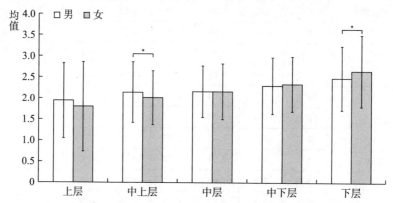

图3　不同主观社会经济地位群体睡眠质量自评在性别上的差异

注: * $p < 0.05$。下同。

2. 不同主观社会经济地位群体睡眠状况在区域上的差异分析

进一步采用单变量分析探索不同主观社会经济地位群体睡眠状况在区域上的差异。不同主观社会经济地位群体睡眠状况在区域上的描述性统计见表5。自评为上层和下层的群体根据区域分组后，部分组别人数少于30人，因此不纳入后续分析。

表 5　不同主观社会经济地位群体睡眠状况在区域上的描述性统计

单位：人，小时

主观社会经济地位	区域	人数	睡眠时长		午睡时长		睡眠质量自评	
			均值	标准差	均值	标准差	均值	标准差
上层	华北	15	7.80	1.57	2.47	0.92	1.60	0.63
	东北	10	8.20	1.62	1.90	0.99	1.80	0.63
	华东	69	8.88	1.74	1.74	1.00	1.91	1.05
	华中	15	8.07	1.28	3.07	1.16	2.13	0.64
	华南	28	7.57	1.45	2.68	1.59	1.46	0.69
	西南	19	6.89	2.87	1.89	0.74	2.58	1.12
	西北	5	7.80	1.79	3.00	0.00	1.80	0.45
中上层	华北	206	7.27	1.33	2.27	0.88	2.09	0.73
	东北	79	7.38	1.58	2.39	0.72	1.89	0.72
	华东	457	7.32	1.35	2.04	0.89	2.07	0.70
	华中	135	7.21	1.36	2.42	0.85	2.21	0.67
	华南	117	6.97	1.27	2.28	0.82	2.21	0.58
	西南	116	7.55	1.25	2.35	0.81	2.12	0.55
	西北	67	7.09	1.32	1.94	0.90	1.97	0.89
中层	华北	531	7.07	1.31	2.10	0.92	2.29	0.65
	东北	284	7.33	1.27	2.11	0.89	1.98	0.59
	华东	1076	7.23	1.27	1.98	0.89	2.12	0.63
	华中	446	7.21	1.28	2.21	0.87	2.17	0.63
	华南	278	7.03	1.22	2.26	0.87	2.24	0.64
	西南	305	7.13	1.19	2.20	0.87	2.19	0.60
	西北	160	7.31	1.26	2.13	0.73	2.12	0.58

续表

主观社会经济地位	区域	人数	睡眠时长		午睡时长		睡眠质量自评	
			均值	标准差	均值	标准差	均值	标准差
中下层	华北	234	7.12	1.35	2.09	0.91	2.25	0.67
	东北	127	7.00	1.22	1.93	0.87	2.26	0.67
	华东	534	6.93	1.23	2.06	0.91	2.27	0.67
	华中	191	7.16	1.26	2.30	0.91	2.29	0.58
	华南	217	7.06	1.28	2.29	1.05	2.37	0.68
	西南	156	6.89	1.24	2.10	1.03	2.40	0.70
	西北	84	6.76	1.33	2.05	0.90	2.50	0.61
下层	华北	44	6.64	1.26	1.86	1.05	2.64	0.75
	东北	34	6.74	1.08	2.03	0.97	2.62	0.85
	华东	161	7.12	1.39	2.00	1.05	2.45	0.80
	华中	67	7.48	1.32	2.04	0.77	2.31	0.66
	华南	72	6.89	1.84	2.25	1.03	2.63	0.78
	西南	71	6.89	1.33	1.99	1.01	2.55	0.82
	西北	25	7.16	1.68	1.64	0.95	2.80	0.82
总体	华北	1030	7.11	1.33	2.13	0.92	2.24	0.69
	东北	534	7.24	1.32	2.10	0.88	2.07	0.67
	华东	2297	7.22	1.34	2.00	0.91	2.16	0.69
	华中	854	7.23	1.29	2.26	0.89	2.21	0.63
	华南	712	7.03	1.33	2.29	0.97	2.28	0.69
	西南	667	7.11	1.32	2.17	0.92	2.28	0.67
	西北	341	7.13	1.35	2.05	0.84	2.23	0.72

基于自评为中上层、中层、中下层的单变量分析结果发现，在睡眠时长上，主观社会经济地位主效应显著（$F = 13.09$，$p < 0.001$），地域主效应不显著（$F = 1.69$，$p > 0.05$），交互作用显著（$F = 2.62$，$p < 0.01$）。进行简单效应分析发现，在自评为中上层的群体中，华南地区群体的每晚平均睡眠时长短于西南地区群体。具体见图 4。

在午睡时长上，主观社会经济地位和地域主效应显著（$F = 5.43$，$p < 0.01$；$F = 12.05$，$p < 0.001$），交互作用显著（$F = 2.04$，$p < 0.05$）。在区域主效应上，华东地区群体的每天平均午睡时长短于华北、东北、华中、华

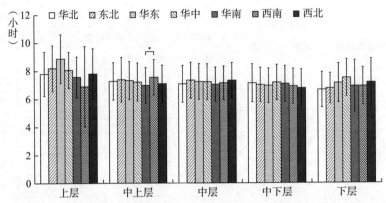

图 4　不同主观社会经济地位群体每晚平均睡眠时长在区域上的差异

南、西南地区群体；东北地区群体的每天平均午睡时长短于华中、华南地区群体；西北地区群体的每天平均午睡时长短于华中、华南、西南地区群体；华北地区群体的每天平均午睡时长短于华中、华南地区群体。

　　进行简单效应分析发现，在自评为中上层的群体中，华东地区群体的每天平均午睡时长短于东北、华中、西南地区群体，西北地区群体的每天平均午睡时长短于东北、华中地区群体；在自评为中层的群体中，华东地区群体的每天平均午睡时长短于华中、华南、西南地区群体；在自评为中下层的群体中，东北地区群体的每天平均午睡时长短于华中、华南地区群体，华东地区群体的每天平均午睡时长短于华中、华南地区群体。具体见图 5。

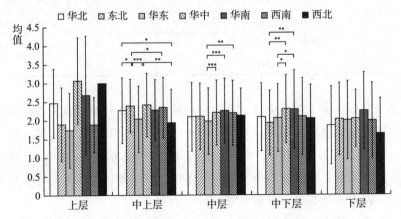

图 5　不同主观社会经济地位群体午睡时长在区域上的差异

在睡眠质量自评上，主观社会经济地位和地域主效应显著（$F = 44.37$，

$p < 0.001$；$F = 6.40$，$p < 0.001$），交互作用显著（$F = 3.07$，$p < 0.001$）。在地域主效应上，东北地区群体的睡眠质量自评均值小于其他地区群体，即东北地区群体的睡眠质量自评最好；华东地区群体的睡眠质量自评均值小于华北、华中、华南、西南地区群体，即华东地区群体的睡眠质量自评好于上述地区群体；华中地区群体的睡眠质量自评均值小于华南地区群体，即华中地区群体的睡眠质量自评好于华南地区群体；西北地区群体的睡眠质量自评均值小于华南地区群体，即西北地区群体的睡眠质量自评好于华南地区群体。

进行简单效应分析发现，在自评为中上层的群体中，东北地区群体的睡眠质量自评均值小于华中、华南地区群体，即东北地区群体的睡眠质量自评好于华中、华南地区群体。在自评为中层的群体中，东北地区群体的睡眠质量自评均值小于华北、华东、华中、华南、西南地区群体，即东北地区群体的睡眠质量自评好于上述地区群体；华东地区群体的睡眠质量自评均值小于华北地区群体，即华东地区群体的睡眠质量自评好于华北地区群体。在自评为中下层的群体中，华北地区群体的睡眠质量自评均值小于西北地区群体，即华北地区群体的睡眠质量自评好于西北地区群体。具体见图6。

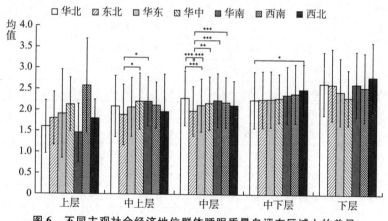

图6　不同主观社会经济地位群体睡眠质量自评在区域上的差异

3. 不同主观社会经济地位群体睡眠状况在代际[①]上的差异分析

进一步采用单变量分析探索不同主观社会经济地位群体睡眠状况在代际

---

① 根据被调查者的年龄进行代际划分，60后及以前指代1960年及以前出生的人（1030人），70后指代1970~1979年出生的人（2318人），80后指代1980~1989年出生的人（1267人），90后指代1990~1999年出生的人（1133人），00后指代2000年及以后出生的人（507人）。

上的差异。不同主观社会经济地位群体睡眠状况在代际上的描述性统计见表
6。自评为上层的群体根据代际分组后，部分组别人数少于 30 人，因此不纳
入后续分析。

表 6　不同主观社会经济地位群体睡眠状况在代际上的描述性统计

单位：人，小时

主观社会经济地位	代际	人数	睡眠时长		午睡时长		睡眠质量自评	
			均值	标准差	均值	标准差	均值	标准差
上层	60 后及以前	34	8.55	1.64	2.23	1.55	1.41	0.50
	70 后	44	6.69	2.72	1.31	0.63	3.62	0.77
	80 后	13	8.13	1.91	2.47	0.92	1.81	0.90
	90 后	32	8.34	1.89	2.34	1.05	2.03	0.89
	00 后	38	8.09	1.71	1.91	1.00	1.79	0.81
中上层	60 后及以前	78	7.38	1.25	2.08	0.78	1.91	0.54
	70 后	172	6.94	1.25	2.16	0.90	2.13	0.75
	80 后	391	7.30	1.26	2.22	0.84	2.14	0.64
	90 后	327	7.64	1.58	2.29	0.87	2.05	0.75
	00 后	209	7.64	1.39	2.29	1.00	2.21	0.71
中层	60 后及以前	183	7.18	1.25	2.01	0.83	1.98	0.60
	70 后	494	7.02	1.25	2.06	0.90	2.23	0.66
	80 后	1124	7.13	1.17	2.12	0.83	2.22	0.61
	90 后	783	7.41	1.23	2.20	0.90	2.11	0.59
	00 后	496	7.82	1.60	2.27	1.02	2.10	0.58
中下层	60 后及以前	175	6.81	1.28	2.33	0.97	2.24	0.67
	70 后	200	6.73	1.14	1.99	0.94	2.35	0.63
	80 后	516	6.90	1.16	2.02	0.87	2.38	0.70
	90 后	339	7.26	1.18	2.18	0.94	2.28	0.67
	00 后	313	7.70	1.60	2.32	0.98	2.19	0.65
下层	60 后及以前	62	7.08	1.86	2.38	0.84	2.58	0.80
	70 后	52	6.90	1.21	1.93	0.78	2.52	0.70
	80 后	143	6.85	1.31	1.93	1.01	2.48	0.85
	90 后	96	7.02	1.43	1.83	0.99	2.57	0.78
	00 后	121	7.56	1.69	2.37	1.36	2.45	0.88

续表

主观社会经济地位	代际	人数	睡眠时长		午睡时长		睡眠质量自评	
			均值	标准差	均值	标准差	均值	标准差
总体	60后及以前	532	7.20	1.36	2.12	0.91	2.02	0.65
	70后	962	6.93	1.24	2.05	0.91	2.27	0.69
	80后	2187	7.12	1.23	2.11	0.86	2.25	0.67
	90后	1577	7.40	1.35	2.18	0.93	2.19	0.69
	00后	1177	7.74	1.59	2.28	1.05	2.17	0.69

基于自评为中上层、中层、中下层、下层的单变量分析结果发现，在睡眠时长上，主观社会经济地位和代际主效应显著（$F = 14.92$，$p < 0.001$；$F = 35.82$，$p < 0.001$），交互作用显著（$F = 1.85$，$p < 0.05$）。在代际主效应上，00后群体的睡眠时长显著长于其他代际群体，90后群体的睡眠时长显著长于60后及以前、70后、80后群体，60后及以前、80后群体的睡眠时长显著长于70后群体。

进行简单效应分析发现，在自评为中上层的群体中，70后群体的每晚平均睡眠时长显著短于其他代际群体，80后群体的每晚平均睡眠时长显著短于90后群体；在自评为中层的群体中，00后群体的每晚平均睡眠时长显著长于其他代际群体，90后群体的每晚平均睡眠时长显著长于60后及以前、70后、80后群体；在自评为中下层的群体中，00后群体的每晚平均睡眠时长显著长于其他代际群体，90后群体的每晚平均睡眠时长显著长于60后及以前、70后、80后群体；在自评为下层的群体中，00后群体的每晚平均睡眠时长显著长于70后、80后群体。具体见图7。

在午睡时长上，主观社会经济地位不显著（$F = 2.37$，$p > 0.05$），代际主效应显著（$F = 9.15$，$p < 0.001$），交互作用显著（$F = 4.05$，$p < 0.001$）。在代际主效应上，00后群体的午睡时长显著长于其他代际群体，90后群体的午睡时长显著长于70后群体，60后及以前群体的午睡时长显著长于70后、80后群体。

进行简单效应分析发现，在自评为中上层的群体中，无显著差异；在自评为中层的群体中，00后群体的每天平均午睡时长显著长于60后及以前、70后群体，90后群体的每天平均午睡时长显著长于60后及以前、70后群体；在自评为中下层的群体中，00后群体的每天平均午睡时长显著长于70后、80后群体，90后群体的每天平均午睡时长显著长于70后群体，60后及以前群体的每

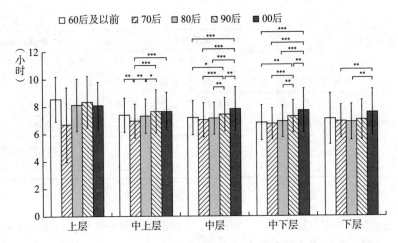

图7 不同主观社会经济地位群体每晚平均睡眠时长在代际上的差异

天平均午睡时长显著长于 70 后、80 后群体；在自评为下层的群体中，00 后群体的每天平均午睡时长显著长于 70 后、80 后、90 后群体，60 后及以前群体的每天平均午睡时长显著长于 70 后、80 后、90 后群体。具体见图 8。

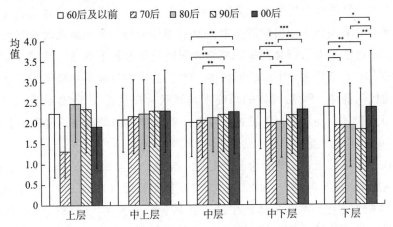

图8 不同主观社会经济地位群体午睡时长在代际上的差异

在睡眠质量自评上，主观社会经济地位和代际主效应显著（$F = 57.30$，$p < 0.001$；$F = 4.62$，$p < 0.01$），交互作用显著（$F = 1.98$，$p < 0.05$）。在代际主效应上，60 后及以前群体的睡眠质量自评均值小于 70 后、80 后、90 后群体，即 60 后及以前群体的睡眠质量自评好于上述群体。

进行简单效应分析发现，在自评为中上层的群体中，60 后及以前群体的

睡眠质量自评均值显著小于 70 后、80 后、00 后群体，即 60 后及以前群体的
睡眠质量自评好于上述群体；在自评为中层的群体中，60 后及以前群体的睡眠
质量自评均值显著小于 70 后、80 后、90 后群体，即 60 后及以前群体的睡眠
质量自评好于上述群体，90 后群体的睡眠质量自评均值显著小于 70 后、80 后
群体，即 90 后群体的睡眠质量自评好于 70 后、80 后群体；在自评为中下层的
群体中，00 后群体的睡眠质量自评均值显著小于 80 后群体，即 00 后群体的睡
眠质量自评好于 80 后群体；在自评为下层的群体中，差异不显著。具体见图 9。

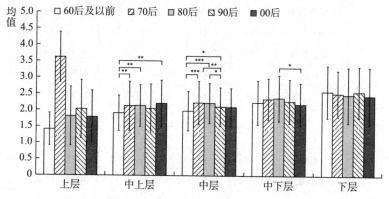

图 9 不同主观社会经济地位群体睡眠质量自评在代际上的差异

4. 不同主观社会经济地位群体睡眠状况在婚姻状况上的差异分析

进一步采用单变量分析探索不同主观社会经济地位群体睡眠状况在婚姻
状况上的差异。不同主观社会经济地位群体睡眠状况在婚姻状况上的描述性
统计见表 7。自评为上层群体根据婚姻状况分组后，部分组别人数少于 30
人，因此不纳入后续分析。

表 7 不同主观社会经济地位群体睡眠状况在婚姻状况上的描述性统计

单位：人，小时

主观社会经济地位	婚姻状况	人数	睡眠时长		午睡时长		睡眠质量自评	
			均值	标准差	均值	标准差	均值	标准差
上层	未婚	81	8.27	2.28	1.74	1.02	1.81	0.96
	初婚有配偶	62	7.94	1.45	2.42	1.21	1.97	1.01
	再婚有配偶	12	8.58	1.00	3.58	0.52	2.00	0.60
	离婚丧偶	6	8.33	2.07	2.33	1.03	2.00	0.63

续表

主观社会经济地位	婚姻状况	人数	睡眠时长		午睡时长		睡眠质量自评	
			均值	标准差	均值	标准差	均值	标准差
中上层	未婚	190	7.50	1.38	2.15	1.00	2.22	0.74
	初婚有配偶	838	7.16	1.22	2.18	0.81	2.05	0.66
	再婚有配偶	98	7.76	2.08	2.35	0.92	2.11	0.79
	离婚丧偶	51	7.43	1.27	2.41	1.17	2.22	0.81
中层	未婚	521	7.52	1.44	2.18	0.98	2.12	0.62
	初婚有配偶	2184	7.09	1.17	2.08	0.85	2.17	0.61
	再婚有配偶	182	7.49	1.49	2.15	0.78	2.12	0.65
	离婚丧偶	193	7.05	1.36	2.06	1.03	2.20	0.82
中下层	未婚	445	7.33	1.37	2.10	0.98	2.24	0.64
	初婚有配偶	894	6.85	1.13	2.10	0.90	2.36	0.66
	再婚有配偶	106	6.88	1.34	2.38	1.06	2.20	0.75
	离婚丧偶	98	6.94	1.63	2.08	1.00	2.30	0.61
下层	未婚	219	7.13	1.49	2.03	1.16	2.50	0.82
	初婚有配偶	177	7.06	1.39	1.92	0.80	2.59	0.73
	再婚有配偶	35	6.66	1.39	2.23	0.88	2.29	0.75
	离婚丧偶	43	6.72	1.47	2.14	0.86	2.56	0.85
总体	未婚	1456	7.44	1.49	2.11	1.02	2.21	0.71
	初婚有配偶	4155	7.06	1.20	2.10	0.86	2.20	0.66
	再婚有配偶	433	7.36	1.64	2.30	0.92	2.15	0.71
	离婚丧偶	391	7.06	1.46	2.13	1.03	2.26	0.78

注：在被调查者中，婚姻状况为离婚的有324人，婚姻状况为丧偶的有67人，与他组差异太大，因此将两组合并。下同。

基于自评为中上层、中层、中下层、下层的单变量分析结果发现，在睡眠时长上，主观社会经济地位和婚姻状况主效应显著（$F=18.76$，$p<0.001$；$F=16.48$，$p<0.001$），交互作用显著（$F=3.04$，$p<0.01$）。在婚姻状况主效应上，未婚群体的每晚平均睡眠时长显著长于其他婚姻状况群体。

进行简单效应分析发现，在自评为中上层的群体中，初婚有配偶群体的每晚平均睡眠时长显著短于未婚、再婚有配偶群体；在自评为中层的群体中，初婚有配偶和离婚丧偶群体的每晚平均睡眠时长显著短于未婚、再婚有配偶群体；在自评为中下层的群体中，未婚群体的每晚平均睡眠时长显著长于其他婚姻状况群体。具体见图 10。

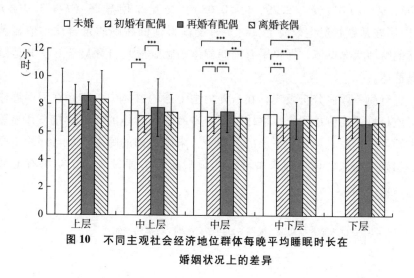

图 10 不同主观社会经济地位群体每晚平均睡眠时长在
婚姻状况上的差异

在午睡时长上，主观社会经济地位和婚姻状况主效应显著（$F = 3.79$，$p < 0.05$；$F = 5.16$，$p < 0.01$），交互作用不显著（$F = 1.48$，$p > 0.05$）。在婚姻状况主效应上，再婚有配偶群体的每天平均午睡时长显著长于未婚、初婚有配偶群体。进行简单效应分析发现，在自评为中下层的群体中，再婚有配偶群体的每天平均午睡时长显著长于未婚、初婚有配偶群体，其他自评群体无差异。具体见图 11。

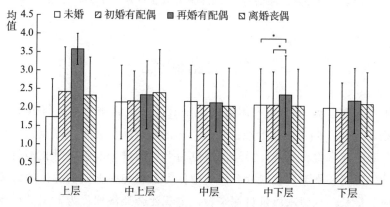

图 11 不同主观社会经济地位群体午睡时长在婚姻状况上的差异

在睡眠质量自评上，主观社会经济地位和婚姻状况主效应显著（$F = 21.02$，$p < 0.001$；$F = 2.89$，$p < 0.05$），交互作用显著（$F = 3.19$，$p < 0.01$）。在婚姻状况主效应上，再婚有配偶群体的睡眠质量自评均值显著小于其他婚姻状况群体，即再婚有配偶群体的睡眠质量自评显著好于其他婚姻状况群体。

进行简单效应分析发现，在自评为中上层的群体中，初婚有配偶群体的睡眠质量自评均值小于未婚群体，即初婚有配偶群体的睡眠质量自评显著好于未婚群体；在自评为中下层的群体中，未婚群体的睡眠质量自评均值显著小于初婚有配偶群体，即未婚群体的睡眠质量自评显著好于初婚有配偶群体。具体见图 12。

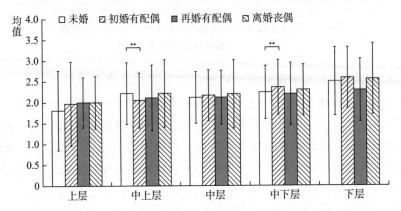

图 12　不同主观社会经济地位群体睡眠质量自评在婚姻状况上的差异

四　总结和讨论

本报告通过对 2023 年中国居民睡眠状况线上调查数据进行分析得出以下结论。（1）不同主观社会经济地位群体的睡眠状况存在一定差异。从每晚平均睡眠时长来看，主观社会经济地位为上层的群体的睡眠时长最长；从每天平均午睡时长来看，主观社会经济地位为上层和中上层的群体的每天平均午睡时长最长；从睡眠质量自评来看，主观社会经济地位为上层的群体的自评均值最小，即该类群体的睡眠质量自评最好。随着主观社会经济地位的提高，自评均值变小，睡眠质量自评越来越好。此外，不同主观经济地位群体在每晚平均睡眠时长、每天平均午睡时长和睡眠质量自评上存在显著差异。（2）人口学因素，包括性别、区域、代际、婚姻状况等会对不同主观社会经济地位群体的睡眠状况产生影响。这些发现有助于更好地了解社会层面（包括主观社会经济地位、人口学等因素）对我国民众睡眠模式和质量的影响，为采取有针对性的公共卫生干预措施奠定了基础。基于此，本报告提出如下建议，旨在弥合已发现的差异，进而改善更多个体的睡眠健康。

一是关注低主观社会经济地位群体的睡眠问题。本报告的研究结论与前人研究发现相似，高主观社会经济地位群体在睡眠时长、睡眠质量等维度上优于低主观社会经济地位群体（Jarrin et al.，2013）。这可能与生活环境、工作压力和不安全感、获得医疗保健服务和睡眠教育、生活方式等因素有关，如主观社会经济地位较低的个体可能生活在影响睡眠的环境（如嘈杂的社区、过度拥挤的生活以及狭小的居住空间）中，更容易在工作中感受到不安全感、工作压力等。考虑到这些因素，可以通过制定有针对性的干预政策来改善低主观社会经济地位群体的睡眠状况。这可能包括基于社区的睡眠教育讲座，营造有利于睡眠的环境，制订促进工作场所睡眠健康的方案，如鼓励企业和机构实施灵活的工作时间安排，为员工提供午休时间和场所。

二是关注不同主观社会经济地位群体睡眠状况在性别上的差异。以往研究已经证实，不同社会经济地位的男性和女性在睡眠上存在差异，如女性在非就业状态更容易产生睡眠问题（Grandner et al.，2010），男性的睡眠时长和质量与家庭的收入需求比（货币资源指标）相关（Saini et al.，2021）。此外，女性还会受到与经济相关的信念的影响，如女性更容易对社会经济安全和财政资源表现出更大的担忧（Malone et al.，2010）等。上述研究往往基于客观社会经济地位，本报告从主观社会经济地位出发，发现不同主观社会经济地位群体的睡眠状况也存在性别差异，如在自评为上层的群体中，男性的每天平均午睡时长显著短于女性；在自评为中层的群体中，男性的每天平均午睡时长显著长于女性；在自评为下层的群体中，男性的每天平均午睡时长显著短于女性。在自评为中上层的群体中，男性的睡眠质量自评均值大于女性；在自评为下层的群体中，男性的睡眠质量自评均值小于女性。这一结果提示，不同主观社会经济地位群体的睡眠状况并不一致，在制定相关政策过程中，应该考虑到不同主观社会经济地位群体的男性和女性所面临的睡眠挑战。

三是关注不同主观社会经济地位群体睡眠状况在区域上的差异。相关研究已经发现，各个国家、地区在睡眠状况上存在差异（Gradisar et al.，

2011）。本报告进一步发现，我国不同主观社会经济地位群体睡眠状况在区域上也存在差异。如在自评为中上层的群体中，华南地区群体的每晚平均睡眠时长短于西南地区群体；在自评为中层的群体中，华东地区群体的每天平均午睡时长短于华中、华南、西南地区群体。这些差异可能与区域的经济状况、文化习俗、生活方式等因素有关。因此，有必要针对不同地区和主观社会经济地位群体开展定制化的健康宣教活动，在睡眠质量自评较差的地区（如华中、华南），加大对改善睡眠方式的公共宣传力度，如介绍放松技巧、培养良好的睡前习惯等。在睡眠问题较多的地区，如睡眠质量自评均值较小的区域，加大对睡眠障碍诊疗设施的投资力度。同时，虽然本报告未体现城乡差异，但是在分配医疗资源时，还需纳入城乡居民各自的睡眠特点。

四是关注不同主观社会经济地位群体睡眠状况在代际上的差异。《中国睡眠研究报告 2022》已发现，不同年龄、世代群体的睡眠状况不同（王俊秀等，2022）。国外相关研究也发现，不同代际年龄对睡眠有不同的影响（Martinez – Miller et al.，2019）。本报告进一步证实，不同代际群体的睡眠状况存在差异，如 00 后群体的每晚平均睡眠时长、每天平均午睡时长均长于其他代际群体，60 后及以前群体的睡眠质量自评好于 70 后、80 后、90 后群体；不同主观社会经济地位群体的睡眠状况在代际上存在差异，如在自评为中上层的群体中，70 后群体的每晚平均睡眠时长显著短于其他代际群体，80 后群体的每晚平均睡眠时长显著短于 90 后群体等。应针对不同代际群体提供不同内容的睡眠教育或制订促进睡眠的相关方案，如自评为中上层的 70 后群体可能需要减轻工作压力和改善工作环境，以增加睡眠时长。虽然 60 后及以前群体的睡眠质量自评较好，但仍需关注潜在的睡眠障碍，并提供适当的医疗和心理支持等。

五是关注不同主观社会经济地位群体睡眠状况在婚姻状况上的差异。Hale（2005）进行的四年（1965/1975/1985/1999）横断研究发现，在 25 ~ 64 岁群体中，睡眠状况与婚姻状况显著相关；Grandner 等（2010）的研究发现，睡眠困扰更多发生在未婚男性和女性中。在本报告中，未婚群体的每晚平均睡眠时长显著长于其他婚姻状况群体，且在自评为中下层的群体中，未婚群体的睡眠质量自评显著好于初婚有配偶群体。与前人的研究结论不完全一致，这可能受到年龄、不同主观社会经济地位等因素的影响。这一结论提示，在睡眠问题上，婚姻状况以及可能由婚姻状况映射的家庭环境，都是需要考虑的因素。

参考文献

高文珺，2018，《基于社会比较的主观社会阶层过程模型》，《湖南师范大学社会科学学报》第 4 期，第 90～100 页。

王俊秀、张衍、刘洋洋等，2022，《中国睡眠研究报告 2022》，社会科学文献出版社。

Adler, N. E., & Snibbe, A. C. (2003). The role of psychosocial processes in explaining the gradient between socioeconomic status and health. *Current Directions in Psychological Science*, *12* (4), 119–123.

Åkerstedt, T., Ghilotti, F., Grotta, A., Zhao, H., Adami, H. O., Trolle-Lagerros, Y., & Bellocco, R. (2019). Sleep duration and mortality—Does weekend sleep matter?. *Journal of Sleep Research*, *28* (1), e12712.

Bailis, D. S., Segall, A., Mahon, M. J., Chipperfield, J. G., & Dunn, E. M. (2001). Perceived control in relation to socioeconomic and behavioral resources for health. *Social Science & Medicine*, *52* (11), 1661–1676.

Biggs, S. N., Lushington, K., Martin, A. J., van den Heuvel, C., & Kennedy, J. D. (2013). Gender, socioeconomic, and ethnic differences in sleep patterns in school-aged children. *Sleep Medicine*, *14* (12), 1304–1309.

Bjornsdottir, R. T., Alaei, R., & Rule, N. O. (2017). The perceptive proletarian: Subjective social class predicts interpersonal accuracy. *Journal of Nonverbal Behavior*, *41*, 185–201.

Brunt, L., & Steger, B. (Eds.). (2008). *Worlds of sleep*. Frank & Timme GmbH.

Bubu, O. M., Brannick, M., Mortimer, J., Umasabor-Bubu, O., Sebastião, Y. V., Wen, Y.,...& Anderson, W. M. (2017). Sleep, cognitive impairment, and alzheimer's disease: A systematic review and meta-analysis. *Sleep*, *40* (1), zsw032.

Buysse, D. J. (2014). Sleep health: Can we define it? does it matter?. *Sleep*, *37* (1), 9–17.

Chaput, J. P., Carrier, J., Bastien, C., Gariépy, G., & Janssen, I. (2022). Economic burden of insufficient sleep duration in Canadian adults. *Sleep Health*, *8* (3), 298–302.

Cohen, M. F., Dunlop, A. L., Johnson, D. A., Dunn Amore, A., Corwin, E. J., & Brennan, P. A. (2022). Intergenerational effects of discrimination on black american children's sleep health. *International Journal of Environmental Research and Public Health*, *19* (7), 4021.

Colten, H. R., Altevogt, B. M., & Institute of Medicine (US) Committee on Sleep Medicine and Research (Eds.). (2006). *Sleep disorders and sleep deprivation: An unmet public health problem*. National Academies Press (US).

Deschênes, S. S., Burns, R. J., Graham, E., & Schmitz, N. (2020). Depressive symptoms and sleep problems as risk factors for heart disease: A prospective community study. *Epidemiology and Psychiatric Sciences*, 29, e50.

Dzierzewski, J. M. , Donovan, E. K. , Kay, D. B. , Sannes, T. S. , & Bradbrook, K. E. (2020). Sleep inconsistency and markers of inflammation. *Frontiers in Neurology*, 11, 1042.

Gradisar, M. , Gardner, G. , & Dohnt, H. (2011). Recent worldwide sleep patterns and problems during adolescence: A review and meta-analysis of age, region, and sleep. *Sleep Medicine*, 12 (2), 110 – 118.

Grandner, M. A. , Patel, N. P. , Gehrman, P. R. , Xie, D. , Sha, D. , Weaver, T. , & Gooneratne, N. (2010). Who gets the best sleep? Ethnic and socioeconomic factors related to sleep complaints. *Sleep Medicine*, 11 (5), 470 – 478.

Grandner, M. A. , Williams, N. J. , Knutson, K. L. , Roberts, D. , & Jean-Louis, G. (2016). Sleep disparity, race/ethnicity, and socioeconomic position. *Sleep Medicine*, 18, 7 – 18.

Hale, L. (2005). Who has time to sleep?. *Journal of Public Health*, 27 (2), 205 – 211.

Hillman, D. , Mitchell, S. , Streatfeild, J. , Burns, C. , Bruck, D. , & Pezzullo, L. (2018). The economic cost of inadequate sleep. *Sleep*, 41 (8), zsy083.

Jarrin, D. C. , McGrath, J. J. , & Quon, E. C. (2014). Objective and subjective socioeconomic gradients exist for sleep in children and adolescents. *Health Psychology*, 33 (3), 301.

Jarrin, D. C. , McGrath, J. J. , Silverstein, J. E. , & Drake, C. (2013). Objective and subjective socioeconomic gradients exist for sleep quality, sleep latency, sleep duration, weekend oversleep, and daytime sleepiness in adults. *Behavioral Sleep Medicine*, 11 (2), 144 – 158.

Khalil, M. , Power, N. , Graham, E. , Deschênes, S. S. , & Schmitz, N. (2020). The association between sleep and diabetes outcomes—A systematic review. *Diabetes Research and Clinical Practice*, 161, 108035.

Luyster, F. S. , Strollo Jr, P. J. , Zee, P. C. , & Walsh, J. K. (2012). Sleep: A health imperative. *Sleep*, 35 (6), 727 – 734.

Makarem, N. , Alcántara, C. , Williams, N. , Bello, N. A. , & Abdalla, M. (2021). Effect of sleep disturbances on blood pressure. *Hypertension*, 77 (4), 1036 – 1046.

Malone, K. , Stewart S. D. , Wilson J. , & Korsching, P. F. (2010). Perceptions of financial well-being among American women in diverse families. *Journal of Family and Economic Issues*, 31 (1), 63 – 81.

Martinez-Miller, E. E. , Prather, A. A. , Robinson, W. R. , Avery, C. L. , Yang, Y. C. , Haan, M. N. , & Aiello, A. E. (2019). US acculturation and poor sleep among an intergenerational cohort of adult Latinos in Sacramento, California. *Sleep*, *42* (3), zsy246.

Pantesco, E. J., & Kan, I. P. (2023). Racial and ethnic disparities in self-reported sleep duration: Roles of subjective socioeconomic status and sleep norms. *Sleep Medicine*, 112, 246 – 255.

Papadopoulos, D., Sosso, F. E., Khoury, T., & Surani, S. R. (2022). Sleep disturbances are mediators between socioeconomic status and health: A scoping review. *International Journal of Mental Health and Addiction*, *20* (1), 480 – 504.

Philbrook, L. E., Saini, E. K., Fuller-Rowell, T. E., Buckhalt, J. A., & El-Sheikh, M. (2020). Socioeconomic status and sleep in adolescence: The role of family chaos. *Journal of Family Psychology*, *34* (5), 577.

Sa, J., Choe, S., Cho, B. Y., Chaput, J. P., Kim, G., Park, C. H.,... & Kim, Y. (2020). Relationship between sleep and obesity among US and South Korean college students. *BMC Public Health*, *20* (1), 1 – 11.

Saini, E. K., Keiley, M. K., Fuller-Rowell, T. E., Duke, A. M., & El-Sheikh, M. (2021). Socioeconomic status and sleep among couples. *Behavioral Sleep Medicine*, *19* (2), 159 – 177.

Sosso, F. A. E., Holmes, S. D., & Weinstein, A. A. (2021). Influence of socioeconomic status on objective sleep measurement: A systematic review and meta-analysis of actigraphy studies. *Sleep Health*, *7* (4), 417 – 428.

Streatfeild, J., Smith, J., Mansfield, D., Pezzullo, L., & Hillman, D. (2021). The social and economic cost of sleep disorders. *Sleep*, *44* (11), zsab132.

Zhang, J., Zhang, J., Wu, H., & Wang, R. (2022). Sleep duration and risk of hyperlipidemia: A systematic review and meta-analysis of prospective studies. *Sleep and Breathing*, 1 – 14.

互联网数字工作者的睡眠研究

摘　要： 本研究对不同程度互联网涉入职业群体的睡眠状况进行了比较和分析。研究发现，在每晚平均睡眠时长方面，除了工作中"数字技术不可或缺"的群体的每晚平均睡眠时长不足 7 小时外，其余各组均长于 7 小时。且随着职业群体互联网涉入程度的加深，10 小时及以上睡眠的比例呈下降趋势。对比发现，高互联网涉入职业群体的每晚平均睡眠时长显著比低、中互联网涉入职业群体短。在睡眠质量自评方面，不同程度互联网涉入职业群体的睡眠质量自评为"尚好"和"非常好"的比例在 70% 左右。在每天平均午睡时长方面，不同程度互联网涉入职业群体中有午睡习惯的比例均在 50% 以上，中互联网涉入职业群体的每天平均午睡时长较长。基于人口学特征的进一步研究发现，按照年龄分类，不同程度互联网涉入职业群体中，18~30 岁群体的每晚平均睡眠时长较长，31~45 岁群体的睡眠质量自评均值较小；按照性别分类，低、高互联网涉入职业群体中，女性的每天平均午睡时长显著比男性短。

关键词： 互联网数字工作者　睡眠时长　睡眠质量自评　午睡时长

一　引言

自 1994 年中国正式接入互联网以来，互联网的社会影响不断加深，重塑了就业形态和工作方式。第九次全国职工队伍状况调查显示，截至 2022 年 6 月，我国依托互联网平台的新就业形态劳动者达到 8400 万人。[①] 而在更

[①] 《全国新就业形态劳动者达 8400 万人》，中国政府网，https://www.gov.cn/xinwen/2023-03/27/content_5748417.htm，最后访问日期：2024 年 1 月 31 日。

广泛的意义上，工作中涉及或需要使用数字技术的互联网数字工作者规模更为庞大、职业类型更为多样、就业形态更为灵活，已经成为推动社会经济发展的重要组成部分。近年来，以互联网行业为代表的用工企业因"996""007"等用工制度受到广泛关注（林佳鹏，2022），"用睡眠换效率"等观念融入公司价值观，甚至内化为员工个体成就感的来源（孟续铎、王欣，2015；林佳鹏，2022），对工作者的工作方式、工作理念和日常生活产生深刻影响。在此背景下，关注互联网数字工作者的睡眠问题极具现实意义。

睡眠为人体机能提供功能性支持（Siegel，2005；戴国斌等，2020），充足的睡眠可以提高记忆力和思维敏捷性，是健康的重要保障（王琪延、韦佳佳，2017）。而根据《中国睡眠研究报告2023》的调查结果，30.7%的被调查者同意"工作或学习压力大导致失眠"，工作中产生的负面情绪可能对睡眠产生不利影响，而睡眠质量又会进一步影响员工的工作绩效（林梦迪等，2018）。由此产生的恶性循环，短期内可能影响情绪状态与行为绩效（史健、龙立荣，2018），长期来看则可能对身心健康、认知功能和人际交互产生负面影响（钱柳等，2020；杜伟等，2020）。本研究对互联网数字工作者的睡眠状况进行分析，可以更为全面地刻画互联网数字工作者的生活样态，并为进一步开展劳动者权益保障、营造更好的职业环境提供研究支撑。

二 研究方法

（一）数据来源

本研究所用数据源于中国社会科学院社会学研究所于2023年12月开展的2023年中国居民睡眠状况线上调查，有效样本量为6255（调查基本情况及样本特征见总报告《人工智能社会的睡眠展望》）。本研究使用加权后的数据进行分析。

（二）研究变量

1. 自变量

将"职业互联网涉入程度"作为研究的自变量。以"请问您的职业是否涉及或需要使用到数字技术（如计算机、网络技术、数据处理和分析、通信、多媒体、虚拟现实、电子商务和支付、信息安全和保护、人工智能等技术）"一题测量。采用六级评分：1 = 完全不涉及或不需要使用到数字技术（以下简称"完全不涉及"）；2 = 偶尔；3 = 有时；4 = 经常；5 = 数字技术是我工作中不可或缺的部分（以下简称"数字技术不可或缺"）；6 = 我的工作正是开发数字技术（以下简称"开发数字技术"）。为方便分析，将研究变量进一步整合为 3 类：低互联网涉入（含 1 = 完全不涉及、2 = 偶尔）、中互联网涉入（含 3 = 有时、4 = 经常）、高互联网涉入（含 5 = 数字技术不可或缺、6 = 开发数字技术）。样本的分布情况见表 1。

表 1　样本的分布情况

单位：人，%

职业互联网涉入程度		频数	占比
低互联网涉入	完全不涉及	821	13.1
	偶尔	1759	28.1
中互联网涉入	有时	1492	23.9
	经常	1508	24.1
高互联网涉入	数字技术不可或缺	601	9.6
	开发数字技术	74	1.2
总计		6255	100.0

2. 因变量

从睡眠时长、睡眠质量自评、午睡时长三个维度对睡眠状况进行测量，分析不同程度互联网涉入职业群体的睡眠状况及部分基本人口学特征。

本研究测量变量为：睡眠时长（用"过去一个月，您每晚实际睡眠的时间有多少"一题来测量）；睡眠质量自评〔采用自我报告的方式，报告过去一个月自己的总体睡眠质量，采用四级评分，并对原始变量进行反向计分（1 = 非常差；2 = 不好；3 = 尚好；4 = 非常好），得分越高，睡眠质量越好〕；午睡时长〔用"过去一个月，您通常午睡多长时间"（单选）一题来测量，采用五级评分（1 = 几乎不午睡；2 = 30 分钟以内；3 = 30 ~ 60 分钟；4 = 60 ~ 90 分钟；5 = 90 分钟及以上）〕。

三　研究结果

（一）不同程度互联网涉入职业群体的睡眠状况

1. 睡眠时长

首先，探讨互联网数字工作者的睡眠时长情况；其次，将"睡眠时长"变量整合为如下 5 类：6 小时及以下、7 小时、8 小时、9 小时、10 小时及以上。关注不同程度互联网涉入职业群体的睡眠时长的特征与差异。

不同程度互联网涉入职业群体的睡眠时长情况如表 2 所示。选择"开发数字技术"的群体的每晚平均睡眠时长为 7.20 小时，略长于总体（7.18 小时）。选择"数字技术不可或缺"和"经常"的群体的每晚平均睡眠时长分别为 6.93 小时、7.06 小时，均短于总体。选择"有时""偶尔""完全不涉及"的群体的每晚平均睡眠时长分别为 7.24 小时、7.18 小时、7.39 小时，均不短于总体。从总体上看，除了选择"数字技术不可或缺"的群体的每晚平均睡眠时长不足 7 小时，其余各组均长于 7 小时。

表 2　不同程度互联网涉入职业群体的睡眠状况

单位：小时

变量	职业互联网涉入程度		均值	标准差
睡眠时长	低互联网涉入	完全不涉及	7.39	1.49
		偶尔	7.18	1.34
	中互联网涉入	有时	7.24	1.26
		经常	7.06	1.21
	高互联网涉入	数字技术不可或缺	6.93	1.27
		开发数字技术	7.20	1.29
睡眠质量自评	低互联网涉入	完全不涉及	2.84	0.73
		偶尔	2.75	0.69
	中互联网涉入	有时	2.76	0.62
		经常	2.81	0.65
	高互联网涉入	数字技术不可或缺	2.87	0.70
		开发数字技术	2.95	0.78

续表

变量	职业互联网涉入程度		均值	标准差
午睡时长	低互联网涉入	完全不涉及	1.95	0.67
		偶尔	2.15	0.91
	中互联网涉入	有时	2.21	0.90
		经常	2.11	0.88
	高互联网涉入	数字技术不可或缺	2.08	0.89
		开发数字技术	2.00	1.08

不同程度互联网涉入职业群体的睡眠时长分布情况如图 1 所示。整体而言，随着职业互联网涉入程度的加深，长时间睡眠（10 小时及以上）的群体的比例呈下降趋势。具体而言，每晚平均睡眠时长在 6 小时及以下的被调查者，按照比例从高到低排序，分别为："数字技术不可或缺"（37.5%）、"开发数字技术"（37.2%）、"偶尔"（29.9%）、"经常"（28.8%）、"有时"（27.4%）、"完全不涉及"（26.9%）。每晚平均睡眠时长在 10 小时及以上的被调查者，按照比例从高到低排序，分别为："完全不涉及"（8.8%）、"偶尔"（4.9%）、"有时"（4.6%）、"经常"（2.2%）、"数字技术不可或缺"（2.2%）、"开发数字技术"（1.3%）。整体来看，不同程度互联网涉入职业群体每晚平均睡眠时长在 8 小时及以上的比例均低于 50%。对比来看，高互联网涉入职业群体的短时间睡眠（6 小时及以下）比例较高、长时间睡眠（10 小时及以上）比例较低。低互联网涉入职业群体的短时间睡眠比例较低、长时间睡眠比例较高，但与中互联网涉入职业群体的差距不明显。

将样本划分为低互联网涉入职业群体、中互联网涉入职业群体、高互联网涉入职业群体，采用方差分析进行差异检验，同时通过最小显著性差异法（LSD）进行事后检验。整体上看，不同程度互联网涉入职业群体的睡眠时长存在显著差异（$F = 15.08$，$p < 0.001$）。事后检验结果显示，低互联网涉入职业群体的睡眠时长显著长于其他组，高互联网涉入职业群体的睡眠时长显著短于其他组。

2. 睡眠质量自评

不同程度互联网涉入职业群体的睡眠质量自评情况如表 2 所示。选择"开发数字技术""数字技术不可或缺""经常""完全不涉及"的被调查者的睡眠质量自评均值分别为 2.95、2.87、2.81、2.84，均大于总样本均值

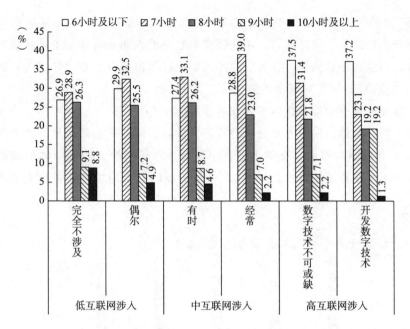

图1 不同程度互联网涉入职业群体的睡眠时长分布情况

（2.80）。从总体上看，各组睡眠质量自评为"尚好"和"非常好"的比例在70%左右。

不同程度互联网涉入职业群体的睡眠质量自评分布情况如图2所示。睡眠质量自评为"非常差"的被调查者，按照比例从高到低排序，分别为："完全不涉及"（4.8%）、"偶尔"（4.5%）、"开发数字技术"（3.8%）、"数字技术不可或缺"（3.2%）、"有时"（2.2%）、"经常"（2.2%）。睡眠质量自评为"不好"的被调查者，按照比例从高到低排序，分别为："有时"（27.2%）、"偶尔"（25.8%）、"经常"（25.2%）、"开发数字技术"（23.1%）、"数字技术不可或缺"（22.1%）、"完全不涉及"（21.5%）。睡眠质量自评为"尚好"的被调查者，按照比例从高到低排序，分别为："有时"（62.5%）、"经常"（61.6%）、"偶尔"（59.9%）、"数字技术不可或缺"（59.3%）、"完全不涉及"（58.8%）、"开发数字技术"（48.7%）。睡眠质量自评为"非常好"的被调查者，按照比例从高到低排序，分别为："开发数字技术"（24.4%）、"数字技术不可或缺"（15.4%）、"完全不涉及"（14.9%）、"经常"（11.0%）、"偶尔"（9.8%）、"有时"（8.1%）。可见，不同程度互联网涉入职业群体认为睡眠质量"好"（含"尚好""非常好")的比例均高于"不好"（含"非常差""不好"），印证了睡眠质量自评均值的结果。整体而言，不同程度互联网涉入职业群体的主观睡眠质量较好。但值得注意的是，各互联网涉入职业群体中仍有少数个体认为睡眠质量"非常差"，需要对其予以关注。

将样本划分为低互联网涉入职业群体、中互联网涉入职业群体、高互联网涉入职业群体，采用方差分析进行差异检验，同时通过最小显著性差异法（LSD）进行事后检验。整体上看，不同程度互联网涉入职业群体的睡眠质量自评不存在显著差异（$F=1.677$，$p=0.187$）。事后检验结果也表明，各组间不存在显著差异。

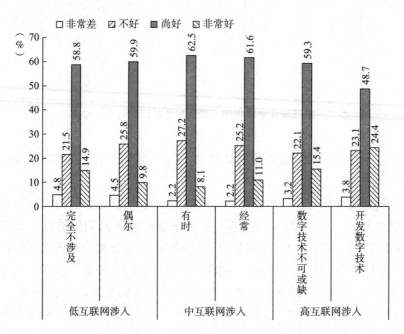

图 2　不同程度互联网涉入职业群体的睡眠质量自评分布情况

3. 午睡时长

不同程度互联网涉入职业群体的午睡时长情况如表 2 所示。选择"开发数字技术""数字技术不可或缺""经常""有时""偶尔""完全不涉及"的被调查者的均值分别为 2.00、2.08、2.11、2.21、2.15、1.95，得分越高代表每天平均午睡时间越长。其中，选择"经常""有时""偶尔"涉及数字技术的被调查者的均值大于等于总样本均值（2.11）。整体上看，不同程度互联网涉入职业群体中有午睡习惯（除选择"几乎不午睡"外其余选项比例之和）的比例均在50%以上。其中，工作是"开发数字技术"和"完全不涉及"数字技术的被调查者中有午睡习惯的比例较低，分别为57.1%、60.5%。

不同程度互联网涉入职业群体的午睡时长分布情况如图3所示。"几乎不午睡"的被调查者按照比例从高到低排列，分别为："开发数字技术"（42.9%）、"完全不涉及"（39.5%）、"数字技术不可或缺"（29.3%）、"经常"（27.8%）、"偶尔"（26.4%）、"有时"（23.7%）。每天平均午睡时长在"30分钟以内"的被调查者，按照比例从高到低排列，分别为："数字技术不可或缺"（39.3%）、"偶尔"（39.3%）、"有时"（38.9%）、"经常"（38.5%）、"完全不涉及"（32.7%）、"开发数字技术"（28.6%）。每天平均午睡时长在"30~60分钟"的被调查者，按照比例从高到低排列，分别为："有时"（30.9%）、"经常"（29.5%）、"偶尔"（27.6%）、"数字技术不可或缺"（25.6%）、"完全不涉及"（23.1%）、"开发数字技术"（15.6%）。每天平均午睡时长在"60~90分钟"的被调查者，按照比例从高到低排列，分别为："开发数字技术"（11.7%）、"偶尔"（5.6%）、"数字技术不可或缺"

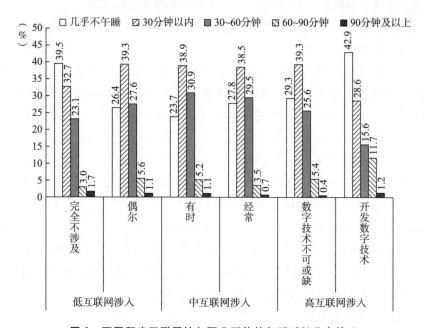

图3 不同程度互联网涉入职业群体的午睡时长分布情况

（5.4%）、"有时"（5.2%）、"经常"（3.5%）、"完全不涉及"（3.0%）。每天平均午睡时长在"90分钟及以上"的被调查者，按照比例从高到低排列，分别为："完全不涉及"（1.7%）、"开发数字技术"（1.2%）、"偶尔"（1.1%）、"有时"（1.1%）、"经常"（0.7%）、"数字技术不可或缺"（0.4%）。

将样本分为低互联网涉入职业群体、中互联网涉入职业群体、高互联网涉入职业群体，采用方差分析进行差异检验，同时通过最小显著性差异法（LSD）进行事后检验。整体上看，不同程度互联网涉入职业群体的午睡时长存在显著差异（$F = 6.894$，$p < 0.001$）。事后检验结果表明，中互联网涉入职业群体的午睡时长显著长于其他组。这表明，整体来看，中互联网涉入职业群体的午睡时长较长。

（二）不同程度互联网涉入职业群体中不同人口学特征群体的睡眠状况

从前文分析可以得知，高互联网涉入职业群体的睡眠时长显著比其他组短、中互联网涉入职业群体的午睡时长显著比其他组长。是否在不同程度互联网涉入职业群体中还存在其他人口学变量的显著差异？下文分别考察，并重点关注高互联网涉入群体的不同人口学特征的睡眠状况差异。

1. 不同程度互联网涉入职业群体中不同性别群体的睡眠状况

（1）睡眠时长

不同程度互联网涉入职业群体中不同性别群体的睡眠时长情况如表3所示。描述统计结果显示，高互联网涉入职业群体中的男性（6.86小时）与女性（7.08小时）、中互联网涉入职业群体中的男性（7.00小时）的每晚平均睡眠时长短于总体（7.18小时）。组间对比可知，低、中、高互联网涉入职业群体中女性的每晚平均睡眠时长略比男性长。为检验各分组是否存在显著差异，本研究采用多因素方差分析。结果显示，不同程度互联网涉入职业群体的每晚平均睡眠时长存在显著差异（$F = 17.12$，$p < 0.001$），不同性别群体的每晚平均睡眠时长不存在显著差异（$F = 1.09$，$p = 0.296$），不同程度互联网涉入职业群体和不同性别群体的交互作用不显著（$F = 2.21$，$p = 0.110$）。这表明，不同程度互联网涉入职业群体中不同性别群体的每晚平均睡眠时长不存在显著差异。

（2）睡眠质量自评

不同程度互联网涉入职业群体中不同性别群体的睡眠质量自评情况如表3所示。描述统计结果显示，高互联网涉入职业群体中的男性（2.82）与女性（2.94）、中互联网涉入职业群体中的女性（2.81）的均值大于总样本均值（2.80）。组间对比可知，高互联网涉入职业群体中，女性自评均值略大于男性；中互联网涉入职业群体中，女性自评均值略大于男性；低互联网涉入职业群体中，男性自评均值略大于女性。为检验各分组是否存在显著差异，本研究采用多因素方差分析。结果显示，不同程度互联网涉入职业群体的睡眠质量自评不存在显著差异（$F = 2.03$，$p = 0.131$），不同性别群体的睡眠质量自评不存在显著差异（$F = 0.14$，$p = 0.713$），不同程度互联网涉入职业和不同性别群体的交互作用不显著（$F = 0.87$，$p = 0.418$）。这表明，不同程度互联网涉入职业群体中不同性别群体的睡眠质量自评不存在显著差异。

（3）午睡时长

不同程度互联网涉入职业群体中不同性别群体的午睡时长情况如表3、图4所示。描述统计结果显示，低、高互联网涉入职业群体中的女性均值小于总样本均值（2.11）。组间对比发现，低、高互联网涉入职业群体中，女性的每天平均午睡时长略比男性短；中互联网涉入职业群体中，女性的每天平均午睡时长略比男性长。为检验各分组是否存在显著差异，本研究采用多因素方差分析。结果显示，不同程度互联网涉入职业群体的午睡时长存在显著差异（$F = 12.76$，$p < 0.001$），不同性别群体的午睡时长存在显著差异（$F = 12.22$，$p < 0.001$），不同程度互联网涉入职业群体和不同性别群体的交互作用显著（$F = 7.64$，$p < 0.001$）。这表明，不同程度互联网涉入职业群体中不同性别群体的午睡时长存在显著差异。进一步进行简单效应分析，结果显示，低互联网涉入职业群体中，女性的每天平均午睡时长显著比男性短（$F = 18.65$，$p < 0.001$）；高互联网涉入职业群体中，女性的每天平均午睡时长显著比男性长（$F = 6.21$，$p = 0.013$）。

表3　不同程度互联网涉入职业群体中不同性别群体的睡眠状况

单位：小时

职业互联网涉入程度	性别	每晚平均睡眠时长	睡眠质量自评均值	午睡时长均值
低互联网涉入	男	7.19	2.79	2.13
	女	7.33	2.77	2.02
中互联网涉入	男	7.00	2.77	2.13
	女	7.31	2.81	2.20

续表

职业互联网涉入程度	性别	每晚平均睡眠时长	睡眠质量自评均值	午睡时长均值
高互联网涉入	男	6.86	2.82	2.11
	女	7.08	2.94	2.03

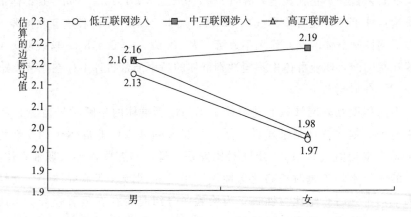

图 4　不同程度互联网涉入职业群体中不同性别群体的午睡时长情况

2. 不同程度互联网涉入职业群体中不同年龄段群体的睡眠状况

将被调查者按照年龄分为 18～30 岁、31～45 岁、46～60 岁三类，进行如下统计分析。

（1）睡眠时长

不同程度互联网涉入职业群体中不同年龄段群体的睡眠时长情况如表 4、图 5 所示。描述统计结果显示，低、中、高互联网涉入职业群体中的 31～45 岁和 46～60 岁群体的每晚平均睡眠时长均短于总体（7.18 小时）。组间对比可知，低、中、高互联网涉入职业群体中，18～30 岁群体的每晚平均睡眠时长均略长于其他两组。

为检验各分组是否存在显著差异，本研究采用多因素方差分析。结果显示，不同程度互联网涉入职业群体的睡眠时长不存在显著差异（$F = 2.13$，$p = 0.119$），不同年龄段群体的睡眠时长存在显著差异（$F = 32.14$，$p < 0.001$），不同程度互联网涉入职业群体和不同年龄段群体的交互作用显著（$F = 6.25$，$p < 0.001$）。这表明，不同程度互联网涉入职业群体中不同年龄段群体的睡眠时长存在显著差异。进一步进行简单效应分析，结果显示，低

互联网涉入职业群体中，18～30 岁群体的每晚平均睡眠时长显著长于其他两组（$F = 37.35$，$p < 0.001$）；中互联网涉入职业群体中，18～30 岁群体的每晚平均睡眠时长显著长于其他两组（$F = 25.43$，$p < 0.001$）；高互联网涉入职业群体中，18～30 岁群体的每晚平均睡眠时长显著长于其他两组（$F = 5.29$，$p = 0.001$）。整体来看，不同程度互联网涉入职业群体中，18～30 岁群体的每晚平均睡眠时长最长。

表 4 不同程度互联网涉入职业群体中不同年龄段群体的睡眠状况

单位：小时

职业互联网涉入程度	年龄	每晚平均睡眠时长	睡眠质量自评均值	午睡时长均值
低互联网涉入	18～30 岁	7.72	2.80	2.17
	31～45 岁	7.15	2.70	2.02
	46～60 岁	7.16	2.82	2.08
中互联网涉入	18～30 岁	7.54	2.81	2.26
	31～45 岁	7.11	2.74	2.12
	46～60 岁	6.93	2.80	2.12
高互联网涉入	18～30 岁	7.36	2.81	2.25
	31～45 岁	6.99	2.78	2.04
	46～60 岁	6.76	2.99	2.02

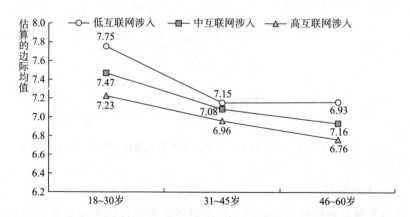

图 5 不同程度互联网涉入职业群体中不同年龄段群体的睡眠时长情况

（2）睡眠质量自评

不同程度互联网涉入职业群体中不同年龄段群体的睡眠质量自评情况如表 4、图 6 所示。描述统计结果显示，低、中、高互联网涉入职业群体中的 31～45 岁群体的睡眠质量自评均值均小于总样本均值（2.80）。组间对比可知，31～45 岁群体的睡眠质量自评均值略小于其他两组。为检验各分组是否存在显著差异，本研究采用多因素方差分析。结果显示，不同程度互联网涉入职业群体的睡眠质量自评存在显著差异（$F = 4.81$，$p = 0.008$），不同年龄段群体的睡眠质量自评存在显著差异（$F = 11.64$，$p < 0.001$），不同程度互联网涉入职业群体和不同年龄段群体的交互作用显著（$F = 4.51$，$p < 0.001$）。进一步进行简单效应分析，结果显示，低互联网涉入职业群体中，18～30 岁群体的睡眠质量自评均值显著大于 31～45 岁群体（$F = 5.29$，$p = 0.001$）；中互联网涉入职业群体中，18～30 岁群体的睡眠质量自评均值显著大于 31～45 岁群体（$F = 11.27$，$p < 0.001$）；高互联网涉入职业群体中，46～60 岁群体的睡眠质量自评均值显著大于 31～45 岁群体（$F = 5.46$，$p = 0.001$）。结果表明，整体来看，不同程度互联网涉入职业群体中，31～45 岁群体的睡眠质量自评均值最小。

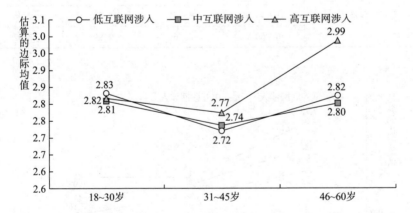

6　不同程度互联网涉入职业群体中不同年龄段群体的睡眠质量自评情况

（3）午睡时长

不同程度互联网涉入职业群体中不同年龄段群体的午睡时长情况如表 4 所示。描述统计结果显示，低、高互联网涉入职业群体中的 31～45 岁、46～60 岁群体的午睡时长均值小于总样本均值（2.11）。组间对比可知，低、中、高互联网涉入职业群体中的 18～30 岁群体的每天平均午睡时长略长于其他两组。为检验各分组是否存在显著差异，本研究采用多因素方差分析。结果显示，不同程度互联网涉入职业群体的午睡时长存在显著差异（$F = 11.97$，$p < 0.001$），不同年龄段群体的午睡时长存在显著差异（$F = 7.84$，$p < 0.001$），不同程度互联网涉入职业群体和不同年龄段群体的交互作用不显著（$F = 1.91$，$p = 0.075$）。这表明，不同程度互联网涉入职业群体中，不同年龄段群体的午睡时长不存在显著差异。

3. 不同程度互联网涉入职业群体中不同就业状况群体的睡眠状况

将被调查者按照就业状况分为无工作群体（含一直无工作、辞职、内退或下岗、失业）、固定工作群体（含受雇于他人、在自己家的生意/企业中帮忙并领取工资、在职工作者）、灵活就业群体（含非固定工作、务农、边务农边打工、个体工商户、劳务工/劳务派遣人员、零工、散工、自由职业者、离退在家但有固定雇主、辞职内退或下岗但有固定雇主、离退重聘的劳务派遣人员、离退在自己家的生意/企业中工作并领取工资、非固定工作性质的老板或合伙人、在自己家的生意/企业中帮忙但不领工资、实习）三大类，进行如下分析。

（1）睡眠时长

不同程度互联网涉入职业群体中不同就业状况群体的睡眠时长情况如表 5 所示。描述统计结果显示，高互联网涉入职业群体中的固定工作群体的每晚平均睡眠时长（7.07 小时）短于总体（7.18 小时）。组间对比可知，各互联网涉入职业群体中的固定工作群体的睡眠时长均短于其他两组。为检验各分组是否存在显著差异，本研究采用多因素方差分析。结果显示，不同程度互联网涉入职业群体的睡眠时长存在显著差异（$F = 4.76$，$p = 0.009$），不同就业状况群体的睡眠时长存在显著差异（$F = 15.67$，$p < 0.001$），不同程度互联网涉入职业群体和不同就业状况群体的交互作用不显著（$F = 0.65$，$p = 0.629$）。这表明，不同程度互联网涉入职业群体中不同就业状况群体的睡眠时长不存在显著差异。

（2）睡眠质量自评

不同程度互联网涉入职业群体中不同就业状况群体的睡眠质量自评情况如表 5 所示。描述统计结果显示，低互联网涉入的无工作群体（2.82）、高互联网涉入的固定工作群体（2.81）的均值大于总样本均值（2.80）。组间对比可知，低互联网涉入职业群体中的无工作群体的睡眠质量自评均值最大

（2.82），高互联网涉入职业群体中的无工作群体均值最小（2.60）。

为检验各分组是否存在显著差异，本研究采用多因素方差分析。结果显示，不同程度互联网涉入职业群体的睡眠质量自评不存在显著差异（$F = 0.63$，$p = 0.533$），不同就业状况群体的睡眠质量自评不存在显著差异（$F = 0.73$，$p = 0.484$），不同程度互联网涉入职业群体和不同就业状况群体的交互作用不显著（$F = 0.73$，$p = 0.572$）。这表明，不同程度互联网涉入职业群体中不同就业状况群体的睡眠质量自评不存在显著差异。

（3）午睡时长

不同程度互联网涉入职业群体中不同就业状况群体的午睡时长情况如表5所示。描述统计结果显示，低互联网涉入职业群体中的固定工作群体（2.08 小时）、灵活就业群体（2.10 小时）的每天平均午睡时长长于总体（2.11 小时）。组间对比可知，各互联网涉入职业群体中，固定工作群体的午睡时长均短于其他两组。为检验各分组是否存在显著差异，本研究采用多因素方差分析。结果显示，不同程度互联网涉入职业群体的午睡时长存在显著差异（$F = 3.45$，$p = 0.032$），不同就业状况群体的午睡时长不存在显著差异（$F = 1.42$，$p = 0.242$），不同程度互联网涉入职业群体和不同就业状况群体的交互作用不显著（$F = 0.39$，$p = 0.816$）。这表明，不同程度互联网涉入职业群体中不同就业状况群体的午睡时长不存在显著差异。

表5 不同程度互联网涉入职业群体中不同就业状况群体的睡眠状况

单位：小时

职业互联网涉入程度	就业状况	每晚平均睡眠时长	睡眠质量自评均值	午睡时长均值
低互联网涉入	无工作	7.75	2.82	2.11
	固定工作	7.28	2.77	2.08
	灵活就业	7.64	2.77	2.10
中互联网涉入	无工作	7.68	2.76	2.23
	固定工作	7.23	2.77	2.16
	灵活就业	7.52	2.77	2.25
高互联网涉入	无工作	7.30	2.60	2.20
	固定工作	7.07	2.81	2.14
	灵活就业	7.22	2.75	2.21

四　结论与讨论

本研究使用中国社会科学院社会学研究所开展的 2023 年中国居民睡眠状况线上调查数据分析后发现，整体而言，除了"数字技术不可或缺"的群体的每晚平均睡眠时长不足 7 小时外，其余各组均长于 7 小时。各组睡眠质量自评为"尚好"和"非常好"的比例在 70% 左右。不同程度互联网涉入职业群体中有午睡习惯（除选择"几乎不午睡"外其余选项比例之和）的比例均在 50% 以上。对比来看，不同程度互联网涉入职业群体的睡眠状况存在一定程度的统计学差异。基于不同人口学特征的统计分析表明，不同程度互联网涉入职业群体中，不同性别、年龄群体的睡眠状况存在统计学上的显著差异。基于就业状况分类的研究结果发现，不同程度互联网涉入职业群体中，无工作、固定工作、灵活就业群体的睡眠时长、睡眠质量自评、午睡时长并无显著差异。

分维度看，对睡眠时长的分析结果发现，低互联网涉入职业群体的每晚平均睡眠时长显著长于中、高互联网涉入职业群体，高互联网涉入职业群体的每晚平均睡眠时长显著比其他两组短。随着职业互联网涉入程度的加深，长时间睡眠（10 小时及以上）的比例呈下降趋势。基于年龄分类的研究结果发现，不同程度互联网涉入职业群体中，18～30 岁群体的每晚平均睡眠时长最长。就睡眠质量自评结果而言，不同程度互联网涉入职业群体的睡眠质量自评不存在统计学上的显著差异，但对少数认为睡眠质量"非常差"的群体仍需给予关注。31～45 岁群体的睡眠质量自评均值小于其他两组。就午睡时长而言，中互联网涉入职业群体的每天平均午睡时长较长。基于性别分类的研究结果发现，低、高互联网涉入职业群体中，女性的每天平均午睡时长显著比男性短。

对于互联网数字工作者而言，需要关注的是，其办公地点、时间、方式相对灵活，工作与生活的界限不清晰，因而其睡眠状况更可能受到工作影响。这样的影响在统计结果中也有所体现，高互联网涉入职业群体的每晚平均睡眠时长短于其他两组，且少于 8 小时。高互联网涉入职业群体的短时间睡眠（6 小时及以下）比例较高、长时间睡眠（10 小时及以上）比例较低，且高互联网涉入职业群体中的女性的每天平均午睡时长更短，这说明其总体睡眠时间并未通过每天平均午睡时长得到有效补充。睡眠时长较短可能与其工作地点和办公方式的要求较为宽松有关，其工作时间更可能挤压睡眠时间。基于就业状况分类的研究结果发现，高互联网涉入职业群体中固定工作和灵活就业群体的睡眠时长并无明显区别，说明互联网改变了以往工作性质对个体生活与工作的区分，数字技术的普及使不同职业性质的个体的工作时间更为灵活，因此影响了个体的睡眠时长。但对高互联网涉入职业群体的睡眠质量自评统计结果显示，该组与其他两组并不存在明显差异。睡眠质量自评结果可能受到多种因素的影响，一定强度的工作消耗个体精力，反而可能使有限时间内的睡眠质量得到提升。结合基于年龄的进一步分类研究结果来看，处于 31 ~ 45 岁、正值事业黄金期的高互联网涉入群体的睡眠质量较差，工作产生的情绪压力，导致其睡眠时间减少、睡眠质量下降，由此可能引发的身心健康风险需要予以关注。

参考文献

戴国斌、林荷、谢菊兰，2020，《挑战性 - 阻碍性工作压力对失眠的影响：积极 - 消极工作反刍的中介作用》，《中国临床心理学杂志》第 5 期。

杜伟、刘金婷、康冠兰、马宁、周晓林，2020，《睡眠不足对人际交互的影响及其认知神经机制》，《心理科学》第 2 期。

林佳鹏，2022，《赶工或反内卷？90 后"大厂"青年加班现象研究》，《中国青年研究》第 6 期。

林梦迪、叶茂林、彭坚、尹奎、王震，2018，《员工的睡眠质量：组织行为学的视角》，《心理科学进展》第 6 期。

孟续铎、王欣，2015，《企业员工超时工作成因与劳动时间特征》，《经济与管理研究》第 12 期。

钱柳、汝涛涛、罗雪、牛佳兴、马永骏、周国富，2020，《睡眠限制对认知功能的影响及其潜在作用机制》，《心理科学进展》第 9 期。

史健、龙立荣，2018，《员工睡眠剥夺的损耗效应：组织管理研究的新主题》，《心理科学进展》第 5 期。

王琪延、韦佳佳，2017，《睡眠时间的经济与统计分析》，《调研世界》第 9 期。

Siegel, J. M. (2005). Clues to the functions of mammalian sleep. *Nature*, *437* (7063), 1264 - 1271.

专题报告

午睡模式对日间功能、夜晚睡眠质量以及节律稳定性的影响

摘　要： 随着现代生活节奏的加快和工作压力的日益增大，午睡作为一种有效缓解困倦和疲劳的方式，逐渐成为人们关注的热点。本研究探讨了午睡模式在日间功能、夜晚睡眠质量以及节律稳定性方面的影响。研究结果表明，各地区有午睡习惯的被调查者占比均在60%以上；南方地区（华南、西南）有午睡习惯的被调查者所占比例较高，其中多数被调查者在13：00～14：00开始午睡，而北方地区的被调查者午睡的起始时间点则相对较早。保持稳定的午睡习惯有助于改善日间功能和保证夜晚睡眠质量，但随着午睡时长的增加，夜晚睡眠质量自评总分有显著的下降趋势；当午睡的起始时间点与地区的工作时间安排相协调时，个体在下午的主观感受更佳。午睡时长的过度增加对节律稳定性存在负面影响；华南地区有午睡习惯的被调查者的节律稳定性与没有午睡习惯的被调查者相比较差。本研究不仅为个体在日常生活中寻求工作效率和合理休息的平衡提供了建议，也为社会理解和加强对午睡的重视提供了科学依据。

关键词： 午睡　日间功能　夜晚睡眠质量　节律稳定性

一　引言

随着现代生活节奏的加快和工作压力的日益增大，人们对健康生活方式的追求成为当下社会的热点之一。睡眠作为人们生理活动的必要过程，对维持人们的身心健康至关重要。《中国睡眠研究报告2023》显示，2022年我国

国民每晚平均睡眠时长为 7.40 小时，但仍有 47.55% 的人群每晚平均睡眠时长不足 8 小时，16.79% 的人群每晚平均睡眠时长不足 7 小时（王俊秀等，2023）。流行病学的研究表明，睡眠不足是导致肥胖、2 型糖尿病、心血管疾病和意外事故的重要风险因素之一（Buxton & Marcelli，2010；Cappuccio et al.，2009；Faraut et al.，2012；Philip et al.，2014）。在这一背景下，午睡逐渐被提倡作为一种有效的方式，以抵消夜间睡眠不足带来的负面影响。研究发现，合理的午睡可以降低血压和心率，以及减少肾上腺素等激素的释放，从而有助于改善个体的心血管健康（Faraut et al.，2017）。值得注意的是，这种长期影响可能仅体现在习惯性午睡者（每周规律地进行多次午睡）中。除了是否有午睡习惯外，以往研究在探讨午睡对个体产生的影响时，还考虑了多种午睡模式，如午睡的起始时间点（Dutheil et al.，2021）、午睡的持续时间（Komada et al.，2012；Rea et al.，2022），以及午睡的频率等（McDevitt，Alaynick，& Mednick，2012）。

日间功能作为衡量个体生活质量的重要指标之一，涵盖了觉醒程度、情绪、注意力、警觉性等多个方面（Jackson，Howard，& Barnes，2011）。在现代社会，高效的业绩和稳定的情绪是个体获得职业成功的关键要素。然而，长时间的工作和不充足的睡眠易使人们感到困倦和精力不济。彭雨笛等（2023）的研究结果表明，个体的认知功能在下午（13：00～15：00）表现出下降的趋势，而午睡有助于恢复因睡眠压力累积而降低的警觉性（Hao et al.，2023；Milner & Cote，2009），改善认知表现、缓解疲劳感（Cao et al.，2024），降低精神压力水平（Faraut et al.，2015），提升情绪稳定性（Miller et al.，2015），促进学习和记忆巩固（Korman et al.，2007；Mander et al.，2011）。然而，不同的午睡模式对日间功能的影响可能会存在差异。比如，过长的午睡（60 分钟）可能会由于醒后睡眠惰性的存在而导致个体警觉性的降低（Leong et al.，2023）。因此，本研究考察不同午睡模式对日间功能的影响，尝试探讨对日间功能更有益的午睡模式。

除了影响个体午后的行为表现，不同午睡模式对夜晚睡眠质量的影响也存在差异。早期的研究表明，30 分钟的午睡对夜晚睡眠有改善作用，主要体现在睡眠效率的提高和入睡后觉醒次数的减少（Tanaka et al.，2002）。然而，近期的研究发现，进行午睡的时间点越晚，个体当晚的睡眠质量越差（Mograss et al.，2022），入睡的时间越晚（Rea et al.，2022）。上述研究结果表明，午睡对夜晚睡眠的影响会受到午睡模式的调节。生物节律紊乱是导致诸多身心疾病（如肥胖、糖尿病、焦虑症、抑郁症等）的主要原因之一（Zhu & Zee，2012），因此在工作日和休息日保持稳定的睡眠－觉醒节律对维持健康生活状态十分重要。研究表明，稳定的午睡习惯有助于维持规律的作息（Dai et al.，2021）。综上所述，本研究进一步考察不同午睡模式对夜晚睡眠质量和节律稳定性的影响。

由于地域差异、气候环境、文化传统以及生活方式的多样性，我国不同地区的午睡模式存在较大差异。郑棒等（2017）发现，在炎热的南方地区（如广东、福建等），人们通常在一年四季均有较为普遍的午睡，而北方地区的人们保持午睡习惯的比例则相对较低。因此，本研究将我国不同地区的午睡模式纳入研究范围，尝试更为全面地探究午睡对个体身心健康的作用，以期满足不同地区居民的睡眠健康需求，提高整体生活质量，并为不同地区居民的规律生活提供个性化建议。

二　研究方法

（一）数据来源

本研究所用数据源于华南师范大学睡眠研究中心于 2023 年开展的中国居民午睡状况调查问卷。该问卷通过线上平台——腾讯问卷进行收集，有效样本量为 3320，被调查者的平均年龄为 26.80 ± 9.64 岁。样本特征见表 1。

表 1　样本特征（$N = 3320$）

单位：人，%

变量		频数	占比
性别	男	1604	48.31
	女	1716	51.69
年龄	20 岁及以下	785	23.64
	21～30 岁	1829	55.09
	31～40 岁	346	10.42
	41～50 岁	231	6.96

变量		频数	占比
年龄	51~60岁	109	3.28
	60岁以上	20	0.60
地区	东北地区	158	4.76
	华北地区	331	9.97
	华中地区	292	8.80
	华南地区	1251	37.68
	华东地区	707	21.30
	西北地区	256	7.71
	西南地区	325	9.79
受教育程度	初中及以下	67	2.02
	中专/技校/职高/高中	335	10.09
	大学专科	678	20.42
	大学本科	1592	47.95
	研究生	648	19.52
身体健康状况	非常不健康	28	0.84
	不健康	129	3.89
	中等	875	26.36
	健康	1796	54.10
	非常健康	492	14.82
婚姻状况	未婚	2365	71.23
	初婚有配偶	822	24.76
	再婚有配偶	72	2.17
	离婚	46	1.39
	丧偶	15	0.45
个人月收入	1000元及以下	1060	31.93
	1000~3000元	942	28.37
	3000~7000元	864	26.02
	7000~15000元	344	10.36
	15000元以上	110	3.31

续表

变量		频数	占比
主观社会阶层	下层	460	13.86
	中下层	1075	32.38
	中层	1455	43.83
	中上层	303	9.13
	上层	27	0.81

（二）研究变量与数据统计

1. 午睡模式

本研究通过"①您是否有午睡习惯"这一问题确认被调查者是否有午睡习惯。对于自述有午睡习惯的被调查者，本研究询问下列三个问题以确定其午睡模式，即"②近一个月，每周平均午睡几次""③近一个月，每天平均午睡时长（单位：分钟）""④近一个月，您午睡的起始时间点大约为"。另外，本研究考察了被调查者对进行午睡的必要性的态度（"是否认为有必要进行午睡"），以及被调查者在工作日和休息日是否有机会进行午睡。

2. 日间功能自评

本研究要求被调查者在情绪、动力、注意力三个维度对过去一个月的日间功能进行主观评分，三个维度的题目分别为"我感到心情愉悦""我感到很有活力""我做事时能很好地集中精力"。本研究要求被调查者对每道题在七点量表中做出选择，其中，1 = "非常不同意"，2 = "比较不同意"，3 = "有点不同意"，4 = "不确定"，5 = "有点同意"，6 = "比较同意"，7 = "非常同意"。对于自述有午睡习惯的被调查者，将其"相比于午睡前，在午睡后的下午"在三个维度上的自评总分作为日间功能的指标。而对于没有午睡习惯的被调查者，将其"相比于上午，在下午"三个维度上的自评总分作为日间功能的指标。

3. 夜晚睡眠质量自评

本研究选取《匹兹堡睡眠质量指数（PSQI）量表》中的部分维度对夜晚睡眠质量进行评分，要求被调查者在四点量表中做出选择。题目如下："①近一个月，总的来说，您认为自己的睡眠质量如何"，1 = "很差"，2 =

"较差",3 = "较好",4 = "很好";"②近一个月,夜间睡眠时长(单位:小时)",在" <5""5~6""6~7""≥7"中做出选择;"③近一个月,从上床到入睡通常需要多久(单位:分钟)",在" ≥60""30~60""16~30""≤15"中做出选择; "④近一个月,夜间易醒或早醒的频率",在" ≥3 次/周""1~2次/周"" <1 次/周""无"中做出选择,对四个选项分别赋值为1、2、3、4。将四道题的得分相加得到夜晚睡眠质量总分,得分越高,表明睡眠质量越好。

4. 节律稳定性

本研究要求被调查者报告在工作日和休息日的入睡和起床时间,并通过下列公式对节律稳定性进行计算,得分越高,表明节律稳定性越差。

节律稳定性 = |休息日的入睡时间 – 工作日的入睡时间| + |休息日的起床时间 – 休息日的起床时间|

5. 数据统计

本研究采用 SPSS 21.0 进行数据分析,采用描述性统计对不同地区被调查者的午睡模式进行分析;通过两因素方差分析探究不同地区和午睡模式下被调查者的日间功能、夜晚睡眠质量以及节律稳定性的差异,并使用 Bonfer-roni 法对事后多重比较的结果进行矫正;采用分层回归分析探究在考虑人口学因素的情况下,午睡模式对日间功能、夜间睡眠质量以及节律稳定性的预测作用。本研究的最低显著性水平为 $p < 0.05$。

三 研究结果

(一)午睡模式的总体现状分析

午睡模式的总体现状如表 2 所示。在本研究采集的来自全国各地共 3320个有效样本中,88.98% 的被调查者表示有必要进行午睡,在工作日有机会进行午睡的被调查者占全部被调查者的 78.13%,表示有午睡习惯的被调查者占 75.93%。在自述有午睡习惯的 2521 名被调查者中,三种午睡模式(每周平均午睡次数、每天平均午睡时长、午睡的起始时间点)的分布比例如表2 所示。

表 2　午睡模式的总体现状

单位：人，%

变量		频数	占比
是否认为有必要进行午睡	是	2954	88.98
	否	366	11.02
在工作日是否有机会进行午睡	是	2594	78.13
	否	726	21.87
在休息日是否有机会进行午睡	是	2825	85.09
	否	495	14.91
是否有午睡习惯	有	2521	75.93
	无	799	24.07
每周平均午睡次数	1~2 次	307	12.18
	3~4 次	993	39.39
	5~7 次	1221	48.43
每天平均午睡时长	20 分钟以下	288	11.42
	20~45 分钟	1429	56.68
	45~60 分钟	523	20.75
	60 分钟及以上	281	11.15
午睡的起始时间点	12：00~13：00	1033	40.98
	13：00~14：00	1348	53.47
	14：00~15：00	140	5.55

（二）各地区午睡模式的现状分析

在自述有午睡习惯的被调查者中，除东北地区外，其余各地区的被调查者有午睡习惯的比例均在70%以上。其中，西南地区有午睡习惯的被调查者比例最高，为80.92%；东北地区有午睡习惯的被调查者比例最低，为63.29%。详见图1。

在自述有午睡习惯的被调查者中，每周平均午睡次数的占比在各地区之间表现出较为一致的分布。各地区被调查者中，每周平均午睡次数在3次及以上的比例均大于80%。其中，华南地区每周平均午睡次数在5~7次的被调查者在各地区中占比最高（52.96%）；东北地区每周平均午睡次数在1~2次的被调查者在各地区中占比最高（18.00%）。详见图2。

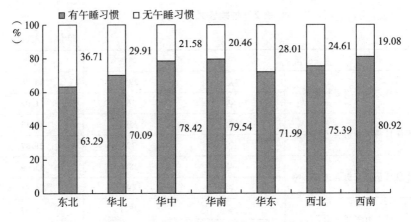

图1　各地区被调查者午睡习惯占比情况

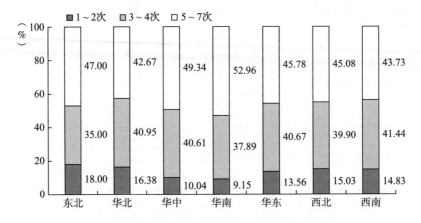

图2　各地区被调查者每周平均午睡次数占比情况

在各地区有午睡习惯的被调查者中，华东和西南地区有超过60%的被调查者每天平均午睡时长在20～45分钟，其余地区每天平均午睡时长在20～45分钟的被调查者在50%左右。在七个地区中，每天平均午睡时长在20分钟以下、45～60分钟和60分钟及以上的被调查者占比为8%～24%。详见图3。

在各地区有午睡习惯的被调查者中，东北地区的被调查者在12∶00～13∶00开始午睡的占比最高，为67.00%，而华南地区中，在13∶00～14∶00开始午睡的被调查者占比最高，为62.71%。另外，西北地区在14∶00～15∶00开始午睡的被调查者占比最高，为21.24%。详见图4。

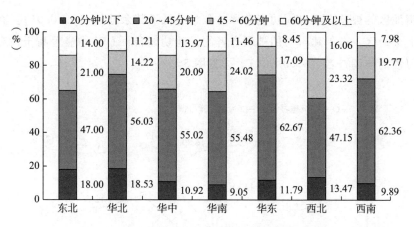

图 3　各地区被调查者每天平均午睡时长占比情况

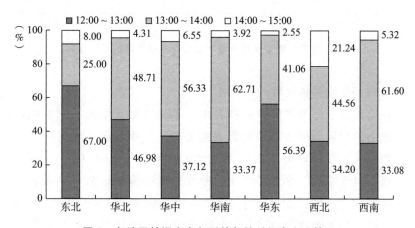

图 4　各地区被调查者午睡的起始时间点占比情况

（三）差异性分析

1. 不同午睡模式下，各地区被调查者的日间功能差异

（1）有无午睡习惯

本研究对各地区有无午睡习惯的被调查者在日间功能上的自评总分进行两因素方差分析。结果显示，地区和午睡习惯的交互作用显著 [$F_{(6, 3306)}$ = 10.88，$p < 0.001$]。事后比较结果发现，在有午睡习惯的被调查者中，华南（$p < 0.001$）和西北地区（$p = 0.009$）的被调查者在日间功能上的自评总分显著低于华北地区的被调查者；而在没有午睡习惯的被调查者中，

华南地区的被调查者日间功能自评总分显著低于其余地区（$p<0.01$）。在全部七个地区，有午睡习惯的被调查者的日间功能自评总分均显著高于没有午睡习惯的被调查者（$p<0.001$）。详见图5。

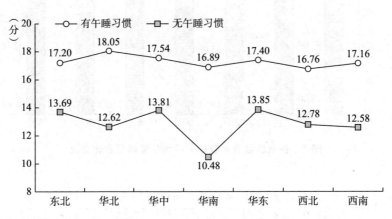

图5　有无午睡习惯对日间功能自评总分影响的地区差异

（2）每周平均午睡次数

在各地区有午睡习惯的被调查者中，本研究对其每周平均午睡次数在日间功能上的自评总分进行两因素方差分析。结果显示，地区和每周平均午睡次数的交互作用显著［$F_{(12, 2500)}=1.89$，$p=0.032$］。事后比较结果发现，对于东北、华北、华中、西北以及西南地区的被调查者，每周平均午睡次数对日间功能自评总分不存在显著影响（$p>0.05$），而在华南地区，每周平均午睡次数在 5~7 次的被调查者的日间功能自评总分显著高于每周平均午睡次数在 1~2 次和 3~4 次的被调查者（$p<0.001$）；华东地区每周平均午睡次数在 5~7 次和 3~4 次的被调查者在日间功能上的自评总分均显著高于每周平均午睡次数在 1~2 次的被调查者（$p<0.01$）。详见图6。

（3）每天平均午睡时长

在各地区有午睡习惯的被调查者中，本研究对其每天平均午睡时长在日间功能上的自评总分进行两因素方差分析。结果显示，地区对每天平均午睡时长的主效应显著［$F_{(6, 2493)}=3.08$，$p=0.005$］，华北地区的被调查者的日间功能自评总分显著高于华南和西北地区（$p<0.05$）。而对于各地区的被调查者，每天平均午睡时长对日间功能自评总分不存在显著

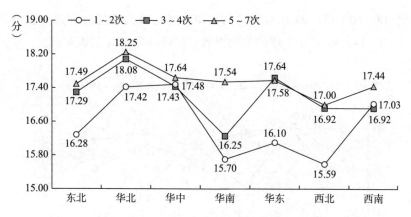

图 6 每周平均午睡次数对日间功能自评总分影响的地区差异

影响（$p > 0.05$）。详见图 7。

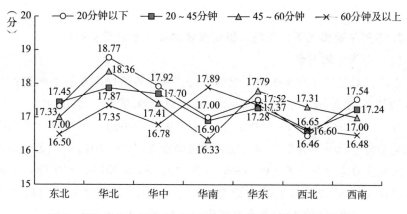

图 7 每天平均午睡时长对日间功能自评总分影响的地区差异

（4）午睡的起始时间点

在各地区有午睡习惯的被调查者中，本研究对其午睡的起始时间点在日间功能上的自评总分进行两因素方差分析。结果显示，地区和午睡的起始时间点的交互作用显著 [$F_{(12, 2500)} = 3.02$，$p < 0.001$]。事后比较结果发现，在华中和东北地区，于 14：00 ~ 15：00 开始午睡的被调查者的日间功能自评总分显著低于在其余两个时段开始午睡的被调查者（$p < 0.05$）；在西北、华南地区，于 12：00 ~ 13：00 开始午睡的被调查者的日间功能自评总分显著低于在 13：00 ~ 14：00 开始午睡的被调查者（$p < 0.05$）；在华东地

区，于 14：00～15：00 开始午睡的被调查者的日间功能自评总分显著低于在13：00～14：00 开始午睡的被调查者（$p < 0.05$）。详见图 8。

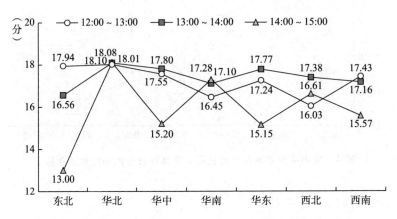

图 8　午睡的起始时间点对日间功能自评总分影响的地区差异

2. 不同午睡模式下，各地区被调查者的夜晚睡眠质量差异

（1）有无午睡习惯

本研究对各地区有无午睡习惯的被调查者在夜晚睡眠质量上的自评总分进行两因素方差分析。结果显示，地区对有无午睡习惯的主效应显著 $[F(6, 3306) = 4.42, p < 0.001]$，其中华中、华南地区的被调查者的夜晚睡眠质量自评总分显著低于华东地区的被调查者（$p < 0.01$）；有无午睡习惯对地区的主效应显著 $[F(1, 3306) = 20.48, p < 0.001]$，有午睡习惯的被调查者在夜晚睡眠质量上的自评总分显著高于没有午睡习惯的被调查者（$p < 0.001$）。地区和午睡习惯的交互作用不显著 $[F(6, 3306) = 1.44, p = 0.196]$。详见图 9。

（2）每周平均午睡次数

在各地区有午睡习惯的被调查者中，本研究对其每周平均午睡次数在夜晚睡眠质量上的自评总分进行两因素方差分析。结果显示，地区和每周平均午睡次数的交互作用显著 $[F(12, 2500) = 3.14, p < 0.001]$。事后比较结果发现，在华北、华中、华东以及西北地区，每周平均午睡次数不同的被调查者在夜晚睡眠质量上的自评总分不存在显著差异，而在东北地区，每周平均午睡次数在 5～7 次的被调查者的睡眠质量自评总分显著高于每周平均午睡次数在 1～2 次的被调查者（$p < 0.05$）；在华南、西南地区，每周平均午

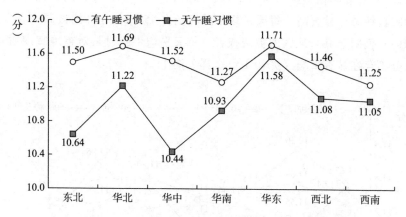

图9　有无午睡习惯对夜晚睡眠质量自评总分影响的地区差异

睡次数在 5～7 次的被调查者的睡眠质量自评总分显著高于每周平均午睡次数在 3～4 次的被调查者（$p < 0.01$）。详见图 10。

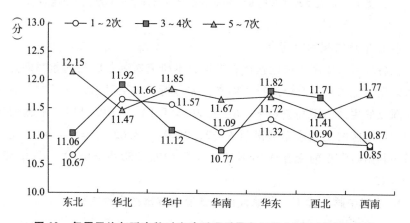

图10　每周平均午睡次数对夜晚睡眠质量自评总分影响的地区差异

（3）每天平均午睡时长

在各地区有午睡习惯的被调查者中，本研究对其每天平均午睡时长在夜晚睡眠质量上的自评总分进行两因素方差分析。结果显示，地区和每天平均午睡时长的交互作用显著 [$F(18, 2493) = 1.81$，$p = 0.019$]。事后比较结果发现，在华北地区，每天平均午睡时长在 20 分钟以下的被调查者的夜晚睡眠质量自评总分显著高于每天平均午睡时长在 60 分钟及以上的被调查者

（*p* < 0.05）；在华南地区，每天平均午睡时长在 20 ~ 45 分钟的被调查者的夜晚睡眠自评总分显著高于每天平均午睡时长在 45 ~ 60 分钟的被调查者（*p* < 0.001）；而对于其余地区的被调查者，每天平均午睡时长对夜晚睡眠质量自评总分不存在显著影响（*p* > 0.05）。详见图 11。

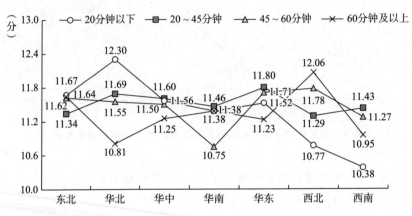

图 11　每天平均午睡时长对夜晚睡眠质量自评总分影响的地区差异

（4）午睡的起始时间点

在各地区有午睡习惯的被调查者中，本研究对其午睡的起始时间点在夜晚睡眠质量上的自评总分进行两因素方差分析。结果显示，地区对午睡的起始时间点的主效应不显著 [*F* (6, 2500) = 1.13, *p* = 0.342]，午睡的起始时间点对地区的主效应不显著 [*F* (2, 2500) = 1.62, *p* = 0.199]，地区和午睡的起始时间点的交互作用不显著 [*F* (12, 2500) = 0.92, *p* = 0.527]。详见图 12。

3. 不同午睡模式下，各地区被调查者的节律稳定性差异

（1）有无午睡习惯

本研究对各地区有无午睡习惯的被调查者在节律稳定性上的总分进行两因素方差分析。结果显示，地区和有无午睡习惯的交互作用显著 [*F* (6, 3306) = 2.35, *p* = 0.029]。事后比较结果发现，相较于没有午睡习惯的被调查者，华南地区有午睡习惯的被调查者的节律稳定性显著更差（*p* = 0.001）。其余地区中，有无午睡习惯的被调查者间节律稳定性不存在显著差异。详见图 13。

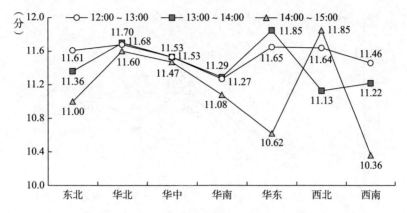

图12 午睡的起始时间点对夜晚睡眠质量自评总分影响的地区差异

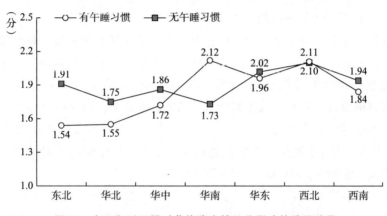

图13 有无午睡习惯对节律稳定性总分影响的地区差异

（2）每周平均午睡次数

在各地区有午睡习惯的被调查者中，本研究对其每周平均午睡次数在节律稳定性上的总分进行两因素方差分析。结果显示，地区对每周平均午睡次数的主效应显著 ［$F_{(6, 2500)} = 4.28$，$p < 0.001$］。事后比较结果发现，与华北和华中地区有午睡习惯的被调查者相比，华南地区有午睡习惯的被调查者的节律稳定性显著更差 （$p < 0.05$）。与华北地区有午睡习惯的被调查者相比，西北地区有午睡习惯的被调查者的节律稳定性显著更差 （$p < 0.05$）。每周平均午睡次数对地区的主效应不显著 ［$F_{(2, 2500)} = 2.57$，$p = 0.077$］。地区和每周平均午睡次数的交互作用不显著 ［$F_{(12, 2500)} = 1.15$，$p = 0.315$］。详见图14。

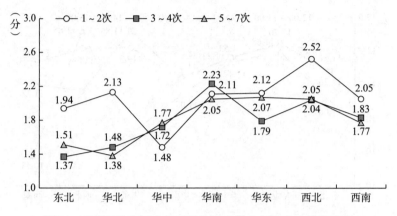

图 14　每周平均午睡次数对节律稳定性总分影响的地区差异

（3）每天平均午睡时长

在各地区有午睡习惯的被调查者中，本研究对其每天平均午睡时长在节律稳定性上的总分进行两因素方差分析。结果显示，地区和每天平均午睡时长的交互作用显著 $[F (18, 2493) = 1.70, p = 0.033]$。事后比较结果发现，在西南地区，每天平均午睡时长在 20 分钟以下、20～45 分钟的被调查者的节律稳定性显著优于每天平均午睡时长在 60 分钟及以上的被调查者（$p < 0.05$），而对于其余地区的被调查者，每天平均午睡时长对节律稳定性不存在显著影响（$p > 0.05$）。详见图 15。

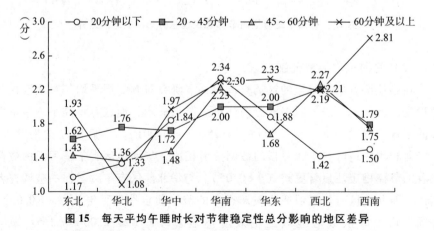

图 15　每天平均午睡时长对节律稳定性总分影响的地区差异

（4）午睡的起始时间点

在各地区有午睡习惯的被调查者中，本研究对其午睡的起始时间点在节律稳定性上的总分进行两因素方差分析。结果显示，地区对午睡的起始时间点的主效应不显著［$F(2, 2500)=1.68$，$p=0.122$］，午睡的起始时间点对地区的主效应不显著［$F(2, 2500)=2.71$，$p=0.066$］，地区和午睡的起始时间点的交互作用不显著［$F(12, 2500)=1.42$，$p=0.148$］。详见图16。

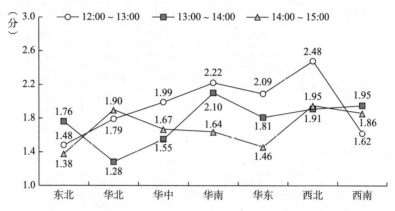

图16　午睡的起始时间点对节律稳定性总分影响的地区差异

（四）回归分析结果

1. 午睡模式对日间功能自评总分的回归分析结果

本研究控制了性别、年龄、地区、受教育程度、身体健康状况、婚姻状况、个人月收入和主观社会阶层等人口学变量，以三种午睡模式（每周平均午睡次数、每天平均午睡时长和午睡的起始时间点）为自变量，以日间功能自评总分为因变量，进行分层回归分析。具体操作为：第一层纳入性别、年龄、地区、受教育程度、身体健康状况、婚姻状况、个人月收入和主观社会阶层为控制变量，其中男性、华中地区、未婚为性别、地区、婚姻状况的参照组；第二层纳入每周平均午睡次数、每天平均午睡时长和午睡的起始时间点为自变量，其中将13：00～14：00开始午睡作为午睡的起始时间点的参照组。每层变量采用全部进入的方式，结果如表3所示。

表3 午睡模式对日间功能自评总分的回归分析结果

变量		模型 1		模型 2	
		β	p	β	p
性别（男 = 0）	女	0.074	0.587	0.066	0.627
年龄		0.643	< 0.001	0.592	< 0.001
地区 （华中地区 = 0）	东北地区	−0.302	0.440	−0.131	0.737
	华北地区	0.276	0.365	0.367	0.225
	华南地区	−0.524	0.030	−0.588	0.014
	华东地区	0.050	0.847	0.111	0.671
	西北地区	−0.353	0.274	−0.155	0.630
	西南地区	−0.129	0.664	−0.083	0.778
受教育程度		0.297	< 0.001	0.278	< 0.001
身体健康状况		0.903	< 0.001	0.900	< 0.001
婚姻状况（未婚 = 0）	初婚有配偶	−0.360	0.087	−0.273	0.190
	再婚有配偶	0.257	0.584	0.105	0.821
	离婚	−0.720	0.248	−0.557	0.367
	丧偶	0.532	0.651	0.565	0.628
个人月收入		−0.030	0.699	−0.016	0.840
主观社会阶层		0.099	0.221	0.133	0.096
每周平均午睡次数				0.641	< 0.001
每天平均午睡时长				−0.091	0.259
午睡的起始时间点 （13：00 ~ 14：00 = 0）	12：00 ~ 13：00			−0.292	0.039
	14：00 ~ 15：00			−0.910	0.002
R^2		0.086	0.107		
调整后 R^2		0.080	0.100		
F		14.733***	15.011***		
ΔR^2		0.086	0.021		
ΔF		14.733***	14.822***		

*** $p < 0.001$。

　　最终模型（模型2）纳入全部变量，累计解释日间功能的10.72%的变异量，具有统计学意义。仅放入人口学变量（模型1）时，累计解释日间功能的8.60%的变异量，具有统计学意义。增加三种午睡模式后，R^2值增加 0.021，具有统计学意义。控制人口学变量后的结果表明，随着每周平均午睡次数的增加，被调查者的日间功能自评总分表现出显著的上升趋势；相对于在 13：00~14：00 开始午睡的被调查者，在 12：00~13：00 和 14：00~15：00 开始午睡的被调查者的日间功能自评总分有显著的下降趋势。

2. 午睡模式对夜晚睡眠质量自评总分的回归分析结果

以上述人口学变量为控制变量，以三种午睡模式（每周平均午睡次数、每天平均午睡时长和午睡的起始时间点）为自变量，以夜晚睡眠质量自评总分为因变量，进行分层回归分析，结果如表 4 所示。

表 4　午睡模式对夜晚睡眠质量自评总分的回归分析结果

变量		模型 1		模型 2	
		β	p	β	p
性别（男 = 0）	女	0.044	0.623	0.049	0.585
年龄		- 0.102	0.080	- 0.129	0.027
地区 （华中地区 = 0）	东北地区	0.049	0.848	0.068	0.790
	华北地区	0.170	0.392	0.193	0.330
	华南地区	- 0.311	0.048	- 0.332	0.033
	华东地区	0.165	0.334	0.165	0.331
	西北地区	- 0.112	0.594	- 0.059	0.779
	西南地区	- 0.414	0.033	- 0.387	0.045
受教育程度		0.024	0.586	0.024	0.577
身体健康状况		0.646	< 0.001	0.644	< 0.001
婚姻状况（未婚 = 0）	初婚有配偶	- 0.567	< 0.001	- 0.521	< 0.001
	再婚有配偶	0.148	0.628	0.012	0.969
	离婚	- 0.356	0.381	- 0.237	0.557
	丧偶	- 0.790	0.303	- 0.752	0.324
个人月收入		- 0.071	0.169	- 0.069	0.177
主观社会阶层		0.242	< 0.001	0.256	< 0.001
每周平均午睡次数				0.394	< 0.001
每天平均午睡时长				- 0.158	0.003

续表

变量		模型 1		模型 2	
		β	p	β	p
午睡的起始时间点 （13：00 ~ 14：00 = 0）	12：00 ~ 13：00			0.052	0.577
	14：00 ~ 15：00			− 0.060	0.758
R^2		0.094	0.110		
调整后 R^2		0.088	0.102		
F		16.202***	15.382***		
ΔR^2		0.094	0.016		
ΔF		16.202***	11.059***		

*** $p < 0.001$。

　　最终模型（模型 2）纳入全部变量，累计解释夜间睡眠质量的 10.96%
的变异量，具有统计学意义。仅放入人口学变量（模型 1）时，累计解释夜
晚睡眠质量的 9.38% 的变异量，具有统计学意义。增加三种午睡模式后，R^2
值增加 0.016，具有统计学意义。控制人口学变量的结果表明，随着每周平
均午睡次数的增加，夜晚睡眠质量自评总分表现出显著的上升趋势；而随着
每天平均午睡时长的增加，夜晚睡眠质量自评总分有显著的下降趋势。

3. 午睡模式对节律稳定性总分的回归分析结果

　　最后，以三种午睡模式为自变量，以节律稳定性总分为因变量，进行分
层回归分析，结果如表 5 所示。

表 5　午睡模式对节律稳定性总分的回归分析结果

变量		模型 1		模型 2	
		β	p	β	p
性别（男 = 0）	女	0.140	0.032	0.169	0.011
年龄		− 0.408	< 0.001	− 0.394	< 0.001
地区 （华中地区 = 0）	东北地区	− 0.193	0.304	− 0.236	0.212
	华北地区	− 0.101	0.491	− 0.112	0.445
	华南地区	0.283	0.014	0.282	0.015
	华东地区	0.083	0.508	0.061	0.626
	西北地区	0.225	0.145	0.237	0.128
	西南地区	− 0.022	0.876	− 0.023	0.872

续表

变量		模型 1		模型 2	
		β	p	β	p
受教育程度		-0.133	<0.001	-0.126	<0.001
身体健康状况		-0.177	<0.001	-0.179	<0.001
婚姻状况（未婚=0）	初婚有配偶	-0.088	0.380	-0.100	0.324
	再婚有配偶	0.375	0.096	0.393	0.082
	离婚	0.103	0.730	0.089	0.766
	丧偶	0.481	0.394	0.456	0.419
个人月收入		0.233	<0.001	0.225	<0.001
主观社会阶层		-0.078	0.044	-0.085	0.029
每周平均午睡次数				-0.087	0.060
每天平均午睡时长				0.101	0.010
午睡的起始时间点 （13：00～14：00=0）	12：00～13：00			0.126	0.065
	14：00～15：00			-0.172	0.229
R^2		0.085		0.091	
调整后 R^2		0.080		0.083	
F		14.625***		12.445***	
ΔR^2		0.085		0.005	
ΔF		14.625***		3.490**	

**p<0.01, ***p<0.001。

最终模型（模型2）纳入全部变量，累计解释节律稳定性的9.05%的变异量，具有统计学意义。仅放入人口学变量（模型1）时，累计解释节律稳定性的8.55%的变异量，具有统计学意义。增加三种午睡模式后，R^2值增加0.005，具有统计学意义。控制人口学变量后，结果表明，随着每天平均午睡时长的增加，节律稳定性总分表现出显著的上升趋势，即节律稳定性有显著的变差趋势。

四　结论与讨论

（一）午睡行为在被调查者中较为常见，但工作日的午睡条件有待改善

午睡被视为调整身体和精神状态、提高工作效率的重要方式。相关研究

结果也表明，适度的午睡有助于改善认知功能、提高记忆力以及降低心血管疾病发生的风险等。在本研究中，88.98%的被调查者表示有必要进行午睡。然而，在工作日有机会进行午睡的被调查者仅占全部被调查者的 78.13%，仅 75.93%的被调查者表示有午睡习惯。这一数据既反映了午睡在我国较为常见，也表明当前仍有部分被调查者面临午睡条件不足的问题。城市化、工作压力和快节奏的生活方式可能会妨碍人们进行午睡，环境因素（如噪声、光线和社交活动）也可能干扰午睡。这些问题的解决需要社会环境的改善和科学研究的进一步努力，如企业可以允许员工在有需要时进行午睡或为员工提供公共休息区；科研工作者可以通过实验研究探究午睡的益处，从而帮助人们认识到合理午睡的重要性，共同促进健康和高效的生活方式的形成。

（二）各地区的被调查者在每周平均午睡次数和每天平均午睡时长上较为相似，而午睡的起始时间点在地区间存在较大差异

一方面，中国各地区的被调查者中午睡习惯的存在比例大体一致，即保持午睡习惯的被调查者占比均在 60% 以上；另一方面，由于我国幅员辽阔，不同地区间气候差异大，各地区间的午睡模式存在差异性。具体来讲，自述有午睡习惯的被调查者的比例从南到北表现出递减的趋势，南方地区（如华南、西南）有午睡习惯的被调查者较多。相较于北方地区，南方地区相对炎热的气候条件是造成南北午睡比例存在差异的因素之一。人们在相对炎热的天气下会更多地进行午睡（Monsivais et al.，2017）。气温的升高会加快机体的新陈代谢（Schulte，2015），从而导致疲劳感的产生（Hargreaves，2005），因此，合理的午睡有助于个体缓解疲劳，提高下午的工作效率，尤其是在夏季和气候相对炎热的南方地区。

从每周平均午睡次数和每天平均午睡时长来看，各地区间选择不同午睡模式的被调查者的比例较为相似。而在午睡的起始时间点上，各地区间表现出较大的差异性。具体来讲，南方地区（如华南、西南）的被调查者多数（60% 以上）在 13：00 ~ 14：00 开始午睡，而东北地区的被调查者多数（67.00%）在 12：00 ~ 13：00 开始午睡。这一差异也反映在南北方在学习、工作时间的安排上，即相较于华南地区，东北地区在下午进行工作、学习安排的开始时间更早。特别需要指出的是，由于西北地区的当地时间比北京时间晚 1 ~ 2 个小时，此地区的被调查者在 14：00 ~ 15：00 开始午睡的比例在七个地区中最高。因此，日照时间段的后移是西北地区的被调查者午睡的起始时间点较晚的因素之一。

（三）稳定的午睡习惯有助于改善日间功能和保证夜晚睡眠质量；随着午睡时长的增加，夜晚睡眠质量自评总分呈下降趋势

本研究结果表明，对于各地区有午睡习惯的被调查者，其在下午的日间功能自评总分和夜晚睡眠质量自评总分显著高于没有午睡习惯的被调查者。这一结果与以往研究发现一致，即午睡有助于减轻上午累积的疲劳感，提高警觉性和注意力水平（Hao et al.，2023）、改善认知功能（Ou et al.，2023）。但需要注意的是，午睡时间过长，会对夜间的睡眠质量产生一定程度的负面影响（Ye et al.，2015）。本研究中，在华北地区，每天平均午睡时长在 20 分钟以下的被调查者在夜晚睡眠质量的自评总分上显著高于每天平均午睡时长在 60 分钟及以上的被调查者；而在华南地区，每天平均午睡时长在 20~45 分钟的被调查者的夜晚睡眠质量自评总分显著高于每天平均午睡时长在 45~60 分钟的被调查者。这一结果表明，在不同地区中，影响夜晚睡眠质量的午睡时长有所差异。但总体而言，控制了人口学变量后的回归分析结果表明，随着午睡时长的增加，夜晚睡眠质量自评总分有显著的下降趋势。因此，建议人们在尝试通过午睡缓解疲劳和困倦感时，避免较长的午睡对夜晚睡眠质量产生的不利影响。

（四）当午睡的起始时间点与地区的工作时间安排相协调时，个体在下午的主观感受更佳

本研究考察了午睡的起始时间点对日间功能自评总分的影响在不同地区间的差异。结果表明，在华中、华东和东北地区，较晚开始午睡（14：00~15：00）的被调查者的日间功能自评总分更低。考虑到这些地区通常较早开展下午的工作、学习安排，出现该结果可能是由于被调查者较晚开始午睡，醒来后的睡眠惰性对注意力、警觉性等方面产生了负面影响（Brooks & Lack，2006；Trotti，2017）。而在西北、华南地区（如前文所述，这两个地区在下午的工作、学习安排相对较晚），在 12：00~13：00 开始午睡的被调查者在日间功能上的主观评分显著低于在 13：00~14：00 开始午睡的被调查者。上述结果表明，不同地区的居民在选择午睡的起始时间点时，应当考虑所在地区的工作时间安排，以获得午睡后更佳的主观感受。最后，控制了人口学变量的回归分析结果表明，相对于其他两个时段，于 13：00~14：00

开始午睡，被调查者在日间功能上的主观感受最佳。这一结果表明，于13：00～14：00 开始午睡对不同地区的被调查者具有普遍适用性。

（五）每天平均午睡时长的过度增加对节律稳定性存在负面影响；华南地区有午睡习惯的被调查者的节律稳定性与没有午睡习惯的人相比较差

本研究中，华南地区有午睡习惯的被调查者的节律稳定性显著比没有午睡习惯的被调查者差，在其余地区中则不存在统计学意义。以往的研究表明，稳定的午睡行为有助于维持规律的作息（Dai et al.，2021）。因此，这一结果表明，对于华南地区有午睡习惯的居民来说，在休息日保持与工作日一致的午睡行为有助于维持稳定的节律。在西南地区，每天平均午睡时长在45 分钟的被调查者的节律稳定性显著好于每天平均午睡时长在 60 分钟及以上的被调查者。同时，控制了人口学变量的回归分析结果也表明，随着每天平均午睡时长的增加，节律稳定性表现出显著的变差趋势。因此，西南地区的居民应当注意过长时间的午睡（每天平均午睡时长在 60 分钟及以上）给节律稳定性带来的潜在负面影响。

参考文献

彭雨笛、谢恬、马宁，2023，《日间节律对个体认知行为的影响》，《心理科学》第 2 期。

王俊秀、张衍、张跃等，2023，《中国睡眠研究报告 2023》，社会科学文献出版社。

郑棒、林丽玲、余灿清、吕筠、郭彧、卞铮、谭云龙、裴培、陈君石、陈铮鸣、李立明，2017，《中国成年人睡眠时长、午睡与失眠症状的分布及关联研究》，《中华流行病学杂志》第 4 期。

Brooks, A., & Lack, L. (2006). A brief afternoon nap following nocturnal sleep restriction: Which nap duration is most recuperative? *Sleep*, *29* (6), 831–840.

Buxton, O. M., & Marcelli, E. (2010). Short and long sleep are positively associated with obesity, diabetes, hypertension, and cardiovascular disease among adults in the United States. *Social Science & Medicine*, *71* (5), 1027–1036.

Cao, Y., Li, J., Ou, S., Xie, T., Jiang, T., Guo, X., & Ma, N. (2024). Effect of homeostatic pressure and circadian rhythm on the task-switching: Evidence from drift diffusion model and ERP. *International Journal of Psychophysiology*, 195, 112263.

Cappuccio, F. P., D'Elia, L., Strazzullo, P., & Miller, M. A. (2009). Quantity and quality of sleep and incidence of type 2 diabetes: A systematic review and meta-analy-

sis. Diabetes Care, *33*（2）：414 – 420.

Dai, W., Zhou, J., Li, G., Zhang, B., & Ma, N.（2021）. Maintaining normal sleep patterns, lifestyles and emotion during the COVID-19 pandemic：The stabilizing effect of daytime napping. *Journal of Sleep Research*, *30*（4）, e13259.

Dutheil, F., Danini, B., Bagheri, R., Fantini, M. L., Pereira, B., Moustafa, F., ... & Navel, V.（2021）. Effects of a short daytime nap on the cognitive performance：A systematic review and meta-analysis. *International Journal of Environmental Research and Public Health*, *18*（19）, 10212.

Faraut, B., Andrillon, T., Vecchierini, M. -F., & Leger, D.（2017）. Napping：A public health issue—From epidemiological to laboratory studies. *Sleep Medicine Rreviews*, *35*, 85 – 100.

Faraut, B., Nakib, S., Drogou, C., Elbaz, M., Sauvet, F., De Bandt, J. -P., & Léger, D.（2015）. Napping reverses the salivary interleukin-6 and urinary norepinephrine changes induced by sleep restriction. *The Journal of Clinical Endocrinology & Metabolism*, *100*（3）, E416 – E426.

Faraut, B., Touchette, E., Gamble, H., Royant-Parola, S., Safar, M. E., Varsat, B., & Léger, D.（2012）. Short sleep duration and increased risk of hypertension：A primary care medicine investigation. *Journal of Hypertension*, *30*（7）, 1354 – 1363.

Hao, C., Xie, T., Peng, Y., Li, M., Luo, W., & Ma, N.（2023）. Effect of homeostatic pressure on daytime vigilance performance：Evidence from behaviour and resting-state EEG. *Journal of Sleep Research*, e13890.

Hargreaves, M.（2005）. Metabolic factors in fatigue. *Sports Science*, *18*（3）, 98.

Jackson, M. L., Howard, M. E., & Barnes, M. 2011. Cognition and daytime functioning in sleep-related breathing disorders. *Progress in Brain Research*, 190, 53 – 68.

Komada, Y., Asaoka, S., Abe, T., Matsuura, N., Kagimura, T., Shirakawa, S., & Inoue, Y.（2012）. Relationship between napping pattern and nocturnal sleep among Japanese nursery school children. *Sleep Medicine*, *13*（1）, 107 – 110.

Korman, M., Doyon, J., Doljansky, J., Carrier, J., Dagan, Y., & Karni, A.（2007）. Daytime sleep condenses the time course of motor memory consolidation. *Nature Neuroscience*, *10*（9）, 1206 – 1213.

Leong, R. L., Lau, T., Dicom, A. R., Teo, T. B., Ong, J. L., & Chee, M. W.（2023）. Influence of mid-afternoon nap duration and sleep parameters on memory encoding, mood, processing speed, and vigilance. *Sleep*, *46*（4）, zsad025.

Leong, R. L., Lo, J. C., & Chee, M. W.（2022）. Systematic review and meta-analyses on the effects of afternoon napping on cognition. *Sleep Medicine Reviews*, 101666.

Leong, R. L. , Yu, N. , Ong, J. L. , Ng, A. S. , Jamaluddin, S. A. , Cousins, J. N. , … & Chee, M. W. (2021). Memory performance following napping in habitual and non-habitual nAppers. *Sleep*, *44* (6), zsaa277.

Mander, B. A. , Santhanam, S. , Saletin, J. M. , & Walker, M. P. (2011). Wake deterioration and sleep restoration of human learning. *Current Biology*, *21* (5), R183 – R184.

McDevitt, E. A. , Alaynick, W. A. , & Mednick, S. C. (2012). The effect of nap frequency on daytime sleep architecture. *Physiology & Behavior*, *107* (1), 40 – 44.

Miller, A. L. , Seifer, R. , Crossin, R. , & Lebourgeois, M. K. (2015). Toddler's self-regulation strategies in a challenge context are nap-dependent. *Journal of Sleep Research*, *24* (3), 279 – 287.

Milner, C. E. , & Cote, K. A. 2009. Benefits of napping in healthy adults: Impact of nap length, time of day, age, and experience with napping. *Journal of Sleep Research*, *18* (2), 272 – 281.

Mograss, M. , Abi-Jaoude, J. , Frimpong, E. , Chalati, D. , Moretto, U. , Tarelli, L. , … & Dang-Vu, T. T. 2022. The effects of napping on night-time sleep in healthy young adults. *Journal of Sleep Research*, *31* (5), e13578.

Monsivais, D. , Bhattacharya, K. , Ghosh, A. , Dunbar, R. I. , & Kaski, K. 2017. Seasonal and geographical impact on human resting periods. *Scientific Reports*, *7* (1), 10717.

Ou, S. , Cao, Y. , Xie, T. , Jiang, T. , Li, J. , Luo, W. , & Ma, N. 2023. Effect of homeostatic pressure and circadian arousal on the storage and executive components of working memory: Evidence from EEG power spectrum. *Biological Psychology*, *184*, 108721.

Philip, P. , Chaufton, C. , Orriols, L. , Lagarde, E. , Amoros, E. , Laumon, B. , … & Sagaspe, P. 2014. Complaints of poor sleep and risk of traffic accidents: A population-based case-control study. *Plos One*, *9* (12), e114102.

Rea, E. M. , Nicholson, L. M. , Mead, M. P. , Egbert, A. H. , & Bohnert, A. M. 2022. Daily relations between nap occurrence, duration, and timing and nocturnal sleep patterns in college students. *Sleep Health*, *8* (4), 356 – 363.

Schulte, P. M. 2015. The effects of temperature on aerobic metabolism: Towards a mechanistic understanding of the responses of ectotherms to a changing environment. *The Journal of Experimental Biology*, *218* (12), 1856 – 1866.

Takahashi, M. 2003. The role of prescribed napping in sleep medicine. *Sleep Medicine Reviews*, *7* (3), 227 – 235.

Tanaka, H. , Taira, K. , Arakawa, M. , Urasaki, C. , Yamamoto, Y. , Okuma, H. , … & Shirakawa, S. 2002. Short naps and exercise improve sleep quality and mental health in the elderly. *Psychiatry and Clinical Neurosciences*, *56* (3), 233 – 234.

Trotti, L. M. 2017. Waking up is the hardest thing I do all day: Sleep inertia and sleep drunken-ness. *Sleep Medicine Reviews*, 35, 76 – 84.

Ye, L., Hutton Johnson, S., Keane, K., Manasia, M., & Gregas, M. 2015. Napping in college students and its relationship with nighttime sleep. *Journal of American College Health*, 63 (2), 88 – 97.

Zhu, L., & Zee, P. C. 2012. Circadian rhythm sleep disorders. *Neurologic Clinics*, 30 (4), 1167 – 1191.

睡眠改善倾向与消费需求研究

摘　要： 当前，改善睡眠以提升生活品质成为较为广泛的共识。本研究基于 2023 年中国居民睡眠状况线上调查数据，分析了居民的睡眠改善倾向、睡眠产品消费需求以及家居助眠类产品功能需求。结合人口学信息、身体健康状况、居住方式等，本研究进一步分析了不同睡眠产品消费需求被调查者的特点，得出如下结论。(1) 不同群体更倾向于通过改变睡眠习惯、改变日常习惯的非消费方式改善睡眠，使用助眠产品的倾向强于就医倾向。对使用助眠产品倾向最强的群体的特点为：女性，均值为 3.02；35～44 岁，均值为 3.19；家庭月收入为 3 万～4.5 万元，均值为 3.18；大学本科受教育程度，均值为 3.09；居住地为乡镇，均值为 3.02；所在地区为西南地区，均值为 3.08。(2) 不同群体对家居助眠类产品的消费需求最大，其次为睡眠环境类产品。对家居助眠类产品消费需求最大的群体的特点为：35～44 岁，均值为 3.61；家庭月收入为 3 万～4.5 万元，均值为 3.68；个人月支出为 1.5 万～3 万元，均值为 3.68；大学本科受教育程度，均值为 3.57；居住地为城市，均值为 3.47；所在地区为西南地区，均值为 3.54。(3) 对于床垫的功能，不同群体最希望增加的是助眠放松按摩，其次是多角度睡姿，女性对床垫各类功能的需求均大于男性。

关键词： 睡眠　睡眠改善倾向　消费需求

一　引言

睡眠对人的身体与心理健康至关重要。随着现代社会生活节奏的加快，睡眠缺乏与睡眠障碍成为影响现代人生活质量的负面因素。睡眠问题已经不是一个健康问题、一个心理问题，而是成为一个社会问题（王俊秀，2022）。

改善睡眠健康是实现健康公平的必要步骤（Hale et al.，2020），也是我国扎实推进共同富裕的重要环节（王俊秀、张跃，2023）。如何对睡眠问题进行积极干预，并有效提升居民的睡眠质量是社会各界共同关注的问题。综观全球，美国、英国和日本的成年人工作日平均睡眠时间不到 7 小时，因为睡眠时间缩短，人们试图通过药物产品和高价床上用品来提高睡眠"效率"（Ekirch，2015）。根据 Brightfield Group 发布的一项报告，在 2022 年，46%的美国消费者有睡眠消费的需求，自 2021 年以来增长了 17%①。近几年，我国居民改善睡眠需求在稳步增长，国内的睡眠产品更加多样化。

提升睡眠质量需要关注人们的生活方式、睡眠习惯以及睡眠环境等多个方面，不同被调查者需要的睡眠提升方式有所不同。根据对睡眠消费品市场与失眠被调查者的观察，人们更加倾向于使用日常化与非药物方式解决睡眠问题。有研究证明运动与睡眠有较强的双向关系，促进运动是改善睡眠的有效方式（Kline，2014）。改善睡眠环境，如添加助眠香氛、播放音乐等对睡眠提升有所帮助（Hwang & Shin，2015；Loewy，2020）。随着科技的发展，全球对睡眠追踪可穿戴设备及相关的消费者睡眠技术（CST）的需求正在稳步增长（Devine et al.，2022），科技智能为解决睡眠问题提供了新方案。

本研究聚焦居民的睡眠改善问题，首先分析睡眠改善的行为倾向，整体分为消费类倾向与非消费类倾向，重点关注了助眠类产品的使用倾向。在此基础上，本研究分析了具体助眠产品的消费需求，将助眠产品划分为睡眠保健类产品、睡眠环境类产品、家居助眠类产品以及 AI 科技类产品。其中，家居助眠类产品是居民较为关注的领域，从目前市场供给端的情况来看，家居助眠类产品较为活跃。所以，本研究又进一步分析了居民对家居助眠类产品功能的需求。

二 研究方法

（一）数据来源

本研究所用数据源于中国社会科学院社会学研究所于 2023 年 12 月开展的 2023 年中国居民睡眠状况线上调查，有效样本量为 6255（调查基本情况

---

① Sleep Trends：Consumers Focused on Catching Z's，everig，Powered by Brightfield Group，https：//www.evergi.com.

及样本特征见总报告《人工智能社会的睡眠展望》）。本研究使用加权后的数据进行分析。

（二）研究变量

1. 睡眠改善倾向与消费、功能需求

（1）睡眠改善倾向

使用问卷中"您是否愿意为了改善睡眠而进行以下活动"，作为居民对睡眠改善倾向的测量。所列选项有：改变睡眠习惯（如睡前少玩手机）、改变日常习惯（如增加运动、早睡早起）、使用助眠产品、就医。采用李克特5点计分（1＝非常不愿意，5＝非常愿意）。对使用助眠产品的测量能够明确居民的消费需求，并在与其他选项的对比中进一步分析影响居民睡眠产品消费需求的因素。

（2）睡眠产品消费需求

使用问卷中关于"未来是否愿意购买或付费使用以下睡眠应用程序或产品"，作为居民对睡眠产品消费需求的测量。产品类型有睡眠保健类产品（褪黑素、助眠类茶饮等）、睡眠环境类产品（遮光帘、氛围灯、助眠香氛等）、家居助眠类产品（助眠枕头、床垫等）、人工智能睡眠呼吸管理系统、可穿戴式睡眠监测设备（智能手表、智能戒指、睡眠头带、睡眠仪等）、小型智能助眠产品（智能音箱、白噪音机、助眠灯、唤醒灯、助眠机器人等）、手机APP（音乐、白噪声、自然声音、特定波长、睡前冥想指导、呼吸训练、肌肉放松训练等）。采用李克特5点计分（1＝非常不愿意，5＝非常愿意）。本研究进一步将睡眠产品需求分为睡眠保健类产品、睡眠环境类产品、家居助眠类产品、AI科技类产品，详细分类见表1。

表1　睡眠产品划分

睡眠保健类产品	褪黑素、助眠类茶饮等
睡眠环境类产品	遮光帘、氛围灯、助眠香氛等
家居助眠类产品	助眠枕头、床垫等
AI科技类产品	人工智能睡眠呼吸管理系统、可穿戴式睡眠监测设备（智能手表、智能戒指、睡眠头带、睡眠仪等）、小型智能助眠产品（智能音箱、白噪音机、助眠灯、唤醒灯、助眠机器人等）、手机APP（音乐、白噪声、自然声音、特定波长、睡前冥想指导、呼吸训练、肌肉放松训练等）

（3）家居助眠类产品功能需求

使用问卷中"对于一些可以在家居助眠类产品（床垫）上增加的功能模块，哪些是您愿意使用的"，作为居民对家居助眠类产品功能需求的测量。提供的选项有助眠放松按摩、脑波控制灯光开关、人体健康体征监测、多角度睡姿、助眠音频（与呼吸同频）、空气弹簧自适应调节、舒适唤醒。采用李克特5点计分（1=非常不愿意，5=非常愿意），调查居民对家居助眠类产品功能的需求。

2. 影响因素

人口学变量，包含性别、年龄、家庭月收入（2000元及以下、2000～6000元、6000～10000元、1万～1.5万元、1.5万～3万元、3万～4.5万元、4.5万～6万元、6万～10万元、10万元以上）、个人月支出（1000元及以下、1000～3000元、3000～5000元、5000～7000元、7000～10000元、1万～1.5万元、1.5万～3万元、3万～5万元、5万～10万元、10万元以上）、受教育程度（小学及以下、初中、高中/中专/职高/技校、大学专科、大学本科、研究生）、城乡居住地（城市、乡镇、乡村）、地区（华北、东北、华东、华中、华南、西南、西北）。身体状况：询问被调查者感觉自己目前的身体状况如何。采用李克特5点计分（1=非常不健康，5=非常健康），本研究将"非常不健康"与"不健康"合并为不健康，"健康"与"非常健康"合并为健康，将身体状况分为不健康、一般、健康三类。居住状况：询问被调查者现在的居住方式（多选）。选项有独居、在学校或单位宿舍居住、与爱人共同居住、与小孩共同居住、与家里的老人共同居住、与其他亲戚共同居住、在机构（如福利院、养老院等）居住。

三　研究结果

（一）睡眠改善倾向分析

1. 睡眠改善倾向总体情况

比较不同群体对不同睡眠改善方式的倾向，结果显示（见图1），不同群体对改变睡眠习惯、改变日常习惯、使用助眠产品、就医四种睡眠改善方式的倾向均处于中等偏上水平。对改变日常习惯的倾向最强，均值为3.85；其次为改变睡眠习惯，均值为3.72；再次为使用助眠产品，均值为2.98；

对就医的倾向最弱，均值为 2.88。

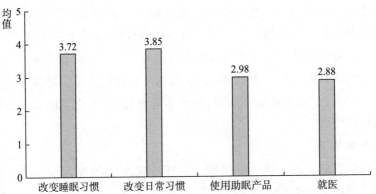

图1 不同群体对不同睡眠改善方式的倾向情况

2. 不同性别群体的睡眠改善倾向差异

采用独立样本 t 检验的方法，检验不同性别群体的睡眠改善倾向。结果显示（见表2、图2），除就医外，男性与女性在改变睡眠习惯、改变日常习惯、使用助眠产品方面存在显著差异。具体而言，女性的睡眠改善倾向均值在上述三个维度上略大于男性；在就医倾向方面，男性与女性的均值没有差别，均为 2.88。

表2 不同性别群体的睡眠改善倾向差异

性别	样本量	改变睡眠习惯		改变日常习惯		使用助眠产品		就医	
		均值	标准差	均值	标准差	均值	标准差	均值	标准差
男	3203	3.69	0.85	3.79	0.84	2.94	1.03	2.88	1.04
女	3052	3.75	0.85	3.90	0.85	3.02	1.06	2.88	1.01
F		9.36 **		24.48 ***		10.19 **		0.03	

** $p < 0.01$，*** $p < 0.001$。

3. 不同年龄段群体的睡眠改善倾向差异

采用单因素方差分析检验不同年龄段群体的睡眠改善倾向差异。结果显示（见表3、图3），各年龄段群体对四种睡眠改善方式的倾向均存在显著差异。具体而言，除就医倾向外，35~44 岁群体的其他睡眠改善倾向均值大于其他年龄段群体；而 55~60 岁群体的就医倾向均值大于使用助眠产品倾向均值。在改变睡眠习惯与改变日常习惯倾向方面，均值最大的是 35~44 岁

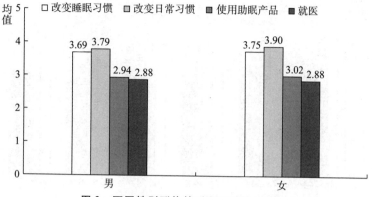

图 2　不同性别群体的睡眠改善倾向情况

群体，分别为 3.84、3.95；均值最小的是 18～24 岁群体，分别为 3.52、3.62。在使用助眠产品倾向方面，均值最大的是 35～44 岁群体（$M=3.19$，$SD=1.04$），均值最小的是 55～60 岁群体（$M=2.66$，$SD=0.86$）；在就医倾向方面，均值最大的是 60 岁以上群体（$M=3.04$，$SD=0.96$），均值最小的是 45～54 岁群体（$M=2.78$，$SD=1.03$）。

表 3　不同年龄段群体的睡眠改善倾向差异

年龄段	样本量	改变睡眠习惯		改变日常习惯		使用助眠产品		就医	
		均值	标准差	均值	标准差	均值	标准差	均值	标准差
18～24 岁	602	3.52	0.99	3.62	0.93	2.91	1.06	2.83	1.06
25～34 岁	1129	3.73	0.87	3.85	0.87	3.10	1.02	3.01	1.00
35～44 岁	1241	3.84	0.84	3.95	0.88	3.19	1.04	2.96	1.01
45～54 岁	2364	3.70	0.83	3.86	0.82	2.90	1.07	2.78	1.03
55～60 岁	617	3.76	0.78	3.82	0.77	2.66	0.86	2.87	1.03
60 岁以上	302	3.57	0.68	3.77	0.64	3.06	0.92	3.04	0.96
F		14.17 ***		13.90 ***		29.48 ***		11.61 ***	

*** $p<0.001$。

4. 不同家庭月收入群体的睡眠改善倾向差异

采用单因素方差分析检验不同家庭月收入群体的睡眠改善倾向差异。结果显示（见表 4、图 4），不同家庭月收入群体对四种睡眠改善方式的倾向均存在显著差异。具体而言，除了改变日常习惯倾向外，家庭月收入为 3 万～

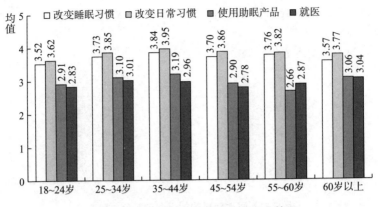

图 3　不同年龄段群体的睡眠改善倾向情况

4.5 万元群体在其他睡眠改善倾向上的均值大于其他群体；在使用助眠产品倾向方面，家庭月收入为 3 万 ~4.5 万元群体的均值最大（$M=3.18$，$SD=1.07$），家庭月收入为 4.5 万 ~6 万元群体与 2000 元及以下群体的均值次之（$M=3.03$，$SD=1.17$；$M=3.03$，$SD=1.12$），家庭月收入为 2000 ~6000 元群体的均值最小（$M=2.81$，$SD=0.98$）；在就医倾向方面，家庭月收入为 3 万 ~4.5 万元群体的均值最大（$M=3.05$，$SD=1.02$），家庭月收入为 2000 元及以下群体的均值次之（$M=2.93$，$SD=1.17$），家庭月收入为 6000 ~10000 元群体的均值最小（$M=2.79$，$SD=0.93$）；家庭月收入为 2000 ~6000 元群体的就医倾向均值大于使用助眠产品倾向均值。

表 4　不同家庭月收入群体的睡眠改善倾向差异

家庭月收入	样本量	改变睡眠习惯		改变日常习惯		使用助眠产品		就医	
		均值	标准差	均值	标准差	均值	标准差	均值	标准差
2000 元及以下	254	3.22	1.18	3.28	1.09	3.03	1.12	2.93	1.17
2000 ~6000 元	705	3.53	0.86	3.59	0.94	2.81	0.98	2.88	1.00
6000 ~10000 元	974	3.66	0.81	3.81	0.81	2.87	0.95	2.79	0.93
1 万 ~1.5 万元	1178	3.78	0.78	3.84	0.82	2.99	1.01	2.85	1.00
1.5 万 ~3 万元	1510	3.76	0.81	3.94	0.78	3.02	1.05	2.91	1.03
3 万 ~4.5 万元	480	3.86	0.84	4.04	0.76	3.18	1.07	3.05	1.02

续表

家庭月收入	样本量	改变睡眠习惯		改变日常习惯		使用助眠产品		就医	
		均值	标准差	均值	标准差	均值	标准差	均值	标准差
4.5万~6万元	315	3.76	0.96	3.95	0.77	3.03	1.17	2.81	1.12
6万~10万元	238	3.82	0.78	4.05	0.79	3.01	1.07	2.85	1.03
10万元以上	601	3.83	0.82	3.92	0.83	3.00	1.11	2.91	1.09
F		20.912 ***		32.657 ***		6.554 ***		3.101 **	

*** $p < 0.01$，**** $p < 0.001$。

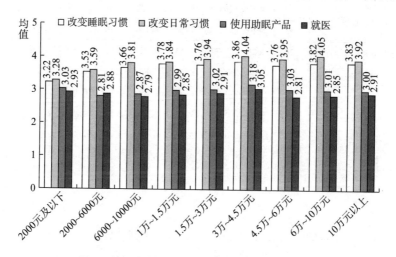

图4 不同家庭月收入群体的睡眠改善倾向情况

5. 不同受教育程度群体的睡眠改善倾向差异

采用单因素方差分析检验不同受教育程度群体的睡眠改善倾向差异。结果显示（见表5、图5），不同受教育程度群体对四种睡眠改善方式的倾向均存在显著差异。具体而言，小学及以下受教育程度群体的睡眠改善倾向均值排序依次为改变日常习惯、改变睡眠习惯、就医、使用助眠产品；初中受教育程度与高中/中专/职高/技校受教育程度群体的就医倾向均值均大于使用助眠产品倾向均值。在改变睡眠习惯倾向方面，大学本科受教育程度群体的均值最大（$M = 3.80$，$SD = 0.81$），小学及以下受教育程度群体的均值最小（$M = 3.29$，$SD = 1.32$）；在改变日常习惯倾向方面，大学专科受教育程度群体的均值最大（$M = 3.95$，$SD = 0.80$），略大于大学本科受教育程度群体（$M = 3.94$，$SD = 0.79$），小学及以下与研究生受教育程度群体的均值最小（$M = 3.43$，$SD = 0.91$；$M = 3.43$，$SD = 0.91$）；在使用助眠产品倾向方面，大学本科受教育程度群体的均值最大（$M = 3.09$，$SD = 1.06$），高中/中专/职高/技校受教育程度群体的均值最小（$M = 2.79$，$SD = 0.98$）；在就医倾向方面，初中受教育程度群体的均值最大（$M = 3.07$，$SD = 1.03$），研究生受教育程度群体的均值最小（$M = 2.76$，$SD = 1.05$）。

表 5　不同受教育程度群体的睡眠改善倾向差异

受教育程度	样本量	改变睡眠习惯		改变日常习惯		使用助眠产品		就医	
		均值	标准差	均值	标准差	均值	标准差	均值	标准差
小学及以下	126	3.29	1.32	3.43	0.91	2.93	1.39	2.95	1.36
初中	238	3.39	0.87	3.70	0.84	2.93	0.97	3.07	1.03
高中/中专/职高/技校	907	3.60	0.87	3.79	0.83	2.79	0.98	2.81	0.98
大学专科	1251	3.66	0.83	3.95	0.80	2.88	0.96	2.77	0.97
大学本科	3225	3.80	0.81	3.94	0.79	3.09	1.06	2.95	1.03
研究生	508	3.77	0.85	3.43	0.91	2.91	1.07	2.76	1.05
F		25.16 ***		49.62 ***		15.88 ***		10.08 ***	

*** $p < 0.001$。

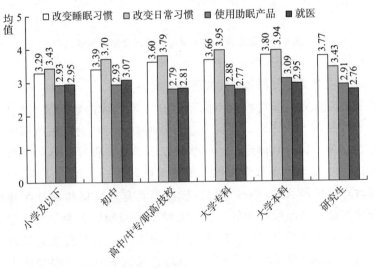

图 5　不同受教育程度群体的睡眠改善倾向情况

6. 城乡居住地群体的睡眠改善倾向差异

采用单因素方差分析检验城乡居住地群体的睡眠改善倾向差异。结果显示（见表 6、图 6），除使用助眠产品外，城乡居住地群体对其他睡眠改善方式的倾向存在显著差异。具体来看，城市与乡镇群体改善睡眠倾向均值排序依次为改变日常习惯、改变睡眠习惯、使用助眠产品、就医；而农村群体改善睡眠倾向均值依次为改变睡眠习惯、改变日常习惯、就医、使用助眠产品。在改变睡眠习惯与改变日常习惯倾向方面，城市群体的均值大于乡镇群体，乡镇群体的均值大于农村群体；在使用助眠产品方面，乡镇群体的均值最大（$M = 3.02$，$SD = 0.98$），城市群体次之（$M = 2.98$，$SD = 1.05$），最后是农村群体（$M = 2.89$，$SD = 0.99$）；在就医倾向方面，农村群体的均值最大（$M = 3.04$，$SD = 1.09$），乡镇群体次之（$M = 2.95$，$SD = 1.07$），最后是城市群体（$M = 2.87$，$SD = 1.02$）。

表 6　城乡居住地群体的睡眠改善倾向差异

城乡居住地	样本量	改变睡眠习惯		改变日常习惯		使用助眠产品		就医	
		均值	标准差	均值	标准差	均值	标准差	均值	标准差
城市	5507	3.74	0.83	3.88	0.82	2.98	1.05	2.87	1.02
乡镇	526	3.57	0.95	3.63	0.99	3.02	0.98	2.95	1.07
农村	222	3.56	0.96	3.53	0.90	2.89	0.99	3.04	1.09
F		13.47***		38.34***		1.38		4.17*	

* $p < 0.05$，*** $p < 0.001$。

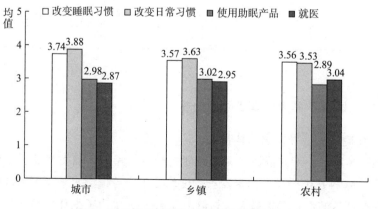

图 6　城乡居住地群体的睡眠改善倾向情况

7. 不同地区群体的睡眠改善倾向差异

采用单因素方差分析检验不同地区群体的睡眠改善倾向差异。结果显示（见表7、图7），除改变睡眠习惯倾向外，不同地区群体对其他睡眠改善方式的倾向存在显著差异。具体来看，在改变睡眠习惯倾向方面，东北/西南地区群体的均值最大，均为 3.77，华东地区群体的均值最小（$M = 3.68$，$SD = 0.85$）。在改变日常习惯倾向方面，西北地区群体的均值最大（$M = 3.97$，$SD = 0.82$），华东地区群体的均值最小（$M = 3.78$，$SD = 0.86$）。在使用助眠产品倾向方面，西南地区群体的均值最大（$M = 3.08$，$SD = 1.06$），其次是西北地区群体（$M = 3.05$，$SD = 1.04$），华东/华南地区群体的均值最小，均为 2.93；华南与西北地区群体的就医倾向均值大于使用助眠产品倾向均值。在就医倾向方面，西北地区群体的均值最大（$M = 3.14$，$SD = 1.06$），东北地区群体的均值最小（$M = 2.79$，$SD = 1.00$）。

表 7　不同地区群体的睡眠改善倾向差异

地区	样本量	改变睡眠习惯		改变日常习惯		使用助眠产品		就医	
		均值	标准差	均值	标准差	均值	标准差	均值	标准差
华北	1034	3.70	0.83	3.91	0.81	3.01	1.06	2.90	1.05
东北	527	3.77	0.83	3.91	0.85	2.97	0.98	2.79	1.00
华东	2237	3.68	0.85	3.78	0.86	2.93	1.05	2.81	1.03
华中	849	3.75	0.86	3.88	0.82	3.01	1.02	2.88	0.96
华南	641	3.71	0.92	3.81	0.84	2.93	1.05	2.99	0.99
西南	638	3.77	0.84	3.86	0.87	3.08	1.06	2.91	1.05
西北	329	3.75	0.75	3.97	0.82	3.05	1.04	3.14	1.06
F		0.09		5.61***		2.34*		7.34***	

*$p < 0.05$，***$p < 0.001$。

（二）睡眠产品消费需求类型分析

1. 睡眠产品消费需求总体情况

如图 8 所示，不同群体对睡眠保健类产品、睡眠环境类产品、家居助眠类产品、AI 科技类产品的消费需求程度均处于中等偏上水平。不同群体对家居助眠类产品的消费需求最大，均值为 3.45；其次为睡眠环境类产品，均值为 3.35。

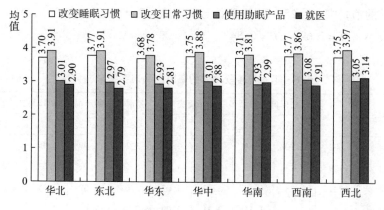

图 7　不同地区群体的睡眠改善倾向情况

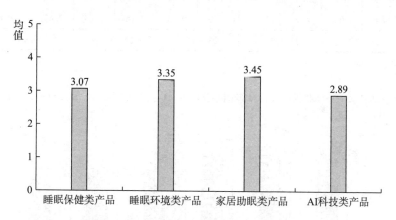

图 8　不同群体的睡眠产品消费需求总体情况

2. 不同年龄段群体的睡眠产品消费需求差异

采用单因素方差分析检验不同年龄段群体的睡眠产品消费需求差异。结果显示（见表 8、图 9），各年龄段群体对睡眠保健类产品、睡眠环境类产品、家居助眠类产品、AI 科技类产品的消费需求均存在显著差异。具体而言，18~24 岁群体与 60 岁以上群体最需要睡眠环境类产品，如遮光帘、氛围灯、助眠香氛等；25~60 岁群体最需要家居助眠类产品，如助眠枕头、床垫等。进一步看，对睡眠保健类产品与睡眠环境类产品的消费需求，均是 35~44 岁群体最大，均值分别为 3.28、3.53；55~60 岁群体最小，均值分别为 2.87、3.08。对家居助眠类产品的消费需求，35~44 岁群体最大（$M = 3.61$，$SD = 1.02$），60 岁以上群体最小（$M = 3.16$，$SD = 0.83$）。对 AI 科技类产品的消费需求，25～34 岁群体最大（$M = 3.07$，$SD = 0.82$），55～60 岁群体最小（$M = 2.62$，$SD = 0.84$）。

表8 不同年龄段群体的睡眠产品消费需求差异

年龄段	样本量	睡眠保健类产品		睡眠环境类产品		家居助眠类产品		AI 科技类产品	
		均值	标准差	均值	标准差	均值	标准差	均值	标准差
18～24 岁	602	2.90	1.16	3.20	1.09	3.19	1.09	2.85	0.84
25～34 岁	1129	3.22	1.08	3.48	1.01	3.56	1.01	3.07	0.82
35～44 岁	1241	3.28	1.10	3.53	1.02	3.61	1.02	3.05	0.85
45～54 岁	2364	3.00	1.11	3.31	1.07	3.49	1.07	2.83	0.84
55～60 岁	617	2.87	1.09	3.08	1.01	3.18	1.01	2.62	0.84
60 岁以上	302	2.92	1.01	3.19	0.83	3.16	0.83	2.67	0.85
F		23.44 ***		23.60 ***		29.33 ***		39.46 ***	

*** $p < 0.001$。

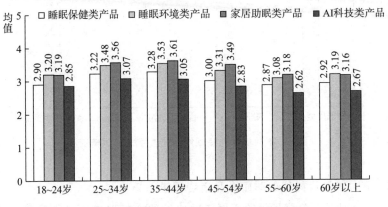

图9 不同年龄段群体的睡眠产品消费需求情况

3. 不同家庭月收入群体的睡眠产品消费需求差异

采用单因素方差分析检验不同家庭月收入群体的睡眠产品消费需求差异。结果显示（见表9、图10），不同家庭月收入群体对睡眠保健类产品、睡眠环境类产品、家居助眠类产品、AI 科技类产品的消费需求均存在显著差异。具体而言，家庭月收入为3万～4.5万元群体对各类睡眠产品的消费需求均大于其他群体；对家居助眠类产品消费需求较大的群体的家庭月收入处于中等偏上水平，均值都在3.50左右；家庭月收入为2000～6000元群体对睡眠保健类产品、AI 科技类产品的消费需求最小，均值分别为 2.87、2.74。

表 9 不同家庭月收入群体的睡眠产品消费需求差异

家庭月收入	样本量	睡眠保健类产品		睡眠环境类产品		家居助眠类产品		AI 科技类产品	
		均值	标准差	均值	标准差	均值	标准差	均值	标准差
2000 元及以下	254	2.91	1.37	2.99	1.25	3.17	1.26	2.87	0.98
2000~6000 元	705	2.87	1.04	3.11	0.98	3.22	0.95	2.74	0.72
6000~10000 元	974	2.88	1.04	3.26	0.99	3.29	1.00	2.75	0.83
1 万~1.5 万元	1178	3.04	1.09	3.30	1.02	3.42	1.00	2.84	0.84
1.5 万~3 万元	1510	3.19	1.08	3.48	1.01	3.59	1.03	2.96	0.82
3 万~4.5 万元	480	3.34	1.04	3.67	1.02	3.68	1.05	3.11	0.92
4.5 万~6 万元	315	3.16	1.20	3.31	1.19	3.55	1.19	3.09	0.84
6 万~10 万元	238	3.03	1.22	3.29	1.11	3.48	1.14	2.84	0.97
10 万元以上	601	3.20	1.01	3.47	1.06	3.55	1.04	2.94	0.87
F		14.67 ***		19.77 ***		17.34 ***		14.67 ***	

*** $p < 0.001$。

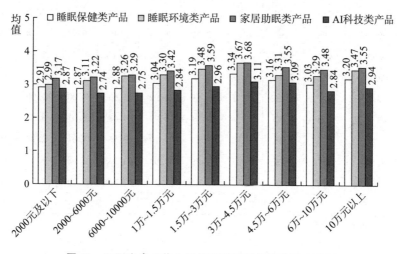

图 10 不同家庭月收入群体的睡眠产品消费需求情况

4. 不同个人月支出群体的睡眠产品消费需求差异

采用单因素方差分析检验不同个人月支出群体的睡眠产品消费需求差异。结果显示（见表 10、图 11），不同个人月支出群体对睡眠保健类产品、睡眠环境类产品、家居助眠类产品、AI 科技类产品的消费需求均存在显著差异。具体而言,个人月支出为 1000 元及以下、1000～3000 元、3000～5000 元、5000～7000 元、7000～10000 元、1 万～1.5 万元、1.5 万～3 万元、3 万～5 万元、5 万～10 万元群体的消费需求从大到小依次为家居助眠类产品、睡眠环境类产品、睡眠保健类产品、AI 科技类产品,而个人月支出为 10 万元以上群体的消费需求从大到小依次为睡眠环境类产品、家居助眠类产品、睡眠保健类产品、AI 科技类产品。个人月支出为 10 万元以上群体的睡眠保健类产品消费需求最大（$M = 3.26$,$SD = 1.30$）;个人月支出为 1 万～1.5 万元群体的睡眠环境类产品消费需求最大（$M = 3.59$,$SD = 0.92$）;个人月支出为 1.5 万～3 万元群体的家居助眠类产品消费需求和 AI 科技类产品消费需求最大（$M = 3.68$,$SD = 1.01$;$M = 3.03$,$SD = 0.88$）。

表 10 不同个人月支出群体的睡眠产品消费需求差异

个人月支出	样本量	睡眠保健类产品		睡眠环境类产品		家居助眠类产品		AI 科技类产品	
		均值	标准差	均值	标准差	均值	标准差	均值	标准差
1000 元及以下	503	2.84	1.20	2.98	1.10	3.16	1.09	2.77	0.89
1000～3000 元	1216	2.85	1.07	3.17	1.03	3.22	1.02	2.70	0.80
3000～5000 元	1498	3.04	1.07	3.39	1.00	3.49	0.99	2.88	0.81
5000～7000 元	954	3.25	1.07	3.45	1.06	3.54	1.02	2.97	0.87
7000～10000 元	764	3.21	1.13	3.40	1.07	3.54	1.12	3.00	0.84
1 万～1.5 万元	477	3.20	1.11	3.59	0.92	3.63	1.00	3.00	0.84
1.5 万～3 万元	375	3.17	1.11	3.51	0.99	3.68	1.01	3.03	0.88
3 万～5 万元	212	3.13	1.10	3.37	1.10	3.56	1.02	2.98	0.92
5 万～10 万元	137	3.20	1.27	3.49	1.09	3.58	1.08	3.01	0.88
10 万元以上	119	3.26	1.30	3.52	1.21	3.45	1.20	3.02	0.91
F		13.80 ***		16.97 ***		17.02 ***		13.73 ***	

*** $p < 0.001$。

5. 不同受教育程度群体的睡眠产品消费需求差异

采用单因素方差分析检验不同受教育程度群体的睡眠产品消费需求差异。结果显示（见表 11、图 12）,不同受教育程度群体对睡眠保健类产品、睡眠环境类产品、家居助眠类产品、AI 科技类产品的消费需求均存在显著差异。具体而言,除了 AI 科技类产品,大学本科受教育程度群体对其他睡眠

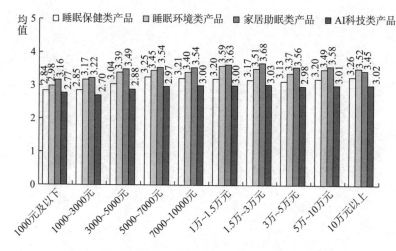

图 11　不同个人月支出群体的睡眠产品消费需求情况

产品的消费需求大于其他受教育程度群体；小学及以下与初中受教育程度群体对睡眠保健类产品的消费需求大于睡眠环境类产品，而其他受教育程度群体的消费需求是睡眠保健类产品小于睡眠环境类产品；高中/中专/职高/技校受教育程度群体的睡眠保健类产品与 AI 科技类产品的消费需求最小，均值分别为 2.85、2.68；初中受教育程度群体的睡眠环境类产品与家居助眠类产品的消费需求最小，均值分别为 2.79、2.91。

表 11　不同受教育程度群体的睡眠产品消费需求差异

受教育程度	样本量	睡眠保健类产品		睡眠环境类产品		家居助眠类产品		AI 科技类产品	
		均值	标准差	均值	标准差	均值	标准差	均值	标准差
小学及以下	126	3.02	1.38	2.98	1.18	3.41	1.11	3.12	0.95
初中	238	2.91	1.11	2.79	1.01	2.91	1.07	2.77	0.89
高中/中专/职高/技校	907	2.85	1.10	3.07	0.99	3.24	1.05	2.68	0.81
大学专科	1251	2.93	1.05	3.28	1.07	3.39	1.00	2.76	0.84
大学本科	3225	3.19	1.11	3.49	1.02	3.57	1.04	2.99	0.84
研究生	508	3.13	1.11	3.42	1.02	3.51	1.02	2.95	0.84
F		20.36 ***		45.32 ***		30.33 ***		29.73 ***	

*** $p < 0.001$。

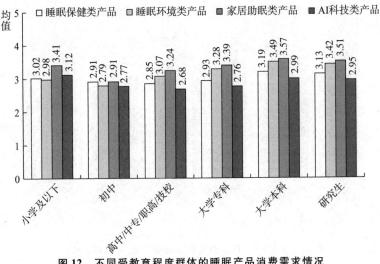

图 12 不同受教育程度群体的睡眠产品消费需求情况

6. 城乡居住地群体的睡眠产品消费需求差异

采用单因素方差分析检验城乡居住地群体的睡眠产品消费需求差异。结果显示（见表 12、图 13），城乡群体对睡眠保健类产品、AI 科技类产品的消费需求不存在显著差异，对睡眠环境类产品与家居助眠类产品的消费需求存在显著差异。对睡眠环境类产品的消费需求为城市群体最大（$M = 3.37$，$SD = 1.04$），农村群体次之（$M = 3.17$，$SD = 1.00$）；对家居助眠类产品的消费需求为城市群体最大（$M = 3.47$，$SD = 1.05$），乡镇群体次之（$M = 3.31$，$SD = 1.03$）。尽管城乡居住地群体对睡眠保健类产品与 AI 科技类产品的消费需求不存在显著差异，但从图 13 中可以明显看出，对睡眠保健类产品的消费需求为乡镇群体最大（$M = 3.09$，$SD = 1.15$），对 AI 科技类产品的消费需求为农村群体最大（$M = 2.96$，$SD = 0.81$）。

表 12 城乡居住地群体的睡眠产品消费需求差异

城乡居住地	样本量	睡眠保健类产品		睡眠环境类产品		家居助眠类产品		AI 科技类产品	
		均值	标准差	均值	标准差	均值	标准差	均值	标准差
城市	5507	3.07	1.11	3.37	1.04	3.47	1.05	2.88	0.85
乡镇	526	3.09	1.15	3.16	1.08	3.31	1.03	2.91	0.84
农村	222	3.03	1.07	3.17	1.00	3.27	1.06	2.96	0.81
F		0.25		13.68 ***		8.64 ***		0.98	

*** $p < 0.001$。

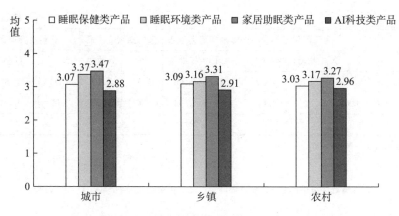

图 13　不同城乡居住地群体的睡眠产品消费需求情况

7. 不同地区群体的睡眠产品消费需求差异

采用单因素方差分析检验不同地区群体的睡眠产品消费需求差异。结果显示（见表 13、图 14），不同地区群体对睡眠保健类产品、睡眠环境类产品、家居助眠类产品、AI 科技类产品的消费需求均存在显著差异。具体而言，除西北地区外，其他地区对睡眠产品的消费需求次序为家居助眠类产品、睡眠环境类产品、睡眠保健类产品、AI 科技类产品。在家居助眠类产品方面，西南地区群体的均值最大（$M = 3.54$，$SD = 1.08$），华东地区群体的均值最小（$M = 3.42$，$SD = 1.06$）；在睡眠保健类产品方面，西北地区群体的均值最大（$M = 3.28$，$SD = 1.06$），东北/华东地区群体的均值最小，均为 3.00；在睡眠环境类产品方面，西北地区群体的均值最大（$M = 3.53$，$SD = 1.04$），东北地区群体的均值最小（$M = 3.23$，$SD = 1.03$）；在 AI 科技类产品方面，西北地区群体的均值最大（$M = 3.09$，$SD = 0.91$），东北/华东地区群体的均值最小，均为 2.83。

表 13　不同地区群体的睡眠产品消费需求差异

地区	样本量	睡眠保健类产品		睡眠环境类产品		家居助眠类产品		AI 科技类产品	
		均值	标准差	均值	标准差	均值	标准差	均值	标准差
华北	1034	3.12	1.15	3.36	1.07	3.45	1.02	2.95	0.86
东北	527	3.00	1.08	3.23	1.03	3.43	0.97	2.83	0.81
华东	2237	3.00	1.12	3.29	1.06	3.42	1.06	2.83	0.85
华中	849	3.12	1.12	3.43	1.04	3.50	1.03	2.90	0.81
华南	641	3.03	1.08	3.30	1.02	3.37	1.07	2.86	0.82

地区	样本量	睡眠保健类产品		睡眠环境类产品		家居助眠类产品		AI 科技类产品	
		均值	标准差	均值	标准差	均值	标准差	均值	标准差
西南	638	3.16	1.09	3.47	1.00	3.54	1.08	2.95	0.89
西北	329	3.28	1.06	3.53	1.04	3.53	1.07	3.09	0.91
F		5.47 ***		6.49 ***		2.52 *		6.77 ***	

$^*\ p < 0.05,\ ^{***}\ p < 0.001_\circ$

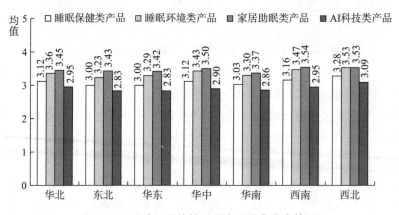

图 14　不同地区群体的睡眠产品消费需求情况

8. 不同身体状况群体的睡眠产品消费需求差异

采用单因素方差分析检验不同身体状况群体的睡眠产品消费需求差异。结果显示（见表 14、图 15），不同身体状况群体对睡眠保健类产品、睡眠环境类产品、家居助眠类产品、AI 科技类产品的消费需求均存在显著差异。在家居助眠类产品方面，身体状况不健康/健康群体的消费需求最大，均值均为 3.48，身体状况一般群体次之（$M = 3.40$，$SD = 0.99$）；在睡眠保健类产品方面，身体不健康群体的消费需求最大（$M = 3.26$，$SD = 1.16$）；身体状况一般群体次之（$M = 3.05$，$SD = 1.06$）；在睡眠环境类产品方面，身体状况健康群体的消费需求最大（$M = 3.40$，$SD = 1.10$），身体状况一般群体次之（$M = 3.31$，$SD = 1.06$）；在 AI 科技类产品方面，身体状况不健康群体的消费需求最大（$M = 2.96$，$SD = 0.90$），身体状况一般/健康群体的均值次之，均为 2.88。

表 14　不同身体状况群体的睡眠产品消费需求差异

身体状况	样本量	睡眠保健类产品		睡眠环境类产品		家居助眠类产品		AI 科技类产品	
		均值	标准差	均值	标准差	均值	标准差	均值	标准差
不健康	801	3.26	1.16	3.31	1.06	3.48	1.04	2.96	0.90
一般	2561	3.05	1.06	3.30	0.98	3.40	0.99	2.88	0.82
健康	2893	3.03	1.14	3.40	1.10	3.48	1.09	2.88	0.86
F		12.98 ***		6.43 **		4.01 *		3.55 *	

$^*p < 0.05$, $^{**}p < 0.01$, $^{***}p < 0.001$。

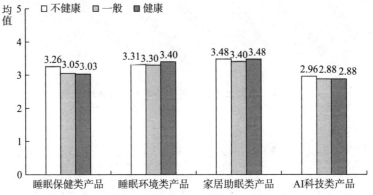

图 15　不同身体状况群体的睡眠产品消费需求情况

（三）家居助眠类产品功能需求分析

从以上分析可以看出，不同群体对家居助眠类产品的消费需求明显大于睡眠保健类产品、睡眠环境类产品与 AI 科技类产品。目前，家居助眠类产品的主要类型有助眠枕头、床垫等，本部分聚焦家居助眠类产品中的典型产品——床垫，进一步分析不同群体对助眠产品功能的需求。

1. 床垫功能需求的总体情况

如图 16 所示，不同群体对床垫功能的需求总体处于中等偏上水平，均值最大为 3.73，最小为 3.13，均大于中间值 2.50；不同群体对助眠放松按摩功能的需求最大，第二是多角度睡姿功能，第三是舒适唤醒功能。

2. 不同性别群体的床垫功能需求情况

采用单因素方差分析检验不同性别群体的床垫功能需求差异。结果显示（见图 17），除舒适唤醒功能外（$F = 2.05$，$p = 0.152$），不同性别群体对助

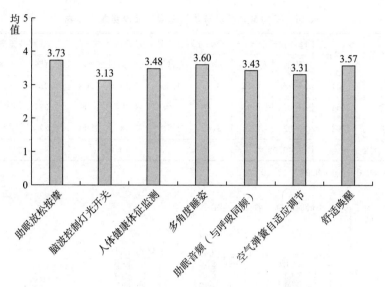

图 16 不同群体对床垫功能需求的总体情况

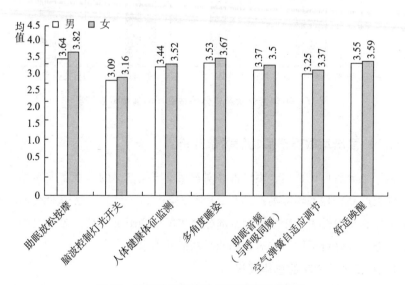

图 17 不同性别群体的床垫功能需求情况

眠放松按摩（$F = 59.93$，$p = 0.000$）、脑波控制灯光开关（$F = 6.45$，$p = 0.011$）、人体健康体征监测（$F = 11.73$，$p = 0.001$）、多角度睡姿（$F = 38.11$，$p = 0.000$）、助眠音频（与呼吸同频）（$F = 23.76$，$p = 0.000$）、空气弹簧自适应调节（$F = 23.24$，$p = 0.000$）功能的需求均存在显著差异。整

体来看，女性对床垫各项功能的需求都大于男性，特别是对助眠放松按摩功能，女性的需求明显大于男性。

3. 不同年龄段群体的床垫功能需求情况

采用单因素方差分析检验不同年龄段群体的床垫功能需求差异。结果显示（见图18），不同年龄段群体对助眠放松按摩（$F = 23.01$，$p = 0.000$）、脑波控制灯光开关（$F = 25.06$，$p = 0.000$）、人体健康体征监测（$F = 22.75$，$p = 0.000$）、多角度睡姿（$F = 7.51$，$p = 0.000$）、助眠音频（与呼吸同频）（$F = 21.17$，$p = 0.000$）、空气弹簧自适应调节（$F = 27.89$，$p = 0.000$）、舒适唤醒功能的需求（$F = 3.069$，$p = 0.000$）均存在显著差异。具体而言，除舒适唤醒功能外，35～44岁群体对床垫其他功能的需求大于其他年龄段群体；25～34岁群体对舒适唤醒功能的需求最大；60岁以上群体更需要助眠放松按摩与多角度睡姿功能。

4. 不同家庭月收入群体的床垫功能需求情况

采用单因素方差分析检验不同家庭月收入群体的床垫功能需求差异。结果显示（见图19），不同家庭月收入群体对助眠放松按摩（$F = 28.27$，$p = 0.000$）、脑波控制灯光开关（$F = 14.34$，$p = 0.000$）、人体健康体征监测（$F = 15.75$，$p = 0.000$）、多角度睡姿（$F = 13.34$，$p = 0.000$）、助眠音频（与呼吸同频）（$F = 10.41$，$p = 0.000$）、空气弹簧自适应调节（$F = 11.41$，$p = 0.000$）、舒适唤醒（$F = 14.83$，$p = 0.000$）功能的需求存在显著差异。具体来看，家庭月收入为3万～4.5万元的群体对床垫助眠放松按摩、多角度睡姿、助眠音频（与呼吸同频）、舒适唤醒功能的需求大于其他家庭月收入群体。家庭月收入为2000～6000元、6000～10000元、3万～4.5万元、4.5万～6万元、10万元以上的群体对床垫功能需求的程度从高到低依次为助眠放松按摩、多角度睡姿与舒适唤醒；家庭月收入为1万～1.5万元、1.5万～3万元的群体对床垫功能需求的程度从高到低依次为助眠放松按摩、舒适唤醒、多角度睡姿；家庭月收入为6万～10万元的群体更需要助眠放松按摩与多角度睡姿功能。

5. 不同居住方式群体的床垫功能需求情况

采用多重响应分析不同居住方式群体对床垫功能的需求，结果如图20所示。与小孩共同居住的被调查者对床垫功能的需求较为多元，各项比例都在50%～67%，需求最大的是多角度睡姿，比例为66.3%。独居被调查者对床垫功能需求最大的是助眠放松按摩，比例为62.2%，其次是多角度睡姿，比例为

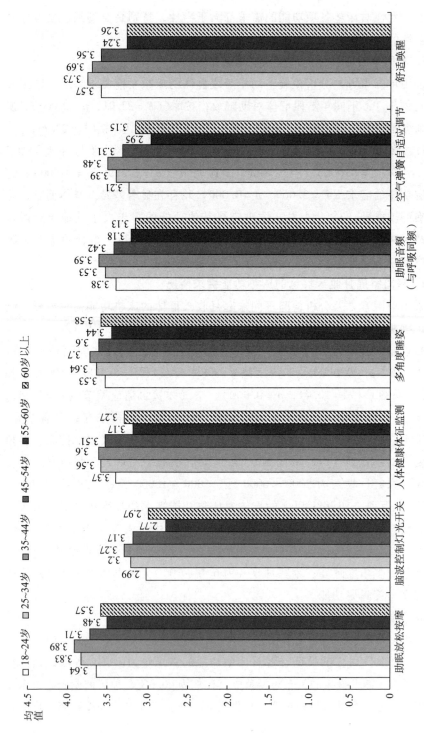

图 18 不同年龄段群体的床垫功能需求情况

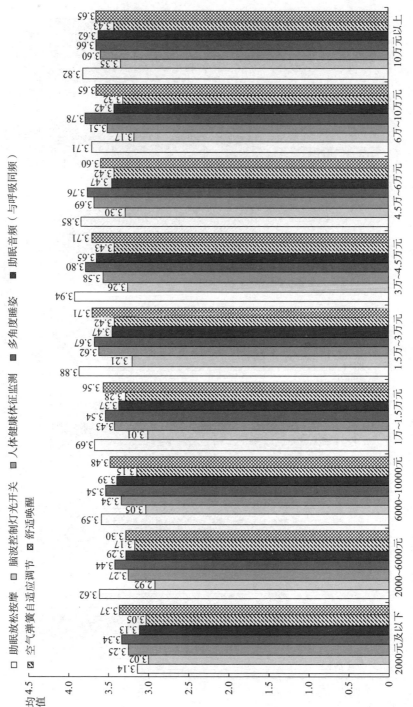

图 19　不同家庭月收入群体的床垫功能需求情况

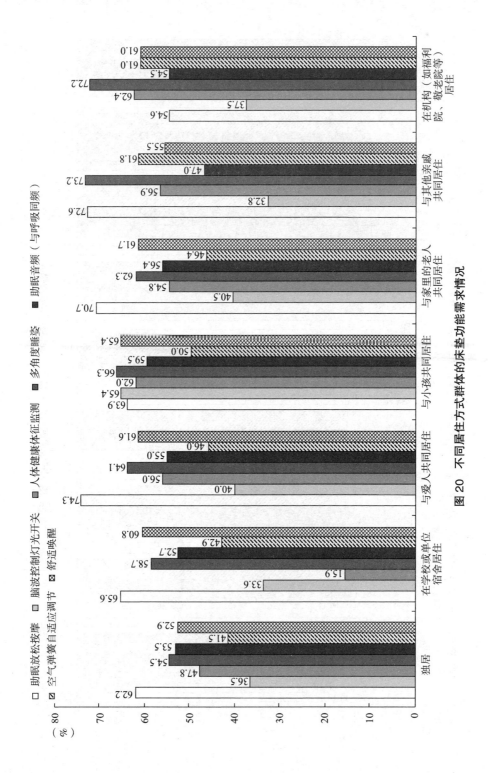

图 20 不同居住方式群体的床垫功能需求情况

54.5%；在学校或单位宿舍居住的被调查者对床垫功能需求最大的是助眠放松按摩，比例为65.6%，其次是舒适唤醒，比例为60.8%；与爱人共同居住的被调查者对床垫功能需求最大的是助眠放松按摩，比例为74.3%，其次是多角度睡姿，比例为64.1%；与家里的老人共同居住的被调查者对床垫功能需求最大的是助眠放松按摩，比例为70.7%，其次是多角度睡姿，比例为62.3%；与其他亲戚共同居住的被调查者对床垫功能需求最大的是多角度睡姿，比例为73.2%，其次是助眠放松按摩，比例为72.6%；在机构（如福利院、敬老院等）居住的被调查者对床垫功能需求最大的是多角度睡姿，比例为72.2%，其次为人体健康体征监测，比例为62.4%。

四　讨论

（一）不同群体更倾向于通过改变睡眠习惯、改变日常习惯的非消费方式改善睡眠，使用助眠产品的倾向强于就医倾向

不同群体对改变睡眠习惯、改变日常习惯、使用助眠产品、就医四种睡眠改善方式的倾向均处于中等偏上水平。整体来看，不同群体更倾向于通过改变睡眠习惯、改变日常习惯的方式，也就是通过增加运动量、早睡早起、睡前少看手机等方式，改善睡眠。由此可以看出，不同群体对睡眠问题的诱因有较为正确的认识，好的生活习惯是拥有好睡眠的基础。相较于就医，不同群体更倾向于使用助眠产品改善睡眠。由于现代人生活压力大，生活节奏快，生活方式的改变受到诸多因素的限制，助眠产品可作为改善睡眠的一种补充选择。引导不同群体正确地看待睡眠问题，找到适合自身的睡眠质量提升方式至关重要。

（二）对使用助眠产品倾向最强的群体的特点为：女性、35~44岁、家庭月收入为3万~4.5万元、大学本科受教育程度、居住地为乡镇、所在地区为西南地区

对使用助眠产品倾向最强的群体有一定的特点。具体来看，女性的倾向强于男性，女性的均值为3.02；35~44岁群体的倾向强于其他年龄段群体，均值为3.19；家庭月收入为3万~4.5万元群体的倾向强于其他家庭月收入群体，均值为3.18；大学本科受教育程度群体的倾向强于其他受教育程度群体，均值为3.09；居住地为乡镇的群体对使用助眠产品的倾向强于城市与乡村群体，均值为3.02；在地区方面，西南地区群体的倾向强于其他地区群

体，均值为 3.08。值得注意的是，居住地为农村的群体的就医倾向比使用助眠产品强，可能是因为居住地为农村的群体对助眠产品的了解还不够充分，对相关产品的接触也较少。

（三）不同群体对家居助眠类产品的消费需求最大，其次为睡眠环境类产品。对家居助眠类产品需求最大的群体的特点为：35~44 岁、家庭月收入为 3 万~4.5 万元、个人月支出为 1.5 万~3 万元、大学本科受教育程度、居住地为城市、所在地区为西南地区

不同群体对家居助眠类产品（如助眠枕头、床垫等）的消费需求最大，均值为 3.45；第二为睡眠环境类产品，均值为 3.35；第三为睡眠保健类产品，均值为 3.07。对家居助眠类产品消费需求最大的群体有一定的特点，具体表现为，年龄在 35~44 岁，均值为 3.61；在经济状况方面，家庭月收入为 3 万~4.5 万元，均值为 3.68，而且中高家庭月收入群体对家居助眠类产品有较大的消费需求，均值在 3.50 左右；个人月支出为 1.5 万~3 万元的群体对家居助眠类产品的消费需求最大，均值为 3.68；大学本科受教育程度群体、居住地为城市的群体对家居助眠类产品的消费需求最大，均值分别为 3.57、3.47。身体状况不健康/健康群体对家居助眠类产品的需求最大，均值均为 3.48。与倾向于使用家居助眠类产品改善睡眠较为一致的是，西南地区群体对家居助眠类产品的消费需求最大。

（四）对于床垫的功能，不同群体最希望增加的是助眠放松按摩，其次是多角度睡姿，女性对床垫各类功能的需求均大于男性

对家居类产品——床垫的功能需求分析发现，不同群体最希望增加的床垫功能是助眠放松按摩，均值为 3.73；第二为多角度睡姿，均值为 3.60；第三为舒适唤醒，均值为 3.57。女性对床垫各类功能的需求均大于男性。分析不同的床垫使用场景，发现不同居住方式群体对床垫功能的需求差异比较大。与小孩共同居住的被调查者对床垫功能的需求较为多元，各项比例都在 50%~67%。在市场供给方面，可以增加对床垫使用场景的关注，为改善睡眠提供更合理的方案。

参考文献

王俊秀，2022，《睡眠问题已成为社会问题》，《小康》第 15 期。

王俊秀、张跃，2023，《共同富裕视角下的睡眠平等》，载王俊秀、张衍、张跃等《中国睡眠研究报告2023》，社会科学文献出版社。

de Zambotti, M., Cellini, N., Menghini, L., Sarlo, M., & Baker, F. C. (2020). Sensor's capabilities, performance, and use of consumer sleep technology. *Sleep Medicine Clinics*, *15* (1), 1 – 30.

Devine, J. K., Schwartz, L. P., Choynowski, J., & Hursh, S. R. (2022). Expert demand for consumer sleep technology features and wearable devices: A case study. *IoT*, *3* (2), 315 – 331.

Ekirch, A. R. (2015). The modernization of Western sleep: Or, does insomnia have a history?. *Past & Present*, *226* (1), 149 – 192.

Hale, L., Troxel, W., & Buysse, D. J. (2020). Sleep health: An opportunity for public health to address health equity. *Annual Review of Public Health*, 41, 81 – 99.

Hwang, E. & Shin, S. (2015). The effects of aromatherapy on sleep improvement: A systematic literature review and meta-analysis. *The Journal of Alternative and Complementary Medicine*, *21* (2), 61 – 68.

Kline, C. E. (2014). The bidirectional relationship between exercise and sleep: Implications for exercise adherence and sleep improvement. *American Journal of Lifestyle Medicine*, *8* (6), 375 – 379.

Loewy, J. (2020). Music therapy as a potential intervention for sleep improvement. *Nature and Science of Sleep*, 1 – 9.

对人工智能的态度和智能睡眠产品
使用倾向研究

摘　要： 在睡眠问题日益突出和人工智能普及发展的双重背景下，智能睡眠产品应运而生，这为人们提供了一种全新的改善睡眠的方式。本研究分析了人们对人工智能的态度和智能睡眠产品使用倾向的状况及二者之间的联系。结果发现，被调查者对人工智能的态度总体上比较积极，积极维度的积极性态度得分高于消极维度的包容性态度得分；基于手机的睡眠应用程序是被调查者使用智能睡眠产品的首选，同时他们注重智能睡眠产品的可得性、可操作性和基础功能；不同人口学特征的被调查者对人工智能的态度，对智能睡眠产品的使用倾向、使用意愿及功能需求存在不同程度的差异性；对于智能睡眠产品的使用现状和使用意愿，被调查者对积极维度的积极性态度对两者有促进作用，但对消极维度的包容性态度对两者有抑制作用。

关键词： 对人工智能的态度　智能睡眠产品　使用倾向

一　引言

随着社会的变迁，个体面临的生活和工作压力日益增大，越来越多的人出现睡眠状况不佳的情况，如难以入睡、睡眠不足和睡眠质量差等。智能手机、平板电脑等电子设备的普及，使人们在睡前仍然接触大量信息，干扰了睡眠准备过程，进而影响睡眠质量。同时，城市化进程中的环境污染、噪声干扰等问题给人们的睡眠环境带来负面影响。快节奏的生活方式导致很多人饮食、作息不规律，如晚餐过晚、夜生活繁多等。在这些因素的综合作用下，人们面临的睡眠问题日益突出。失眠是最常见的睡眠障碍，其症状包括入睡或保持睡眠困难、睡眠质量差或无恢复性，会对个人的身心健康、生活质量和生产力造成很大的负面影响。失眠症在全球范围内呈上升趋势，在此背景下，兰德欧洲公司在 2023 年"世界睡眠日"发表的最新研究报告揭示了失眠症对西欧、北欧、南欧、北美和澳大利亚等国家和地区造成的社会负担和广泛的经济影响。在其所研究的国家中，大约有一半的成年人会出现失眠症状，但每 12 个成年人中就有 1 个（约 8%）患有慢性失眠。[①] 此外，美国每年因慢性失眠而损失的经济总量超过 1%，总计约为 207.5 亿美元；英国每年损失 1.3% 的产值，即 41.4 亿美元；法国的损失约为 36.3 亿美元，澳大利亚和加拿大的损失均超过 19 亿美元。[②] 除失眠外，阻塞性睡眠呼吸暂停（OSA）也是一种常见的睡眠障碍，全球约有 10 亿成年人患有不同程度的阻塞性睡眠呼吸暂停，其中 80%～90% 的病例未被诊断出来（Santilli et al.，2021）。然而，针对睡眠障碍的诊断和治疗，传统的方法存在很大局限性。如传统的睡眠监测方法通常使用多导睡眠图（PSG），这需要患者自行前往专业机构，受时间和地点的限制，不便于普及；药物治疗能在一定程度上改善睡眠，但长期使用容易产生依赖性，且可能引发不良反应；行为疗法需要患者具备一定的自控能力和执行力，对于一些患者而言效果有限。

目前我国人工智能的发展已步入加速阶段，其应用领域不断拓展，为各行各业带来了前所未有的变革。根据《2023—2024 年中国人工智能计算力发展评估报告》，我国人工智能算力市场规模在短时间内迅速壮大，2023 年已达到 664 亿元，同比增长 82.5%，并继续呈现快速增长的态势。[③] 人工智能在我国的迅猛发展，为睡眠医学和睡眠健康领域带来全新的赋能。因此，在睡眠问题日益突出和人工智能普及发展的双重背景下，智能睡眠产品应运而生，这为人们提供了一种全新的改善睡眠的方式。这些产品通过监测用户的

---

① Robert J. Romanelli & Wendy M. Troxel, "On World Sleep Day, New Research Reveals the Socioe-conomic Impact of Insomnia on Global Populations," https://www.rand.org/news/press/2023/03/17.html，最后访问日期：2024 年 1 月 15 日。

② Doug Irving, "Insomnia: The Multibillion-Dollar Problem Sapping World Productivity," https://www.rand.org/pubs/articles/2023/insomnia-the-multibillion-dollar-problem-sapping-world.html，最后访问日期：2024 年 1 月 15 日。

③ 《〈2023—2024 年中国人工智能计算力发展评估报告〉发布 我国人工智能算力市场规模快速成长壮大》，https://finance.cctv.com/2023/11/30/ARTIco1uNy9lZIik35uZELx1231130.shtml，最后访问日期：2023 年 12 月 5 日。

睡眠模式，为用户量身定制个性化的睡眠建议，制订针对性的睡眠问题治疗方案。相较于传统方法，智能睡眠产品的使用更加便捷，且能够在不影响用户日常生活的前提下，提供持续的睡眠质量监测和改善服务。

但是，人们对使用新技术的态度并不取决于他们所掌握的技术知识。例如，人们在使用技术设备时往往并不了解这些设备的工作原理（Hanemaayer，2022），而是会根据自己的使用经验来理解人工智能技术（Hong，2022）。研究发现，人们对人工智能的态度受到社会经济地位的影响；年轻、富有、受过教育、自由、拥有更多技术经验的男性比其他人更有可能拥有更多的人工智能偏好（Zhang & Dafoe，2019）。换言之，不同的人对人工智能这一新兴技术可能会持有不同的态度。有些人对其充满期待，认为人工智能将为生活带来极大便利；也有人对其感到担忧，担心人工智能可能带来难以处理的问题（Rhee & Rhee，2019；Gillespie et al.，2021；Circiumaru，2021）。这种态度的差异可能会影响人们对智能睡眠产品的接受度和使用倾向。

因此，想要更好地了解和把握这一新兴市场的发展趋势，促进智能睡眠产品的广泛深入应用，就需要了解人们对人工智能的态度与智能睡眠产品使用倾向之间的联系。本研究将聚焦这一核心问题，分析不同人口学特征的居民对人工智能的态度和智能睡眠产品使用现状及意愿的差异，探索居民对人工智能的态度和不同类型智能睡眠产品的使用现状及意愿的关系，以期为解决现代社会中普遍存在的睡眠问题提供新的视角和策略，推动我国人工智能助眠产业的健康发展。

二 研究方法

（一）数据来源

本研究所用数据源于中国社会科学院社会学研究所于 2023 年 12 月开展的 2023 年中国居民睡眠状况线上调查，有效样本量为 6255。本研究使用加权后的数据进行分析。本研究中共涉及 10 个人口学特征，部分人口学特征分类情况见表 1，性别、年龄、受教育程度、婚姻状况、家庭月收入及主观社会经济地位分类情况见总报告《人工智能社会的睡眠展望》。

表 1 部分人口学特征分类情况

单位：人，%

变量		赋值	频数	占比
有无子女	有	= 1	4526	72.36
	无	= 2	1729	27.64
居住地	城市	= 1	5507	88.04
	乡镇	= 2	526	8.40
	农村	= 3	222	3.55
工作状况	全日制学生	= 1	296	4.73
	未工作	= 2	917	14.66
	在工作	= 3	4898	78.31
	务农	= 4	79	1.26
	其他	= 5	65	1.04
是否独居	是	= 1	814	13.01
	否	= 2	5441	86.99

（二）研究变量

1. 对人工智能的态度

对人工智能态度的测量使用 Schepman 和 Rodway（2020）的《对人工智能的一般态度量表（GAAIS)》。该量表共有 20 道题，分为积极和消极两个维度，第 1、2、4、5、7、11、12、13、14、16、17、18 题这 12 道题是积极维度，其余的 8 道题是消极维度。其中，1 = "不赞同"，2 = "不太赞同"，3 = "中立"，4 = "比较赞同"，5 = "赞同"。对消极维度进行反向评分，最终取积极维度所有题目的均值形成积极分量表的总分，取消极维度所有题目的均值形成消极分量表的总分。两个分量表的得分范围均在 1~5 分。对于积极维度，分数越高，代表态度越积极；对于消极维度，分数越高，代表态度越包容。该量表具有良好的内部一致性，积极维度的 Cronbach's α 为 0.88，消极维度的 Cronbach's α 为 0.83。

2. 智能睡眠产品使用

首先，通过"您是否愿意为了改善睡眠而使用助眠产品"这 1 道题，询问被调查者的"助眠产品使用意愿"。其中，1 = "非常不愿意"，2 = "不愿意", 3 = "中立", 4 = "愿意", 5 = "非常愿意"。"助眠产品使用意愿"得分在 1 ~ 5 分, 分数越高, 代表使用意愿越强。其次, 通过"您现在或曾经是否在日常活动中接触或使用过人工智能睡眠呼吸管理系统/可穿戴式睡眠监测设备 (如智能手表、智能戒指、睡眠头带、睡眠仪等) /小型智能助眠产品 (如智能音箱、白噪音机、助眠灯、唤醒灯、助眠机器人等) /大型智能助眠产品 (如智能床垫、智能枕头、重力毯或加压毯、睡眠呼吸机等) /手机助眠 APP (如音乐、白噪声、自然声音、特定波长、睡前冥想指导、呼吸训练、肌肉放松训练等)"这 5 道题, 询问被调查者对 5 类智能睡眠产品的使用现状。其中, 1 = "从未", 2 = "偶尔", 3 = "有时", 4 = "经常", 5 = "总是"。每个题目的得分均在 1 ~ 5 分, 分数越高, 代表对此类智能睡眠产品的使用频率越高。最后, 通过"您未来是否愿意购买或付费使用人工智能睡眠呼吸管理系统/可穿戴式睡眠监测设备 (如智能手表、智能戒指、睡眠头带、睡眠仪等) /小型智能助眠产品 (如智能音箱、白噪音机、助眠灯、唤醒灯、助眠机器人等) /大型智能助眠产品 (如智能床垫、智能枕头、重力毯或加压毯、睡眠呼吸机等) /手机助眠 APP (如音乐、白噪声、自然声音、特定波长、睡前冥想指导、呼吸训练、肌肉放松训练等)"这 5 道题, 询问被调查者对 5 类智能睡眠产品的使用意愿。其中, 1 = "非常不愿意", 2 = "不愿意", 3 = "中立", 4 = "愿意", 5 = "非常愿意"。每个题目的得分均在 1 ~ 5 分, 分数越高, 代表对此类智能睡眠产品的使用意愿越强。

3. 家居助眠类产品 (床垫) 功能需求

通过"对于一些可以在家居助眠类产品 (床垫) 上增加的功能模块, 您愿意使用其助眠放松按摩功能/脑波控制灯光开关/人体健康体征监测/多角度睡姿/助眠音频 (与呼吸同频) /空气弹簧自适应调节/舒适唤醒吗"这 7 道题, 询问被调查者对家居助眠类产品 (床垫) 功能的需求。其中, 1 = "非常不愿意", 2 = "不愿意", 3 = "中立", 4 = "愿意", 5 = "非常愿意"。每个题目的得分均在 1 ~ 5 分, 分数越高, 代表对该功能的需求越大。

4. 数据统计

采用描述性统计分析被调查者对人工智能的态度、智能睡眠产品使用现状及意愿和对家居助眠类产品 (床垫) 功能的需求; 采用独立样本 t 检验、单因素方差分析等差异检验方法考察不同人口学特征下被调查者对人工智能的态度、智能睡眠产品使用现状及意愿和对家居助眠类产品（床垫）功能的需求这四者存在的差异；采用多元回归分析探索被调查者对人工智能的态度对不同类型的智能睡眠产品使用现状及意愿的影响等。

三 研究结果

（一）现状分析

1. 对人工智能的态度

如表2所示，被调查者对人工智能的态度比较积极（积极维度和消极维度得分均高于平均分），积极维度的积极性态度得分高于消极维度的包容性态度得分。对人工智能的态度的积极维度的积极性态度平均分为3.50分，平均分在"中立"（=3）和"比较赞同"（=4）之间，表明被调查者对人工智能的积极维度持比较积极的态度。其中，"人工智能有许多有益的用途"得分最高（3.81分），而"处理日常事务，我宁愿与人工智能系统打交道，也不愿与人类打交道"得分最低（2.82分）。这表明被调查者比较赞同"人工智能有许多有益的用途"，而不太赞同"处理日常事务，我宁愿与人工智能系统打交道，也不愿与人类打交道"。同时，有69.21%的被调查者赞同"人工智能有许多有益的用途"，占比最高；相反，仅有28.87%的被调查者赞同"处理日常事务，我宁愿与人工智能系统打交道，也不愿与人类打交道"，占比最低。对人工智能的态度的消极维度的包容性态度平均分为3.20分，平均分在"中立"（=3）和"不太赞同"（=4）之间，表明被调查者对人工智能的消极维度持比较包容的态度。其中，"我觉得人工智能是邪恶的"得分最高（3.62分），而"许多机构不讲道义地使用人工智能"得分最低（2.73分），这表明被调查者不太赞同人工智能是邪恶的，而有点赞同"许多机构不讲道义地使用人工智能"。同时，有54.82%的被调查者不赞同"我觉得人工智能是邪恶的"，占比最高；相反，仅有16.10%的被调查者不赞同"许多机构不讲道义地使用人工智能"，占比最低。

表 2　对人工智能的态度各题目占比和均值情况

积极维度题目	占比（%）					均值
	不赞同	不太赞同	中立	比较赞同	赞同	
积极维度						3.50
① 处理日常事务，我宁愿与人工智能系统打交道，也不愿与人类打交道	13.00	27.19	30.94	22.50	6.37	2.82
② 人工智能可以为国家提供新的经济增长点	2.26	6.43	30.44	46.20	14.67	3.65
④ 人工智能系统可以使人感到更快乐	2.55	11.09	43.77	33.28	9.30	3.36
⑤ 我对人工智能所能做到的事情感到印象深刻	1.78	9.87	40.59	35.84	11.92	3.46
⑦ 我对在日常生活中使用人工智能系统很感兴趣	1.81	8.44	33.56	42.68	13.52	3.58
⑪ 人工智能可以造福人类	1.36	4.51	31.04	48.24	14.85	3.71
⑫ 人工智能令人兴奋	2.20	7.92	44.71	35.52	9.66	3.43
⑬ 在许多常规工作上，人工智能系统比人类雇员更有优势	2.01	8.50	30.85	44.46	14.19	3.60
⑭ 人工智能有许多有益的用途	1.19	3.96	25.65	50.64	18.57	3.81
⑯ 人工智能系统可以比人类表现得更好	3.01	11.42	41.97	35.31	8.30	3.34
⑰ 未来社会上大部分人将因大量使用人工智能而受益	2.14	8.03	35.94	40.92	12.98	3.55
⑱ 我很乐意在工作中使用人工智能	1.79	5.79	31.91	45.05	15.46	3.67

消极维度题目	占比（%）					均值
	赞同	比较赞同	中立	不太赞同	不赞同	
消极维度						3.20
③ 许多机构不讲道义地使用人工智能	9.29	29.12	45.49	11.59	4.51	2.73
⑥ 我认为人工智能系统会犯许多错误	5.45	20.85	48.78	19.84	5.08	2.98
⑧ 我觉得人工智能是邪恶的	2.52	8.75	33.91	33.97	20.85	3.62
⑨ 人工智能可能会控制人类	4.36	15.49	37.62	26.48	16.05	3.34
⑩ 我认为人工智能是危险的	3.35	14.09	40.05	26.70	15.82	3.38
⑮ 当想到未来大量使用人工智能时，我感到不寒而栗	6.23	19.03	42.71	21.20	10.83	3.11
⑲ 如果越来越多地使用人工智能，像我这样的人的境遇会很糟糕	5.87	19.23	42.53	24.01	8.36	3.10
⑳ 人工智能是被用来监视人的	3.74	14.41	36.32	31.32	14.21	3.38

2. 智能睡眠产品使用现状及意愿

如图 1 所示，仅有 30.45% 的被调查者愿意使用智能睡眠产品改善睡眠，有 31.64% 的被调查者不愿意使用智能睡眠产品改善睡眠，有 37.91% 的被调查者对使用智能睡眠产品改善睡眠持中立态度。

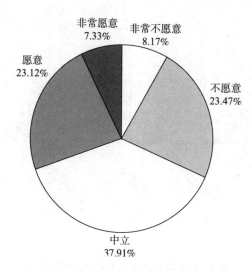

图1 被调查者对智能睡眠产品的使用意愿

对于智能睡眠产品的使用现状，有 61.44% 的被调查者从未用过人工智能睡眠呼吸管理系统，58.88% 的被调查者从未用过大型智能助眠产品，50.47% 的被调查者从未用过可穿戴式睡眠监测设备，49.61% 的被调查者从未用过小型智能助眠产品。相反，有 74.79% 的被调查者用过手机助眠 APP。这表明基于手机的睡眠应用程序较受大众欢迎，而其他智能睡眠产品的普及率还不是很高。详见图 2。

对于智能睡眠产品的使用意愿，有 53.14% 的被调查者愿意购买或付费使用手机助眠 APP，占比最高；随后依次是小型智能助眠产品（41.05%）、可穿戴式睡眠监测设备（38.17%）、大型智能助眠产品（32.58%）；仅有 28.93% 的被调查者愿意购买或付费使用人工智能睡眠呼吸管理系统，占比最低。这表明基于手机的睡眠应用程序仍是被调查者使用智能睡眠产品的首选，同时，智能睡眠产品的可得性和可操作性越强，被调查者的使用意愿越强。详见图 3。

3. 对家居助眠类产品（床垫）功能的需求

对于家居助眠类产品（床垫）功能的需求，有 69.45% 的被调查者愿意使用助眠放松按摩功能，占比最高；其次是多角度睡姿功能，占比为 60.55%；随后依次是舒适唤醒功能（59.23%）、人体健康体征监测功能

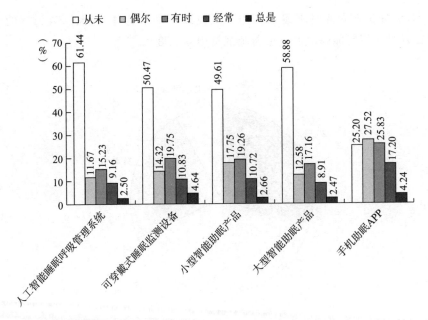

图 2　被调查者的智能睡眠产品使用现状

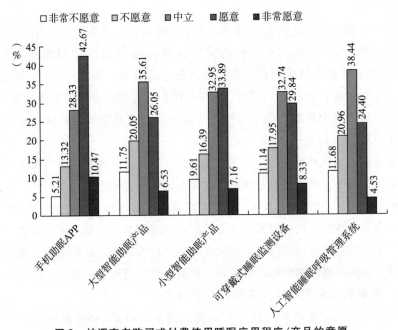

图 3　被调查者购买或付费使用睡眠应用程序/产品的意愿

（54.38%）、助眠音频（与呼吸同频）功能（53.26%）、空气弹簧自适应调节功能（44.50%）。被调查者对脑波控制灯光开关功能的需求最小，占比为37.91%。详见图4。

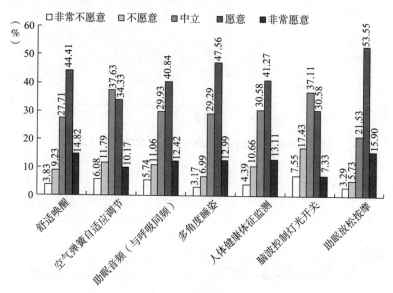

图4 被调查者对家居助眠类产品（床垫）增加的功能模块的需求

（二）不同人口学特征下的差异分析

1. 对人工智能态度的差异

不同性别的被调查者在对人工智能态度的积极维度上差异不显著，而在消极维度上差异显著，女性的得分高于男性。

如图5所示，不同年龄段的被调查者在对人工智能态度的积极维度和消极维度上的差异均显著。在积极维度上，35~44岁被调查者的得分最高，为3.59分，而60岁以上被调查者的得分最低，为3.32分，在消极维度上，55~60岁被调查者的得分最高，为3.29分，而60岁以上被调查者的得分最低，为3.10分。

如图6所示，不同受教育程度的被调查者在对人工智能态度的积极维度和消极维度上的差异均显著。在积极维度上，大学本科受教育程度的被调查者得分最高，为3.61分，而初中受教育程度的被调查者得分最低，为3.17分；在消极维度上，大学专科/大学本科受教育程度的被调查者得分最高，均为3.25分，而初中受教育程度的被调查者得分最低，为2.89分。

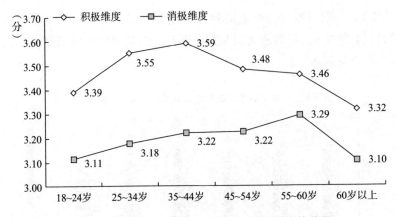

图 5　不同年龄段的被调查者对人工智能态度的差异

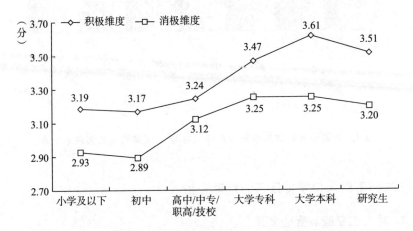

图 6　不同受教育程度的被调查者对人工智能态度的差异

如图 7 所示，不同婚姻状况的被调查者在对人工智能态度的积极维度和消极维度上的差异均显著。在积极维度上，初婚有配偶的被调查者得分最高，为 3.53 分，而未婚/离婚的被调查者得分最低，均为 3.41 分；在消极维度上，初婚有配偶的被调查者得分最高，为 3.26 分，而丧偶的被调查者得分最低，为 2.97 分。

有子女和无子女的被调查者在对人工智能态度的积极维度和消极维度上的差异均显著，且有子女的被调查者得分均高于无子女的被调查者。

如图 8 所示，不同居住地的被调查者在对人工智能态度的积极维度和消极维度上的差异均显著。在积极维度上，居住地为城市的被调查者得分最

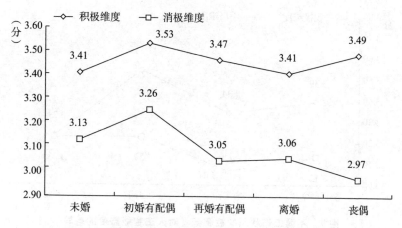

图7　不同婚姻状况的被调查者对人工智能态度的差异

高，为 3.52 分，而居住地为乡镇/农村的被调查者得分最低，均为 3.36 分；在消极维度上，居住地为城市的被调查者得分最高，为 3.22 分，而居住地为农村的被调查者得分最低，为 3.00 分。

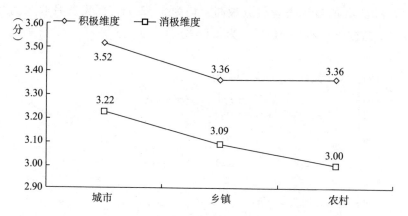

图8　不同居住地的被调查者对人工智能态度的差异

如图 9 所示，不同工作状况的被调查者在对人工智能态度的积极维度和消极维度上的差异均显著。除工作状况不明的被调查者外，在积极维度上，在工作的被调查者得分最高，为 3.54 分，而务农的被调查者得分最低，为 3.23 分；在消极维度上，在工作/务农的被调查者得分最高，均为 3.23 分，而未工作的被调查者得分最低，为 3.07 分。

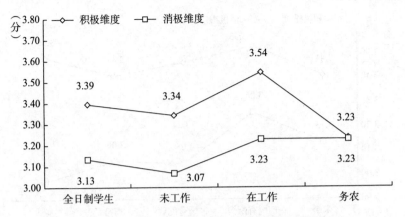

图9　不同工作状况的被调查者对人工智能态度的差异

如图 10 所示，不同家庭月收入的被调查者在对人工智能态度的积极维度和消极维度上的差异均显著。在积极维度上，家庭月收入为 1.5 万 ~3 万元的被调查者得分最高，为 3.60 分，而家庭月收入为 2000 ~6000 元的被调查者得分最低，为 3.27 分；在消极维度上，家庭月收入为 1.5 万 ~3 万元/4.5 万 ~6 万元的被调查者得分最高，均为 3.32 分，而家庭月收入为 2000 元及以下的被调查者得分最低，为 2.96 分。

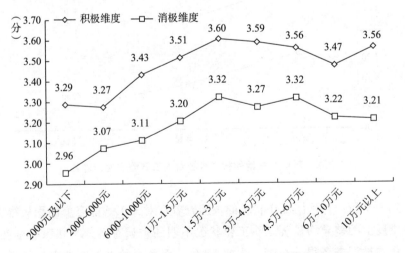

图10　不同家庭月收入的被调查者对人工智能态度的差异

独居和非独居的被调查者在对人工智能态度的积极维度和消极维度上的

差异均显著，且非独居的被调查者得分均高于独居的被调查者。

如图 11 所示，不同主观社会经济地位的被调查者在对人工智能态度的积极维度和消极维度上的差异均显著。在积极维度上，中上层的被调查者得分最高，为 3.56 分，而上层的被调查者得分最低，为 3.37 分；在消极维度上，中层的被调查者得分最高，为 3.25 分，而上层的被调查者得分最低，为 2.90 分。

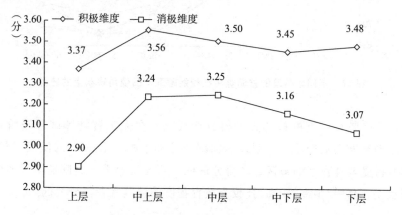

图 11　不同主观社会经济地位的被调查者对人工智能态度的差异

2. 智能睡眠产品使用现状的差异

不同性别的被调查者在人工智能睡眠呼吸管理系统使用现状上的差异显著，男性的得分高于女性；在手机助眠 APP 使用现状上的差异显著，女性的得分高于男性。

不同年龄段的被调查者在人工智能睡眠呼吸管理系统、可穿戴式睡眠监测设备、小型智能助眠产品、大型智能助眠产品和手机助眠 APP 使用现状上的差异均显著。如图 12 所示，在人工智能睡眠呼吸管理系统、可穿戴式睡眠监测设备、小型智能助眠产品和大型智能助眠产品的使用现状上，25 ~ 34 岁的被调查者得分最高；在手机助眠 APP 的使用现状上，18 ~ 24 岁的被调查者得分最高。而 55 ~ 60 岁的被调查者在上述 5 类智能睡眠产品使用现状上的得分均最低。

不同受教育程度的被调查者在人工智能睡眠呼吸管理系统、可穿戴式睡眠监测设备、小型智能助眠产品、大型智能助眠产品和手机助眠 APP 使用现状上的差异均显著。如图 13 所示，在 5 类智能睡眠产品的使用现状上，小

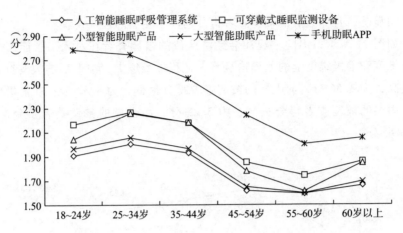

图 12　不同年龄段的被调查者在智能睡眠产品使用现状上的差异

学及以下受教育程度的被调查者得分均最高；在人工智能睡眠呼吸管理系统、小型智能助眠产品、大型智能助眠产品和手机助眠 APP 的使用现状上，大学专科受教育程度的被调查者得分最低。而在可穿戴式睡眠监测设备的使用现状上，高中/中专/职高/技校受教育程度的被调查者得分最低。

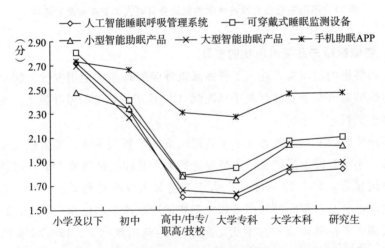

图 13　不同受教育程度的被调查者在智能睡眠产品使用现状上的差异

不同婚姻状况的被调查者在人工智能睡眠呼吸管理系统、可穿戴式睡眠监测设备、小型智能助眠产品、大型智能助眠产品和手机助眠 APP 使用现状上的差异均显著。如图 14 所示，在人工智能睡眠呼吸管理系统、可穿戴式睡眠监测设备、小型智能助眠产品和大型智能助眠产品的使用现状上，再婚有配偶的被调查者得分最高；在手机助眠 APP 的使用现状上，未婚的被调查者得分最高。而在人工智能睡眠呼吸管理系统、可穿戴式睡眠监测设备和手机助眠 APP 的使用现状上，丧偶的被调查者得分最低；在小型智能助眠产品、大型智能助眠产品的使用现状上，离婚的被调查者得分最低。

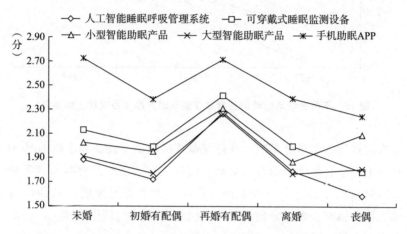

图 14 不同婚姻状况的被调查者在智能睡眠产品使用现状上的差异

有子女和无子女的被调查者在人工智能睡眠呼吸管理系统、可穿戴式睡眠监测设备、大型智能助眠产品和手机助眠 APP 使用现状上的差异显著，且无子女的被调查者得分高于有子女的被调查者。

不同居住地的被调查者在人工智能睡眠呼吸管理系统、可穿戴式睡眠监测设备、小型智能助眠产品、大型智能助眠产品和手机助眠 APP 使用现状上的差异均显著。如图 15 所示，在人工智能睡眠呼吸管理系统、可穿戴式睡眠监测设备、小型智能助眠产品、大型智能助眠产品的使用现状上，居住地为农村的被调查者得分最高；在手机助眠 APP 的使用现状上，居住地为乡镇的被调查者得分最高。而居住地为城市的被调查者在 5 类智能睡眠产品使用现状上的得分均最低。

不同工作状况的被调查者在人工智能睡眠呼吸管理系统、可穿戴式睡眠监测设备、小型智能助眠产品、大型智能助眠产品和手机助眠 APP 使用现状上的差异均显著。如图 16 所示，除工作状况不明的被调查者外，在人工智能睡眠呼吸管理系统、小型智能助眠产品、大型智能助眠产品的使用现状

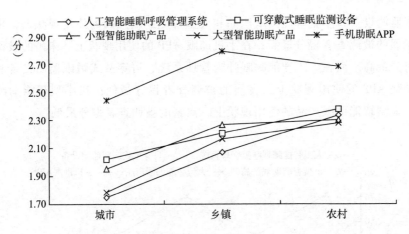

图 15 不同居住地的被调查者在智能睡眠产品使用现状上的差异

上，务农的被调查者得分最高；在可穿戴式睡眠监测设备和手机助眠 APP 的使用现状上，全日制学生的得分最高。而在人工智能睡眠呼吸管理系统、可穿戴式睡眠监测设备、小型智能助眠产品、大型智能助眠产品的使用现状上，未工作的被调查者得分最低；在手机助眠 APP 的使用现状上，务农的被调查者得分最低。

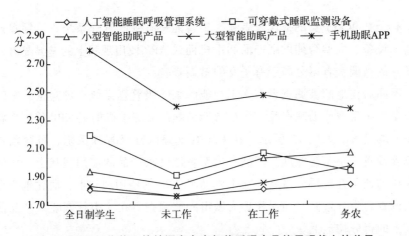

图 16 不同工作状况的被调查者在智能睡眠产品使用现状上的差异

不同家庭月收入的被调查者在人工智能睡眠呼吸管理系统、可穿戴式睡眠监测设备、小型智能助眠产品、大型智能助眠产品和手机助眠 APP 使用现状上的差异均显著。如图 17 所示，在 5 类智能睡眠产品的使用现状上，家庭月收入为 2000 元及以下的被调查者得分均最高。而在人工智能睡眠呼吸管理系统、可穿戴式睡眠监测设备和手机助眠 APP 的使用现状上，家庭月收入为 6000～10000 元的被调查者得分最低；在小型智能助眠产品的使用现状上，家庭月收入为 2000～6000 元的被调查者得分最低；在大型智能助眠产品的使用现状上，家庭月收入为 1 万～1.5 万元的被调查者得分最低。

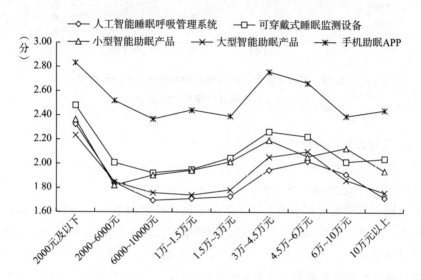

图 17 不同家庭月收入的被调查者在智能睡眠产品使用现状上的差异

独居和非独居的被调查者在人工智能睡眠呼吸管理系统、大型智能助眠产品和手机助眠 APP 使用现状上的差异显著，且独居的被调查者得分高于非独居的被调查者。

不同主观社会经济地位的被调查者在人工智能睡眠呼吸管理系统、可穿戴式睡眠监测设备、小型智能助眠产品、大型智能助眠产品和手机助眠 APP 使用现状上的差异均显著。如图 18 所示，在这 5 类智能睡眠产品的使用现状上，上层的被调查者得分均最高。而在人工智能睡眠呼吸管理系统、小型智能助眠产品、大型智能助眠产品的使用现状上，下层的被调查者得分最低；在可穿戴式睡眠监测设备的使用现状上，中下层/下层的被调查者得分最低；在手机助眠 APP 的使用现状上，中层的被调查者得分最低。

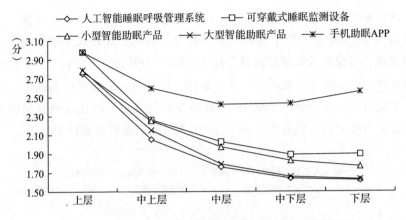

图 18　不同主观社会经济地位的被调查者在智能睡眠
产品使用现状上的差异

3. 智能睡眠产品使用意愿的差异

不同性别的被调查者在小型智能助眠产品、大型智能助眠产品和手机助眠 APP 使用意愿上的差异显著，女性的得分高于男性。

不同年龄段的被调查者在人工智能睡眠呼吸管理系统、可穿戴式睡眠监测设备、小型智能助眠产品、大型智能助眠产品和手机助眠 APP 使用意愿上的差异均显著。如图 19 所示，在人工智能睡眠呼吸管理系统、可穿戴式睡眠监测设备、小型智能助眠产品和大型智能助眠产品的使用意愿上，35 ~ 44 岁的被调查者得分最高；在手机助眠 APP 的使用现状上，25 ~ 34 岁的被调查者得分最高。而在人工智能睡眠呼吸管理系统的使用意愿上，18 ~ 24 岁的被调查者得分最低；在可穿戴式睡眠监测设备、小型智能助眠产品、大型智能助眠产品的使用意愿上，55 ~ 60 岁的被调查者得分最低；在手机助眠 APP 的使用意愿上，60 岁以上的被调查者得分最低。

不同受教育程度的被调查者在人工智能睡眠呼吸管理系统、可穿戴式睡眠监测设备、小型智能助眠产品、大型智能助眠产品和手机助眠 APP 使用意愿上的差异均显著。如图 20 所示，在人工智能睡眠呼吸管理系统、可穿戴式睡眠监测设备的使用意愿上，小学及以下受教育程度的被调查者得分最高；在小型智能助眠产品、大型智能助眠产品的使用意愿上，大学本科受教育程度的被调查者得分最高；在手机助眠 APP 的使用意愿上，研究生受教育程度的被调查者得分最高。而在人工智能睡眠呼吸管理系统、可穿戴式睡眠监测设备和大型智能助眠产品的使用意愿上，高中/中专/职高/技校受教育

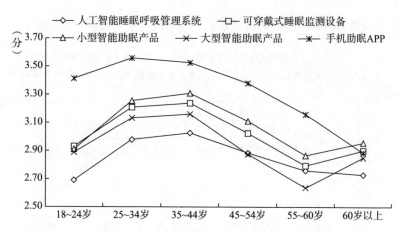

图 19　不同年龄段的被调查者在智能睡眠产品使用意愿上的差异

程度的被调查者得分最低；在小型智能助眠产品和手机助眠 APP 的使用意愿上，初中受教育程度的被调查者得分最低。

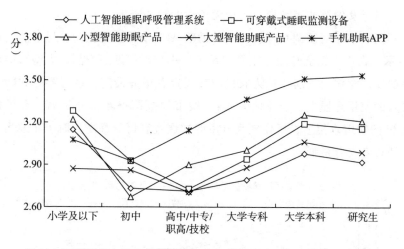

图 20　不同受教育程度的被调查者在智能睡眠产品使用意愿上的差异

　　不同婚姻状况的被调查者在人工智能睡眠呼吸管理系统、可穿戴式睡眠监测设备、小型智能助眠产品、大型智能助眠产品和手机助眠 APP 使用意愿上的差异均显著。如图 21 所示，在人工智能睡眠呼吸管理系统、可穿戴式睡眠监测设备、小型智能助眠产品和大型智能助眠产品的使用意愿上，再婚有配偶的被调查者得分最高；在手机助眠 APP 的使用意愿上，未婚的被调查者得分最高。在 5 类智能睡眠产品的使用意愿上，丧偶的被调查者得分均最低。

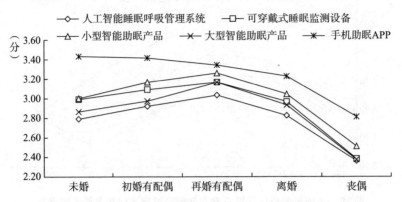

图 21　不同婚姻状况的被调查者在智能睡眠产品使用意愿上的差异

有子女和无子女的被调查者在人工智能睡眠呼吸管理系统、可穿戴式睡眠监测设备、小型智能助眠产品和大型智能助眠产品使用意愿上的差异显著，且有子女的被调查者得分高于无子女的被调查者。

不同居住地的被调查者仅在手机助眠 APP 使用意愿上的差异显著。如图 22 所示，在人工智能睡眠呼吸管理系统、小型智能助眠产品、大型智能助眠产品的使用意愿上，居住地为农村的被调查者得分最高；在可穿戴式睡眠监测设备的使用意愿上，居住地为农村/城市的被调查者得分最高；在手机助眠 APP 的使用意愿上，居住地为城市的被调查者得分最高，而居住地为乡镇的被调查者得分最低。

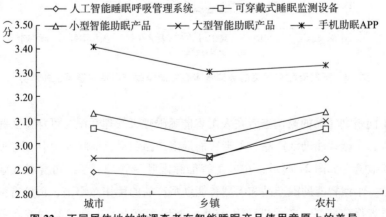

图 22　不同居住地的被调查者在智能睡眠产品使用意愿上的差异

　　不同工作状况的被调查者在人工智能睡眠呼吸管理系统、可穿戴式睡眠监测设备、小型智能助眠产品、大型智能助眠产品和手机助眠 APP 使用意愿上的差异均显著。如图 23 所示，除工作状况不明的被调查者外，在 5 类智能睡眠产品的使用意愿上，在工作的被调查者得分均最高。而在人工智能睡眠呼吸管理系统和小型智能助眠产品的使用意愿上，全日制学生的得分最低；在可穿戴式睡眠监测设备和手机助眠 APP 的使用意愿上，务农的被调查者得分最低；在大型智能助眠产品的使用意愿上，未工作的被调查者得分最低。

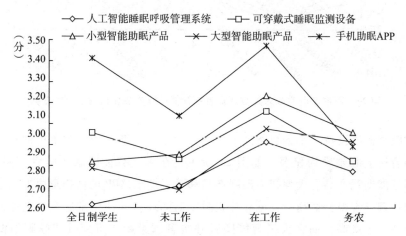

图 23　不同工作状况的被调查者在智能睡眠产品使用意愿上的差异

　　不同家庭月收入的被调查者在人工智能睡眠呼吸管理系统、可穿戴式睡眠监测设备、小型智能助眠产品、大型智能助眠产品和手机助眠 APP 使用意愿上的差异均显著。如图 24 所示，在人工智能睡眠呼吸管理系统、大型智能助眠产品和手机助眠 APP 的使用意愿上，家庭月收入为 3 万~4.5 万元的被调查者得分最高；在可穿戴式睡眠监测设备和小型智能助眠产品的使用意愿上，家庭月收入为 4.5 万~6 万元的被调查者得分最高。而在人工智能睡眠呼吸管理系统、小型智能助眠产品、大型智能助眠产品和手机助眠 APP 的使用意愿上，家庭月收入为 2000~6000 元的被调查者得分最低；在可穿戴式睡眠监测设备的使用意愿上，家庭月收入为 6000~10000 元的被调查者得分最低。

　　独居和非独居的被调查者仅在小型智能助眠产品和手机助眠 APP 使用意愿上的差异显著，且非独居的被调查者得分高于独居的被调查者。

　　不同主观社会经济地位的被调查者在人工智能睡眠呼吸管理系统、可穿

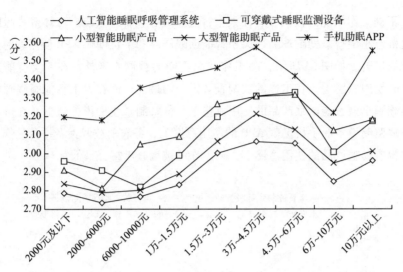

图 24　不同家庭月收入的被调查者在智能睡眠产品使用意愿上的差异

戴式睡眠监测设备、小型智能助眠产品、大型智能助眠产品和手机助眠 APP 使用意愿上的差异均显著。如图 25 所示，在人工智能睡眠呼吸管理系统、小型智能助眠产品、大型智能助眠产品和手机助眠 APP 的使用意愿上，中上层的被调查者得分最高；在可穿戴式睡眠监测设备的使用意愿上，上层的被调查者得分最高。而在人工智能睡眠呼吸管理系统、可穿戴式睡眠监测设备、小型智能助眠产品和大型智能助眠产品的使用意愿上，下层的被调查者得分最低；在手机助眠 APP 的使用意愿上，上层的被调查者得分最低。

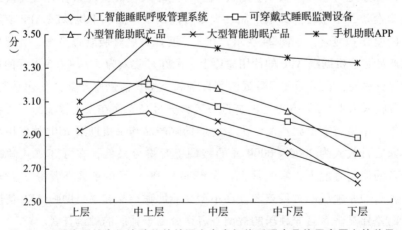

图 25　不同主观社会经济地位的被调查者在智能睡眠产品使用意愿上的差异

4. 对家居助眠类产品（床垫）功能需求的差异

不同性别的被调查者对家居助眠类产品（床垫）助眠放松按摩功能、脑波控制灯光开关功能、人体健康体征监测功能、多角度睡姿功能、助眠音频（与呼吸同频）功能和空气弹簧自适应调节功能需求的差异显著，且女性的得分均高于男性。

不同年龄段的被调查者对家居助眠类产品（床垫）助眠放松按摩功能、脑波控制灯光开关功能、人体健康体征监测功能、多角度睡姿功能、助眠音频（与呼吸同频）功能、空气弹簧自适应调节功能和舒适唤醒功能需求的差异均显著。如图 26 所示，在对助眠放松按摩功能、脑波控制灯光开关功能、人体健康体征监测功能、多角度睡姿功能、助眠音频（与呼吸同频）功能、空气弹簧自适应调节功能的需求上，35~44 岁的被调查者得分最高；在对舒适唤醒功能的需求上，25~34 岁的被调查者得分最高。而在对上述 7 种功能的需求上，55~60 岁的被调查者得分均最低。

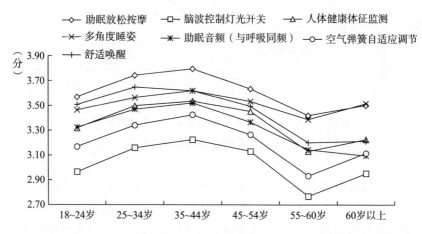

图 26 不同年龄段的被调查者对家居助眠类产品（床垫）功能需求的差异

不同受教育程度的被调查者对家居助眠类产品（床垫）助眠放松按摩功能、脑波控制灯光开关功能、人体健康体征监测功能、多角度睡姿功能、助眠音频（与呼吸同频）功能、空气弹簧自适应调节功能和舒适唤醒功能需求的差异均显著。如图 27 所示，在对助眠放松按摩功能、脑波控制灯光开关功能、人体健康体征监测功能、多角度睡姿功能、助眠音频（与呼吸同频）功能的需求上，大学本科受教育程度的被调查者得分最高；在对空气弹簧自适应调节功能的需求上，大学本科/研究生受教育程度的被调查者得分最高；在对舒适唤醒功能的需求上，研究生受教育程度的被调查者得分最高。而在对助眠放松按摩功能、多角度睡姿功能、助眠音频（与呼吸同频）功能和舒适唤醒功能的需求上，小学及以下受教育程度的被调查者得分最低；在对脑波控制灯光开关功能、人体健康体征监测功能和空气弹簧自适应调节功能的需求上，初中受教育程度的被调查者得分最低。

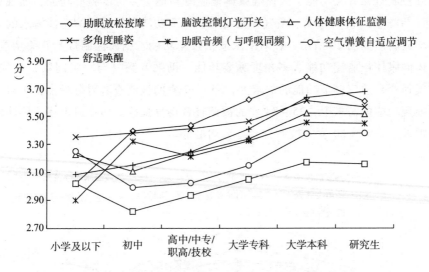

图 27　不同受教育程度的被调查者对家居助眠类产品
（床垫）功能需求的差异

不同婚姻状况的被调查者对家居助眠类产品（床垫）助眠放松按摩功能、脑波控制灯光开关功能、人体健康体征监测功能、多角度睡姿功能、助眠音频（与呼吸同频）功能、空气弹簧自适应调节功能和舒适唤醒功能需求的差异均显著。如图 28 所示，在对助眠放松按摩功能、人体健康体征监测功能、多角度睡姿功能、助眠音频（与呼吸同频）功能、舒适唤醒功能的需求上，初婚有配偶的被调查者得分最高；在对脑波控制灯光开关功能和空气弹簧自适应调节功能的需求上，再婚有配偶的被调查者得分最高。而在对助眠放松按摩功能、人体健康体征监测功能、空气弹簧自适应调节功能和舒适唤醒功能的需求上，丧偶的被调查者得分最低；在对多角度睡姿功能的需求上，再婚有配偶的被调查者得分最低；在对助眠音频（与呼吸同频）功能的需求上，离婚的被调查者得分最低。

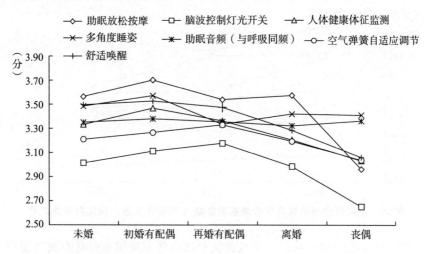

图 28 不同婚姻状况的被调查者对家居助眠类产品（床垫）功能需求的差异

有子女和无子女的被调查者对家居助眠类产品（床垫）助眠放松按摩功能、脑波控制灯光开关功能、人体健康体征监测功能、多角度睡姿功能、助眠音频（与呼吸同频）功能和空气弹簧自适应调节功能需求的差异显著，且有子女的被调查者得分高于无子女的被调查者。

不同居住地的被调查者对家居助眠类产品（床垫）助眠放松按摩功能、人体健康体征监测功能和舒适唤醒功能需求的差异显著，而对脑波控制灯光开关功能、多角度睡姿功能、助眠音频（与呼吸同频）功能和空气弹簧自适应调节功能需求的差异不显著。如图 29 所示，在对助眠放松按摩功能、脑波控制灯光开关功能、人体健康体征监测功能、多角度睡姿功能、助眠音频（与呼吸同频）功能和舒适唤醒功能的需求上，居住地为城市的被调查者得分最高；在对空气弹簧自适应调节功能的需求上，居住地为农村的被调查者得分最高。而在对助眠放松按摩功能和空气弹簧自适应调节功能的需求上，居住地为乡镇的被调查者得分最低；在对脑波控制灯光开关功能、人体健康体征监测功能、多角度睡姿功能、助眠音频（与呼吸同频）功能和舒适唤醒功能的需求上，居住地为农村的被调查者得分最低。

不同工作状况的被调查者对家居助眠类产品（床垫）助眠放松按摩功能、脑波控制灯光开关功能、人体健康体征监测功能、多角度睡姿功能、助

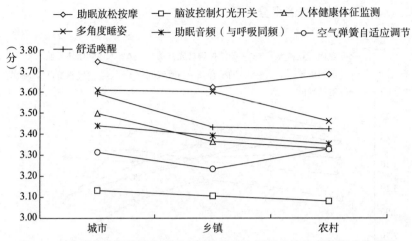

图 29　不同居住地的被调查者对家居助眠类产品（床垫）功能需求的差异

眠音频（与呼吸同频）功能、空气弹簧自适应调节功能和舒适唤醒功能需求的差异均显著。如图 30 所示，在对这 7 种功能的需求上，在工作的被调查者得分均最高。而在对助眠放松按摩功能、空气弹簧自适应调节功能和舒适唤醒功能的需求上，务农的被调查者得分最低；在对脑波控制灯光开关功能、人体健康体征监测功能、多角度睡姿功能、助眠音频（与呼吸同频）功能的需求上，未工作的被调查者得分最低。

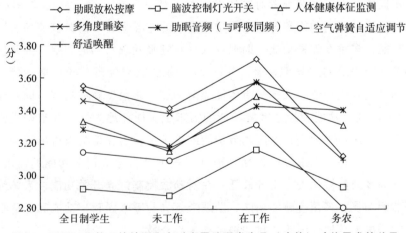

图 30　不同工作状况的被调查者对家居助眠类产品（床垫）功能需求的差异

　　不同家庭月收入的被调查者对家居助眠类产品（床垫）助眠放松

按摩功能、脑波控制灯光开关功能、人体健康体征监测功能、多角度睡姿功能、助眠音频（与呼吸同频）功能、空气弹簧自适应调节功能和舒适唤醒功能需求的差异均显著。如图31所示，在对助眠放松按摩功能、多角度睡姿功能、助眠音频（与呼吸同频）功能和舒适唤醒功能的需求上，家庭月收入为3万~4.5万元的被调查者得分最高；在对脑波控制灯光开关功能的需求上，家庭月收入为10万元以上的被调查者得分最高；在对人体健康体征监测功能的需求上，家庭月收入为4.5万~6万元的被调查者得分最高；在对空气弹簧自适应调节功能的需求上，家庭月收入为3万~4.5万元/10万元以上的被调查者得分最高。而在对助眠放松按摩功能、人体健康体征监测功能、多角度睡姿功能、助眠音频（与呼吸同频）功能、空气弹簧自适应调节功能的需求上，家庭月收入为2000元及以下的被调查者得分最低；在对脑波控制灯光开关功能和舒适唤醒功能的需求上，家庭月收入为2000~6000元的被调查者得分最低。

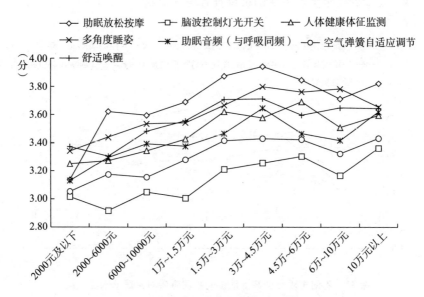

图31 不同家庭月收入的被调查者对家居助眠类产品（床垫）功能需求的差异

独居和非独居的被调查者对家居助眠类产品（床垫）助眠放松按摩功能、人体健康体征监测功能、多角度睡姿功能、空气弹簧自适应调节功能和舒适唤醒功能需求的差异显著，且非独居的被调查者得分均高于独居的被调查者；对脑波控制灯光开关功能和助眠音频（与呼吸同频）功能需求的差异不显著。

不同主观社会经济地位的被调查者对家居助眠类产品（床垫）助眠放松按摩功能、脑波控制灯光开关功能、人体健康体征监测功能、多角度睡姿功能、助眠音频（与呼吸同频）功能、空气弹簧自适应调节功能和舒适唤醒功能需求的差异均显著。如图 32 所示，在对助眠放松按摩功能的需求上，中层的被调查者得分最高；在对多角度睡姿功能的需求上，中下层的被调查者得分最高；在对脑波控制灯光开关功能、人体健康体征监测功能、助眠音频（与呼吸同频）功能、空气弹簧自适应调节功能和舒适唤醒功能的需求上，中上层的被调查者得分最高。而在对助眠放松按摩功能、多角度睡姿功能、助眠音频（与呼吸同频）功能和舒适唤醒功能的需求上，上层的被调查者得分最低；在对脑波控制灯光开关功能、人体健康体征监测功能和空气弹簧自适应调节功能的需求上，下层的被调查者得分最低。

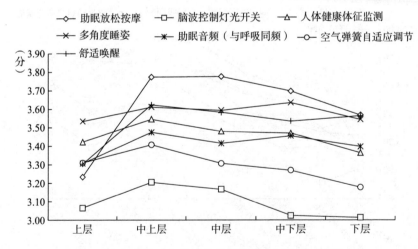

图 32 **不同主观社会经济地位的被调查者对家居助眠类产品**
（床垫）功能需求的差异

（三）对人工智能的态度与 5 类智能睡眠产品使用现状和使用意愿的相关性分析

对被调查者对人工智能态度的积极维度和消极维度与人工智能睡眠呼吸

管理系统、可穿戴式睡眠监测设备、小型智能助眠产品、大型智能助眠产品及手机助眠 APP 这 5 类智能睡眠产品的使用现状和使用意愿进行相关分析（见表 3 和表 4），有如下发现。

对人工智能态度的积极维度与消极维度呈正相关关系，表明对人工智能积极维度的态度越积极，对人工智能消极维度的态度越包容；对人工智能态度的积极维度和 5 类智能睡眠产品的使用现状与使用意愿均呈正相关关系，但人们对人工智能态度的消极维度和 5 类智能睡眠产品的使用现状与使用意愿呈负相关关系，表明对人工智能积极维度的态度越积极，智能睡眠产品的使用频率越高且使用意愿越强，而对人工智能消极维度的包容性越强，智能睡眠产品的使用频率越低使用意愿越弱。此外，对人工智能态度的积极维度与对智能睡眠产品的使用意愿的相关性强于使用现状的相关性；而对人工智能态度的消极维度与对智能睡眠产品的使用现状的相关性强于使用意愿的相关性。

5 类智能睡眠产品的使用现状和使用意愿之间相互呈正相关关系，且相关性差别不大。

表 3　对人工智能的态度和 5 类智能睡眠产品使用现状的关系

变量	1	2	3	4	5	6	7
对人工智能的态度 – 积极维度	1						
对人工智能的态度 – 消极维度	0. 056 ***	1					
人工智能睡眠呼吸管理系统的使用现状	0. 083 ***	− 0. 296 ***	1				
可穿戴式睡眠监测设备的使用现状	0. 144 ***	− 0. 201 ***	0. 608 ***	1			
小型智能助眠产品的使用现状	0. 150 ***	− 0. 242 ***	0. 661 ***	0. 602 ***	1		
大型智能助眠产品的使用现状	0. 107 ***	− 0. 269 ***	0. 730 ***	0. 598 ***	0. 661 ***	1	
手机助眠 APP 的使用现状	0. 157 ***	− 0. 193 ***	0. 450 ***	0. 448 ***	0. 525 ***	0. 470 ***	1

*** $p < 0.001$。

表 4　对人工智能的态度和 5 类智能睡眠产品使用意愿的关系

变量	1	2	3	4	5	6	7
对人工智能的态度 – 积极维度	1						
对人工智能的态度 – 消极维度	0. 056 ***	1					

续表

变量	1	2	3	4	5	6	7
人工智能睡眠呼吸管理系统的使用意愿	0.295 ***	-0.118 ***	1				
可穿戴式睡眠监测设备的使用意愿	0.349 ***	-0.069 ***	0.660 ***	1			
小型智能助眠产品的使用意愿	0.370 ***	-0.045 ***	0.633 ***	0.646 ***	1		
大型智能助眠产品的使用意愿	0.315 ***	-0.081 ***	0.621 ***	0.622 ***	0.610 ***	1	
手机助眠 APP 的使用意愿	0.342 ***	-0.032 **	0.453 ***	0.469 ***	0.520 ***	0.437 ***	1

$** p < 0.01, *** p < 0.001$。

（四）对人工智能的态度对 5 类智能睡眠产品的使用现状和使用意愿的影响

研究控制了性别、年龄、受教育程度、婚姻状况、子女状况、居住地等人口学特征的影响，分析了对人工智能态度的积极维度和消极维度分别对 5 类智能睡眠产品使用现状和使用意愿的影响。将上述人口学特征作为控制变量，分别将对人工智能态度的积极维度和消极维度作为自变量，且分别将 5 类智能睡眠产品的使用现状和使用意愿作为因变量，进行多元回归分析，结果如表 5 所示。

首先，被调查者对人工智能态度的积极维度和消极维度均能显著影响其对 5 类智能睡眠产品的使用现状和使用意愿。对积极维度的积极性态度会显著促进对 5 类智能睡眠产品的使用，但对消极维度的包容性态度会显著抑制对 5 类智能睡眠产品的使用。积极维度对 5 类智能睡眠产品的使用意愿的影响均大于对使用现状的影响；相反，消极维度对 5 类智能睡眠产品的使用现状的影响均大于对使用意愿的影响。

其次，在人工智能睡眠呼吸管理系统、可穿戴式睡眠监测设备、小型智能助眠产品和大型智能助眠产品的使用现状上，对人工智能态度的消极维度的影响大于积极维度的影响；而在手机助眠 APP 的使用现状上，对人工智能态度的积极维度的影响大于消极维度的影响。然而，在 5 类智能睡眠产品的使用意愿上，对人工智能态度的积极维度的影响均大于消极维度的影响。

表 5　对人工智能的态度对 5 类智能睡眠产品的使用现状和使用意愿的影响

注：每类产品分两个模型——左列为"积极维度"模型，右列为"消极维度"模型；产品名跨两列。

变量	人工智能睡眠呼吸管理系统		可穿戴式睡眠监测设备		小型智能助眠产品		大型智能助眠产品		手机助眠 APP	
使用现状										
积极维度	0.262 *** (10.10)		0.387 *** (14.37)		0.372 *** (14.46)		0.279 *** (10.70)		0.401 *** (16.15)	
消极维度		−0.521 *** (−23.86)		−0.383 *** (−16.58)		−0.412 *** (−18.86)		−0.482 *** (−21.47)		−0.284 *** (−13.48)
控制变量	已控制	已控制	已控制	已控制	已控制	已控制	已控制	已控制	已控制	已控制
常量	2.395 *** (15.44)	4.732 *** (32.67)	2.324 *** (14.48)	4.631 *** (29.83)	1.916 *** (12.74)	4.265 *** (28.97)	2.502 *** (16.17)	4.775 *** (32.73)	2.285 *** (15.28)	4.340 *** (30.26)
R^2	0.079	0.159	0.071	0.086	0.083	0.111	0.084	0.147	0.076	0.067
使用意愿										
积极维度	0.537 *** (23.09)		0.642 *** (26.38)		0.613 *** (26.17)		0.580 *** (24.36)		0.528 *** (23.37)	
消极维度		−0.228 *** (−11.18)		−0.141 *** (−6.52)		−0.146 *** (−7.06)		−0.191 *** (−8.99)		−0.071 *** (−3.77)
控制变量	已控制	已控制	已控制	已控制	已控制	已控制	已控制	已控制	已控制	已控制
常量	1.265 *** (9.43)	3.566 *** (26.65)	1.038 *** (7.58)	3.399 *** (24.06)	0.854 *** (6.51)	3.141 *** (23.05)	1.055 *** (7.70)	3.375 *** (24.33)	1.480 *** (11.33)	3.290 *** (25.73)
R^2	0.053	0.116	0.042	0.145	0.051	0.150	0.050	0.130	0.028	0.119

注：*** $p < 0.001$；括号中是稳健的 t 统计量。

四 讨论

（一）被调查者对人工智能的态度总体上比较积极，积极维度的积极性态度得分高于消极维度的包容性态度得分

被调查者对人工智能态度的积极维度的积极性态度和消极维度的包容性态度均值分别为 3.50 和 3.20，两者均大于中值，表明对人工智能的态度是比较积极的。但由数值大小可以看出，人们对人工智能的积极维度的积极性态度更优。具体来看，对人工智能态度的积极维度中，被调查者最赞同"人工智能有许多有益的用途"，而最不赞同"处理日常事务，我宁愿与人工智能系统打交道，也不愿与人类打交道"；对人工智能态度的消极维度中，人们最不赞同"我觉得人工智能是邪恶的"，而有点赞同"许多机构不讲道义地使用人工智能"，也即最能包容"我觉得人工智能是邪恶的"的想法，而不太能包容"许多机构不讲道义地使用人工智能"的做法。近年来，我国在人工智能领域取得了举世瞩目的成果，从 AlphaGo 战胜世界围棋冠军到人脸识别技术在安防领域的广泛应用，人工智能技术为人们带来了实实在在的利益。很多学者对人工智能的积极态度主要体现为一种"技术进步论"。在这一观点中，人工智能被视为科技发展的必然产物，它的出现不仅丰富了人类社会的科技生态，而且对各个领域都产生了深远影响。例如，在医疗领域，人工智能技术的应用已逐步提高了诊断准确率，降低了医疗成本，提升了医疗服务质量。此外，在教育、交通、金融、通信等领域，人工智能也发挥着重要作用，给人们的生活带来很多便捷。人工智能作为一种工具，其根本价值在于为人类服务，提高人们的生活质量。由于充分享受到人工智能带来的利好，被调查者对人工智能的积极维度表现出较强的积极性态度。

然而，人工智能技术在提高工作效率、降低人力成本的同时，可能导致部分传统岗位的减少，从而引发失业问题。此外，其强大的数据收集和整合功能使个人信息更容易泄露，从而给用户隐私带来潜在威胁，因此人们不愿使用智能设备/程序（Attie & Meyer-Waarden，2023）。缺乏对个人数据的所有权常常与个人控制权的丧失联系在一起，而个人控制权的丧失则源于技术对人类行为进行监控的潜在威胁，在缺乏隐私和持续监控的环境中，人们很难掌控自己的命运（Puntoni et al.，2021）。因此，被调查者对人工智能的消

极维度持不易信任和接受的态度。对此，需要有完善的相关法律法规体系，为人工智能技术的发展提供规范性引导。在政策制定过程中，要充分考虑到人工智能技术在不同领域的应用特点，确保法规的针对性和可操作性。同时，需加大对违法违规行为的处罚力度，以保障人们的合法权益。此外，企业作为人工智能技术的主要研发和应用主体，应承担起社会责任，在研发和推广人工智能技术时，尽量减少对传统行业的颠覆性影响，并及时为受影响的劳动者提供培训和转岗机会。

（二）基于手机的睡眠应用程序是被调查者使用智能睡眠产品的首选，同时注重智能睡眠产品的可得性、可操作性和基础功能

超三成被调查者愿意使用智能睡眠产品改善睡眠，大多数被调查者不愿意或不置可否。这一现象揭示了居民对睡眠重要性的认识不足，对睡眠质量的关注程度仍有待提高。一方面，有些人或许会认为睡眠问题可以通过自我调节得到解决。实际上，睡眠问题的成因复杂，包括生活压力、心理因素、环境因素、社会因素等，单纯依靠自我调节难以得到彻底解决。另一方面，部分人或许会认为助眠产品存在副作用，担心长期使用会损害身体。同时，助眠产品的易得性、舒适度和便携性也会影响人们的选择。

此外，在智能睡眠产品中，超七成被调查者使用过手机助眠 APP，而使用过其他产品的被调查者不多。其中，可穿戴式睡眠监测设备和小型智能助眠产品的使用比例高于大型智能助眠产品和人工智能睡眠呼吸管理系统。相较于其他近几年新兴的智能睡眠产品，智能手机早在 20 世纪 90 年代便开始被使用。目前全球约有 69.4 亿部智能手机，占全球 80 亿人口的 85%，我国是智能手机用户最多的国家，普及率高达 68.4%[①]。因此，基于智能手机的移动助眠应用程序随之兴起并被广泛传播，成为现代生活中改善睡眠的重要工具。这些应用程序通常包含多种功能，如睡眠监测、放松音乐播放、睡前冥想指导以及个性化的睡眠改善建议，旨在帮助用户提高睡眠质量。伴随着人工智能的不断发展，这些应用程序的准确性和用户体验将不断提高和优化。

此外，超五成被调查者愿意购买或付费使用手机助眠 APP，占比最高，随后依次是小型智能助眠产品（41.05%）、可穿戴式睡眠监测设备

---

① Josh Howarth, "How Many People Own Smartphones? (2024 – 2029)," https://explodingtopics. com/blog/smartphone-stats，最后访问日期：2024 年 1 月 15 日。

（38.17%）、大型智能助眠产品（32.58%）；仅有 28.93% 的被调查者愿意购买或付费使用人工智能睡眠呼吸管理系统，占比最低。这表明，基于手机的睡眠应用程序仍是被调查者使用智能睡眠产品的首选，同时，智能睡眠产品的可得性和可操作性越强，居民的使用意愿就越高。

近七成被调查者愿意使用家居助眠类产品（床垫）的助眠放松按摩功能，对空气弹簧自适应调节功能和脑波控制灯光开关功能的需求小。技术接受模型（TAM）假设，感知有用性和感知易用性会影响用户的态度和对使用技术的意向，进而影响实际使用行为。即如果用户认为一项技术既有用又容易使用，那么他们更有可能接受并使用这项技术（Davis，1989）。因此，首先，相较于助眠放松按摩功能，空气弹簧自适应调节功能和脑波控制灯光开关功能更像是锦上添花的附加功能，人们在选择助眠产品时更注重解决核心需求。其次，目前家居助眠类产品（床垫）其他功能的普及程度相对较低，消费者对它们的认知和接受程度有限。此外，脑波控制灯光开关功能的技术门槛较高，实际应用中的便利性有待提高。因此，人们在选择助眠产品时，最看重的是其基础助眠功能，其他附加功能虽然具有一定的市场吸引力，但相较于基础功能而言，需求程度较低。这也意味着，企业在研发和推广助眠产品时，应将重点放在增强产品的基础助眠功能上，以满足消费者的核心需求，同时可以根据用户需求适度拓展个性化附加功能，以提高产品的市场竞争力。

（三）在对人工智能的态度上，35～44 岁、大学本科受教育程度、初婚有配偶、有子女、非独居、居住地为城市、在工作、家庭月收入为 1.5 万～3 万元和中上层的被调查者对人工智能的积极维度的态度较积极；女性、55～60 岁、大学专科/本科受教育程度、初婚有配偶、居住地为城市、在工作/务农、家庭月收入为 1.5 万～3 万元、中层的被调查者在消极维度上的包容性较强

在对人工智能态度的积极维度上，有子女和非独居的被调查者得分较高；35～44 岁的被调查者得分最高，60 岁以上的被调查者得分最低，随年龄增加大致呈现"先上升后下降"的趋势；大学本科受教育程度的被调查者得分最高，初中受教育程度的被调查者得分最低，随受教育程度提高呈现"先下降后上升又下降"的趋势；初婚有配偶的被调查者得分最高，离婚/未婚的被调查者得分最低；居住地为城市的被调查者得分最高，而居住地为乡镇/农村的被调查者得分最低；在工作的被调查者得分最高，而务农的被调查者得分最低；家庭月收入为1.5万~3万元的被调查者得分最高，而家庭月收入为2000~6000元的被调查者得分最低，随家庭月收入增加大致呈现"先上升后下降又上升"的趋势；中上层的被调查者得分最高，而上层的被调查者得分最低，随主观社会经济阶层降低呈现"先上升后下降又上升"的趋势。

在对人工智能态度的消极维度上，女性、有子女和非独居的被调查者得分较高；50~60岁的被调查者得分最高，而60岁以上的被调查者得分最低，随年龄增加大致呈现"先上升后下降"的趋势；大学专科/大学本科受教育程度为的被调查者得分最高，而初中受教育程度的被调查者得分最低，随受教育程度提高呈现"先下降后上升又下降"的趋势；初婚有配偶的被调查者得分最高，而丧偶的被调查者得分最低；居住地为城市的被调查者得分最高，而居住地为农村的被调查者得分最低；在工作/务农的被调查者得分最高，而未工作的被调查者得分最低；家庭月收入为1.5万~3万元/4.5万~6万元的被调查者得分最高，家庭月收入为2000元及以下的被调查者得分最低，随家庭月收入增加大致呈现"先上升后下降"的趋势；中层的被调查者得分最高，上层的被调查者得分最低，随主观社会经济阶层降低呈现"先上升后下降"的趋势。

（四）18~34岁、小学及以下受教育程度、再婚有配偶、无子女、居住地为农村、家庭月收入为2000元及以下、独居和上层的被调查者对智能睡眠产品的使用频率较高，女性、25~44岁、再婚有配偶、有子女、居住地为农村、在工作、家庭月收入为3万~6万元、非独居和中上层及以上的被调查者对智能睡眠产品的使用意愿较强

首先，在对人工智能睡眠呼吸管理系统和大型智能助眠产品的使用频率上，25~34岁、小学及以下受教育程度、再婚有配偶、无子女、居住地为农村、务农和独居的被调查者最高；在对可穿戴式睡眠监测设备的使用频率上，25~34岁、小学及以下受教育程度、再婚有配偶、无子女、居住地为农村和全日制学生的被调查者最高；在对小型智能助眠产品的使用频率上，25~34岁、小学及以下受教育程度、再婚有配偶、居住地为农村和务农的被调查者最高；在对大型智能助眠产品的使用频率上，25~34岁、小学及以下受教育程度、再婚有配偶、无子女、居住地为农村、务农和独居的被调查者

最高；在对手机助眠 APP 的使用频率上，女性、18～24 岁、小学及以下受教育程度、未婚、无子女、居住地为乡镇、全日制学生和独居的被调查者最高。家庭月收入为 2000 元及以下和上层的被调查者对上述 5 类智能睡眠产品的使用频率均最高。

其次，在人工智能睡眠呼吸管理系统的使用意愿上，35～44 岁、小学及以下受教育程度、再婚有配偶、有子女、居住地为农村、家庭月收入为 3 万～4.5 万元和中上层的被调查者最强；在可穿戴式睡眠监测设备的使用意愿上，35～44 岁、小学及以下受教育程度、再婚有配偶、有子女、居住地为农村/城市、家庭月收入为 4.5 万～6 万元和上层的被调查者最强；在小型智能助眠产品的使用意愿上，女性、35～44 岁、大学本科受教育程度、再婚有配偶、有子女、居住地为农村、家庭月收入为 4.5 万～6 万元、非独居和中上层的被调查者最强；在大型智能助眠产品的使用意愿上，女性、35～44 岁、大学本科受教育程度、再婚有配偶、有子女、居住地为农村、家庭月收入为 3 万～4.5 万元和中上层的被调查者最强；在手机助眠 APP 的使用意愿上，女性、25～34 岁、研究生受教育程度、未婚、居住地为城市、家庭月收入为 3 万～4.5 万元、非独居和中上层的被调查者最强。在工作的被调查者在上述 5 类智能睡眠产品的使用意愿上均最强。

（五）女性、25～44 岁、大学本科及以上受教育程度、再婚有配偶、有子女、居住地为城市、在工作、家庭月收入为 3 万元及以上、非独居和中层及以上的被调查者对家居助眠类产品（床垫）的不同功能需求较高

在对家居助眠类产品（床垫）的助眠放松按摩功能的需求上，女性、35～44 岁、大学本科受教育程度、初婚有配偶、有子女、居住地为城市、家庭月收入为 3 万～4.5 万元、非独居和中层的被调查者最大；在对脑波控制灯光开关功能的需求上，女性、35～44 岁、大学本科受教育程度、再婚有配偶、有子女、居住地为城市、家庭月收入为 10 万元以上和中上层的被调查者最大；在对人体健康体征监测功能的需求上，女性、35～44 岁、大学本科受教育程度、初婚有配偶、有子女、居住地为城市、家庭月收入为 4.5 万～6 万元、非独居和中上层的被调查者最大；在对多角度睡姿功能的需求上，女性、35～44 岁、大学本科受教育程度、初婚有配偶、有子女、居住地为城市、家庭月收入为 3 万～4.5 万元、非独居和中下层的被调查者最大；在对助眠音频（与呼吸同频）功能的需求上，女性、35～44 岁、大学本科受教育程度、初婚有配偶、有子女、居住地为城市、家庭月收入为 3 万～4.5 万元和中上层的被调查者最大；在对空气弹簧自适应调节功能的需求上，女性、35～44 岁、大学本科/研究生受教育程度、再婚有配偶、有子女、居住地为农村、家庭月收入为 3 万～4.5 万元、非独居和中上层的被调查者最大；在对舒适唤醒功能的需求上，25～34 岁、研究生受教育程度、初婚有配偶、居住地为城市、家庭月收入为 3 万～4.5 万元、非独居和中上层的被调查者最大。在工作的被调查者对上述 7 种不同功能的需求均最大。

（六）在对人工智能的态度对智能睡眠产品的使用现状和使用意愿的影响上，被调查者对积极维度的积极性态度对两者有促进作用，但对消极维度的包容性态度对两者有抑制作用

人工智能自身的优势使人们对人工智能技术抱有较高的期望，人们相信基于人工智能技术的睡眠产品能够带来更优质的睡眠体验，从而促进他们对产品的使用。然而，人工智能技术可能会带来的问题和隐患，使被调查者对其持有谨慎的态度甚至抱有抵触的心理。智能睡眠产品可能存在的安全、隐私等问题，降低了被调查者对产品的使用意愿。此外，对积极维度的积极性态度对 5 类智能睡眠产品的使用意愿的影响均大于对使用现状的影响；相反，消极维度的包容性态度对 5 类智能睡眠产品的使用现状的影响均大于对使用意愿的影响。这表明，如果被调查者对人工智能态度的积极维度的态度较积极，那可能更愿意尝试使用智能睡眠产品；而如果被调查者对人工智能态度的消极维度的态度较包容，那可能在以前或现在使用智能睡眠产品的频率更低。

同时，除了对手机助眠 APP 的使用现状外，相对于对积极维度的积极性态度，对消极维度的包容性态度更会影响人们对不常见的智能睡眠产品的使用频率。这表明，消极维度的潜在影响大于积极维度的显性影响。当面对新技术时，人们往往会根据自身的经验、知识、信念和情感来评估这项技术可能带来的风险和好处。如果个人认为新技术存在一些消极影响，那么他们可能会将这些潜在的负面结果视为风险。风险感知理论表明，个人对风险的感知会影响他们的行为和决策（Slovic，2016）。如果一个人认为新技术可能带来的风险大于潜在的好处，那么他们可能会抵制使用这项技术。这种风险感知可能包括对技术失败的担心、对隐私或安全的担忧、对社会影响的考虑，

或是对技术复杂性导致的潜在挫败感的恐惧。因此，个人的风险感知会直接
影响他们对新技术的接受程度。为了提高人们对新技术的接受程度，开发者
和推广者需要采取措施来减少潜在用户的风险感知，例如提供详细的产品信
息、展示技术的成功案例、提供试用机会以降低尝试成本，以及实施强有力
的隐私和安全措施来增加人们对新技术的信任。此外，相对于对消极维度的
包容性态度，对人工智能态度的积极维度的积极性态度更会影响人们对智能
睡眠产品的使用意愿。目前，我国已经在睡眠领域的人工智能应用上取得了
显著的成果，大多数人已经享受到人工智能技术带来的红利。随着人工智能
的深入发展，越来越多的人逐步加深了对其的理解和认识，当人们对人工智
能技术抱有期望，认为它能带来更好的生活体验时，就更容易接受并使用相
关产品。因此，要加大对人工智能技术的宣传和普及力度，提高人们对人工
智能的认知度和信任度。同时，企业应继续研发更具创新性和实用性的智能
睡眠产品，以满足消费者对更高质量生活的需求，使人们不仅能享受到科技
带来的便利，还能强化对人工智能技术的积极态度。

参考文献

Attie, E. , & Meyer-Waarden, L. （2023）. How do you sleep? The impact of sleep apps on generation Z's well-being. *Journal of Interactive Marketing*, *58*（2 – 3）, 222 – 247.

Circiumaru, A. （2021）. Futureproofing EU law—The case of algorithm discrimination. Available at SSRN 3953627.

Davis, F. D. 1989. Perceived usefulness, perceived ease of use, and user acceptance of information technology. *MIS Quarterly*, *13*（3）, 319 – 340.

Gillespie, N. , Lockey, S. , & Curtis, C. 2021. Trust in artificial Intelligence：A five country study. The University of Queensland and KPMG. https：//doi. org/10. 14264/e34bfa3.

Hanemaayer, A. （Ed. ）. 2022. *Artificial intelligence and its discontents：Critiques from the social sciences and humanities*. Springer International Publishing.

Hong, J. – W. 2022. I was born to love AI：The influence of social status on AI self-efficacy and intentions to use AI. *International Journal of Communication*, *16*（0）, Article 0. Q3.

Puntoni, S. , Reczek, R. W. , Giesler, M. , & Botti, S. 2021. Consumers and artificial intelligence：An experiential perspective. *Journal of Marketing*, *85*（1）, 131 – 151.

Rhee, C. S. , & Rhee, H. 2019. Expectations and anxieties affecting attitudes toward artificial intelligence revolution. *The Journal of the Korea Contents Association*, *19*（9）, 37 – 46.

Santilli, M., Manciocchi, E., D'Addazio, G., Di Maria, E., D'Attilio, M., Femminella, B., & Sinjari, B. 2021. Prevalence of obstructive sleep apnea syndrome: A single-center retrospective study. *International Journal of Environmental Research and Public Health*, *18* (19): Article 19.

Schepman, A., & Rodway, P. (2020). Initial validation of the general attitudes towards Artificial Intelligence Scale. Computers in Human Behavior Reports, 1, 100014.

Slovic, P. 2016. *The perception of risk*. Routledge.

Zhang, Baobao, & Allan Dafoe. 2019. "Artificial intelligence: American attitudes and trends." Available at SSRN 3312874 (2019). https://www.governance.ai/.

手机成瘾对睡眠质量的影响

摘 要：随着科技的进步和社会的发展，智能手机在扩展了社交、娱乐和学习方式的同时带来了手机过度使用和可能增长的手机成瘾问题。本报告旨在分析不同群体的手机成瘾和睡眠质量的现状和差异，以及手机成瘾对睡眠质量的预测作用。研究结果显示：(1) 被调查者中每天上网在 3 小时及以上的占 40.77%，改善空间较大；(2) 不同人口学变量（年龄、受教育程度、居住地、身体状况、主观社会阶层）与匹兹堡睡眠质量指数（PSQI）和手机成瘾指数（MPAI）的某个维度存在显著差异；（3）手机成瘾指数（MPAI）与匹兹堡睡眠质量指数（PSQI）呈显著正相关关系，控制了人口统计学变量后，手机成瘾中的失控性、戒断性、逃避性 3 个维度仍然能够显著预测被调查者的睡眠质量。因此，在制定睡眠健康的公共卫生策略时，一方面要降低居民的手机成瘾程度，另一方面要将人口学因素纳入考量范围。

关键词：睡眠质量 手机成瘾 失控性 戒断性 逃避性

一 引言

适当的睡眠持续性和良好的睡眠质量是心理与身体健康的核心要素（White et al. ，2011）。睡眠质量经常指一个人对睡眠状况的满意程度，睡眠状况包括睡眠的开始时间、睡眠持续性、觉醒次数等（Krystal & Edinger，2008）。根据美国睡眠医学会和睡眠研究学会的建议，成年人保持最佳睡眠健康至少需要 7 小时睡眠（Watson et al. ，2015）。长时间的睡眠质量差会导致精神心理和躯体两方面的生活质量下降，并显著影响工作效率和日常活动；更严重的，如睡眠紊乱通过影响神经内分泌从而增加传染病、心血管疾病、抑郁症和癌症等发生的风险（Irwin，2015）。

已有研究发现，不同人口学变量对睡眠质量的影响不同。比如，赵树霞和李喜泼（2008）针对保定市居民的调查发现，女性较男性、城市较农村、高龄较低龄人群睡眠紊乱的发生率更高。杨敏齐等（2020）针对中山市成年居民的调查发现，年龄越大、子女人数越多、工作越不稳定、经济水平越低的个体，其自我评定的失眠症状越严重。林荣茂、严由伟和唐向东（2010）通过文献的元分析综述发现，青少年群体的睡眠质量普遍较正常成人差，其中大学生和高中生的睡眠质量较初中生差。还有研究发现，在工作压力相同的情况下，年龄越大，睡眠质量越好（Knudsen et al.，2007）。胡蕊等（2013）研究发现，河北省城市社区老年人睡眠紊乱发生率为29.5%。贾改珍等（2012）对山东省农村调查结果显示，农村老年人睡眠紊乱发生率为54.8%。

在当今科技快速发展的社会中，睡眠质量受到手机或上网、工作或学习时间延长的影响。手机具备的上网功能，多维度扩展了社交、娱乐和学习方式，但是也带来手机过度使用和可能增长的手机成瘾问题（Sapacz et al.，2016）。已有研究发现，年轻群体和女性群体更有可能出现手机成瘾现象（Andone et al.，2016；Kwon et al.，2013），性别可能在情感与认知因素和手机成瘾之间起到调节作用（耿瑞利、丁威威，2023）。然而，也有元分析研究认为，性别和年龄对手机成瘾的影响缺乏统计功效（Olson et al.，2022）。在文化特征对手机成瘾的影响方面，元分析研究发现，东方文化的集体主义背景下的群体手机成瘾流行率显著高于西方文化的个人主义背景下的群体（Sicheng et al.，2021），文化特征显著调节人格特质因素、情感与认知因素对智能手机成瘾的影响（耿瑞利、丁威威，2023）。然而，目前对手机成瘾的大部分研究主要来自青少年和大学生样本（Liu et al.，2017），测量手段异质性较强（Abendroth et al.，2020），且主要关注个体差异，仍欠缺社会层面和宏观层面的考察（贾悦，2015）。

手机成瘾是影响睡眠质量的重要因素（Yang et al.，2020）。研究发现，夜间使用智能手机更容易导致手机成瘾并影响睡眠质量，从而影响心理健康（Andersen et al.，2023）。研究者采用纵向研究，发现手机成瘾和睡眠质量存在的双向关系可能会形成恶性循环（Kwon et al.，2013）。有研究发现，年龄显著调节睡前手机使用与疲劳、起床时间和睡眠时间之间的关系。对于年轻群体来说，睡前更多使用手机与更疲劳和更晚的起床时间有关；对于老年群体来说，睡前更多使用手机则与更早的起床时间和更短的睡眠时间有关（Exelmans & Van den Bulck，2016）。同时，在地区差异对手机成瘾的影响方面，Demerjian 等（2021）发现，不同地区不会显著影响手机依赖与睡眠强度的关系，有元分析结果支持这一结论（苟双玉等，2021），但也有元分析发现，地区差异可能恰恰是睡眠紊乱发生情况不同的原因之一（Zhang et al.，2022）。

目前对手机成瘾和睡眠质量研究的样本主要来自青少年和大学生，在成年人群中尚未得到充分研究（Soni et al.，2017）。因此，本研究借助 2023 年中国居民睡眠状况线上调查，探究人口学变量对手机成瘾和睡眠质量的影响，考察手机成瘾对睡眠质量的预测作用，丰富关于手机成瘾和睡眠质量之间关系的社会性研究，以便有针对性地实施干预，促进全民健康。

二　研究方法

（一）数据来源

本研究所用数据源于中国社会科学院社会学研究所于 2023 年 12 月开展的 2023 年中国居民睡眠状况线上调查，有效样本量为 6255（调查基本情况及样本特征见总报告《人工智能社会的睡眠展望》）。本研究从不同年龄段群体的睡眠状况入手，将人群分为 18～30 岁、31～45 岁和 46～60 岁三类。本研究以不同年龄段群体的睡眠状况为主要研究目标，出于严谨性考虑，剔除 60 岁以上样本（55 份），实际样本为 6200 份。本研究使用加权后的数据进行分析。

（二）人口学变量

1. 年龄

从 18 岁到 60 岁，将年龄划分为 18～30 岁、31～45 岁和 46～60 岁。

2. 受教育程度

通过询问被调查者当前的受教育程度获得，分为小学及以下、初中、高中/中专/职高/技校、大学本专科、研究生五类。

3. 居住地

通过询问被调查者当前的居住地方获得，分为城市、乡镇、农村三类。

4. 身体状况

测量身体状况的题目为"您觉得您目前的身体状况如何",选项为"①非常不健康,②不健康,③中等,④健康,⑤非常健康"。

5. 主观社会阶层

测量主观社会阶层的题目为"您认为目前您本人的社会经济地位在本地大体属于哪个层次",选项为"①上,②中上,③中,④中下,⑤下"。

(三)自变量和因变量

1. 因变量:睡眠质量

本报告采用《匹兹堡睡眠质量指数(PSQI)量表》(Buysse et al.,1989)测量睡眠质量。该量表适合对健康人群和临床患者的睡眠质量进行综合评价。刘贤臣等(1996)将此量表汉化,其内部一致性系数为0.84,分半信度为0.87,两周后再测信度为0.81,具有较高的信度和效度,多用来测量被调查对象最近一个月内的睡眠状况。汉化后的量表包括19个自评项目和5个他评项目,其中第19个自评项目和所有他评项目不列入计分范围,计分项目又被划分为7个维度,分别为主观睡眠质量、睡眠潜伏期、睡眠持续性、习惯性睡眠效率、睡眠紊乱、使用睡眠药物、白天功能紊乱;每个维度按0~3分进行计算,各维度均值累加之和为PSQI总分,分值在0~21分。得分越高,说明睡眠质量越差。

2. 自变量:手机成瘾

《手机成瘾指数(MPAI)量表》是由香港大学梁永炽教授基于临床通用的《美国精神障碍诊断与统计手册(第4版)》中有关成瘾的诊断标准编制的(Louis,2008)。该量表由17个项目组成,包括4个因子:失控性(指使用者在手机上花费大量时间而不能自控)、戒断性(指无法正常使用手机时出现挫败的情绪反应)、逃避性(指利用手机逃避孤独、焦虑等现实问题)和低效性(指过度使用手机影响到日常生活学习的效率)。量表的Cronbach系数为0.87。验证性因素分析表明,该量表具有较高的结构效度($\chi^2/df = 2.67$,RESM = 0.04,GFI = 0.91,IFI = 0.90,CFI = 0.89)。量表采用5点计分,1 = "从不"、2 = "偶尔"、3 = "有时"、4 = "经常"、5 = "总是"。得分越高,表明对手机的成瘾倾向越强。

(四)数据处理

本研究采用SPSS 26.0软件对调查数据进行分析,采用描述性统计对被调查者的匹兹堡睡眠质量指数（PSQI）、手机成瘾指数（MPAI）进行分析；采用独立样本 t 检验、单因素方差分析等差异检验方法考察不同人口学变量下被调查者的睡眠质量和手机成瘾的差异；采用相关分析、分层回归分析手机成瘾的四个维度对睡眠质量的影响和预测作用等。

三　研究结果

（一）手机成瘾的现状分析

如表 1 所示，手机成瘾指数（MPAI）的均值为 48.82。其中，失控性均值为 18.66，戒断性均值为 11.92，低效性均值为 9.16，逃避性均值为 9.07。被调查者每天使用手机时长自评均值为 3.92。

表 1　手机成瘾的描述性统计

变量	最小值	最大值	均值	标准差
手机成瘾指数（MPAI）	18	84	48.82	12.98
失控性	7	35	18.66	5.85
戒断性	4	20	11.92	3.98
低效性	3	15	9.16	2.83
逃避性	3	15	9.07	2.77
每天使用手机时长自评	1	5	3.92	1.12

如图 1 所示，被调查者中不上网的占比最低，为 2.82%；每天上网在 1 小时以内的占比次之，为 10.10%；每天上网在 1～2 小时的占比为 22.69%；每天上网在 2～3 小时的占比为 23.62%；每天上网在 3 小时及以上的占比最高，为 40.77%。

（二）人口统计学变量在睡眠质量和手机成瘾上的差异

1. 性别在睡眠质量和手机成瘾上的差异

男性和女性在匹兹堡睡眠质量指数（PSQI）上不存在显著差异。进一步分析其 7 个维度，性别在睡眠潜伏期（$t = -4.441$，$p < 0.01$）、睡眠持续性（$t = 7.874$，$p < 0.01$）和睡眠紊乱（$t = 2.930$，$p < 0.01$）三个维度上存在显

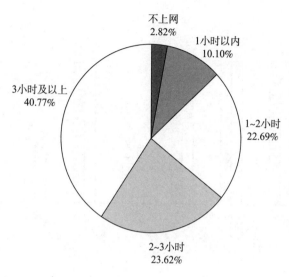

图1 被调查者的手机使用自评情况

著差异。其中，女性的睡眠潜伏期均值（1.49）显著大于男性（1.39），即女性的睡眠潜伏期显著比男性长；男性的睡眠持续性均值（0.79）显著大于女性（0.65），即男性的睡眠持续性显著比女性差；男性的睡眠紊乱均值（1.40）显著大于女性（1.36），即男性的睡眠紊乱显著比女性多。主观睡眠质量、习惯性睡眠效率、使用睡眠药物和白天功能紊乱不存在显著差异。详见图2。

男性和女性在手机成瘾指数（MPAI）上不存在显著差异。进一步分析其4个维度，性别在低效性上存在显著差异（$t = 0.483$，$p < 0.05$），男性的低效性均值（8.71）显著大于女性（8.67）。性别在其他三个维度上（失控性、戒断性、逃避性）不存在显著差异。详见图3。

2. 年龄在睡眠质量和手机成瘾上的差异

年龄在匹兹堡睡眠质量指数（PSQI）上存在显著差异，不同年龄段被调查者在匹兹堡睡眠质量指数（PSQI）上的均值分别为：31～45岁（6.77）、18～30岁（6.64）、46～60岁（6.44）。其中，31～45岁被调查者的匹兹堡睡眠质量指数（PSQI）均值显著大于46～60岁被调查者。对7个维度进行分析，除了睡眠紊乱这个维度，年龄在其他6个维度上存在显著差异。31～45岁被调查者的主观睡眠质量均值为1.27，显著大于18～30岁被调查者

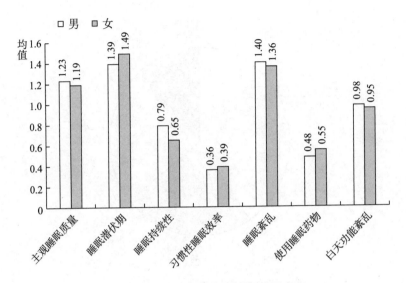

图 2 不同性别被调查者的睡眠质量差异

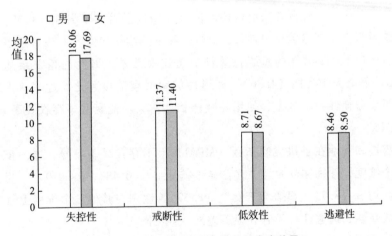

图 3 不同性别被调查者的手机成瘾差异

（1.20）和 46～60 岁被调查者（1.16）；46～60 岁被调查者的睡眠潜伏期均值（1.38）显著小于 18～30 岁被调查者（1.47）和 31～45 岁被调查者（1.49）；46～60 岁被调查者的睡眠持续性均值（0.81）显著大于 31～45 岁被调查者（0.73）和 18～30 岁被调查者（0.55），31～45 岁被调查者的睡眠持续性均值又显著大于 18～30 岁被调查者；46～60 岁被调查者的习惯性睡眠效率均值（0.42）显著大于 18～30 岁被调查者（0.36）和 31～45 岁被调查者（0.33）；46～60 岁被调查者的使用睡眠药物均值（0.47）显著小于 18～30 岁被调查者（0.54）和 31～45 岁被调查者（0.55）；18～30 岁被调查者的白天功能紊乱均值（1.13）显著大于 31～45 岁被调查者（1.02）和 46～60 岁被调查者（0.83），31～45 岁被调查者的白天功能紊乱均值又显著大于 46～60 岁被调查者。详见图 4。

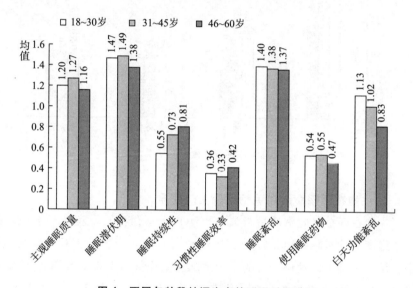

图 4 不同年龄段被调查者的睡眠质量差异

年龄在手机成瘾指数（MPAI）及其 4 个维度上均存在显著差异。18～30 岁被调查者的手机成瘾指数（MPAI）为 50.36，显著大于 31～45 岁被调查者（47.17）和 46～60 岁被调查者（43.79），31～45 岁被调查者的手机成瘾指数（MPAI）又显著大于 46～60 岁被调查者；18～30 岁被调查者的失控性均值（19.44）显著大于 31～45 岁被调查者（17.85）和 46～60 岁被调查者（17.11），31～45 岁被调查者的失控性均值又显著大于 46～60 岁被调查者；46～60 岁被调查者的戒断性均值（10.64）显著小于 18～30 岁被调查者（12.03）和 31～45 岁被调查者（11.85）；18～30 岁被调查者的低效性均值（9.36）显著大于 31～45 岁被调查者（8.91）和 46～60 岁被调查者（8.15），31～45 岁被调查者的低效性均值又显著大于 46～60 岁被调查者；18～30 岁被调查者的逃避性均值（9.53）显著大于 31～45 岁被调查者

（8.56）和46～60岁被调查者（7.88），31～45岁被调查者的逃避性均值又
显著大于46～60岁被调查者。详见图5。

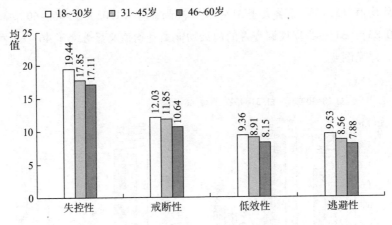

图5　不同年龄段被调查者的手机成瘾差异

3. 居住地在睡眠质量和手机成瘾上的差异

居住地在匹兹堡睡眠质量指数（PSQI）上不存在显著差异。进一步分析
其7个维度，除了睡眠潜伏期外，居住地在其他6个维度上存在显著差异。
其中，居住在城市的被调查者的主观睡眠质量均值为1.22，显著大于居住在
农村（1.10）的被调查者，与居住在乡镇（1.17）的被调查者无差异；居
住在城市的被调查者的睡眠持续性均值（0.75）显著大于居住在乡镇
（0.53）和农村（0.49）的被调查者；居住在城市的被调查者的习惯性睡眠
效率均值（0.36）显著小于居住在乡镇（0.44）的被调查者，两者与居住
在农村（0.43）的被调查者无差异；居住在城市的被调查者的睡眠紊乱均值
（1.37）显著小于居住在乡镇（1.46）和农村（1.50）的被调查者；居住在
城市的被调查者的使用睡眠药物均值（0.50）显著小于居住在乡镇（0.59）
的被调查者，两者与居住在农村（0.60）的被调查者无差异；居住在城市的
被调查者的白天功能紊乱均值（0.94）显著小于居住在乡镇（1.10）和农
村（1.18）的被调查者。详见图6。

居住地在手机成瘾指数（MPAI）上存在显著差异。居住在城市的被调
查者的手机成瘾指数（MPAI）为46.10，显著小于居住在乡镇（48.51）和
农村（50.00）的被调查者。分析其4个维度，除了戒断性外，居住地在其他

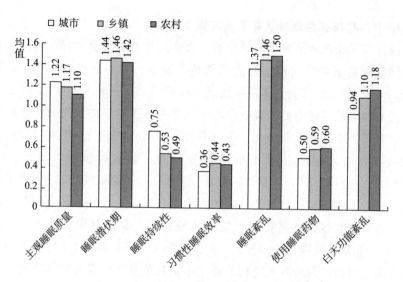

图6　不同居住地被调查者的睡眠质量差异

3个维度上存在显著差异。其中，居住在城市的被调查者的失控性均值（17.69）显著小于居住在乡镇（19.08）和农村（19.80）的被调查者；居住在城市的被调查者的低效性均值（8.65）显著小于居住在农村（9.24）的被调查者，其余无显著差异；居住在城市的被调查者的逃避性均值为8.40，显著小于居住在乡镇（8.95）和农村（9.30）的被调查者。详见图7。

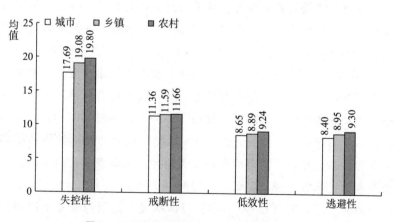

图7　不同居住地被调查者的手机成瘾差异

4. 身体状况在睡眠质量和手机成瘾上的差异

身体状况在匹兹堡睡眠质量指数（PSQI）上存在显著差异。被调查者在匹兹堡睡眠质量指数（PSQI）上的均值分别为：非常健康（4.26）、健康（5.72）、一般（7.17）、非常不健康（7.87）、不健康（9.15）。除了身体状况一般与非常不健康的被调查者之间不存在显著差异外，其余均存在显著差异。对其 7 个维度进行分析，身体状况在这 7 个维度上均存在显著差异。被调查者在主观睡眠质量上的均值分别为：非常健康（0.56）、健康（1.08）、一般（1.31）、非常不健康（1.45）、不健康（1.73）。除了身体状况一般与非常不健康的被调查者之间不存在显著差异外，其余均存在显著差异。被调查者在睡眠潜伏期上的均值分别为：非常健康（0.99）、健康（1.30）、非常不健康（1.48）、一般（1.56）、不健康（1.83）。其中，身体状况非常健康的被调查者的均值显著小于其他身体状况的被调查者，身体状况一般的被调查者的均值显著小于身体状况不健康的被调查者，其余均不存在显著差异。被调查者在睡眠持续性上的均值分别为：非常健康（0.45）、健康（0.64）、非常不健康（0.74）、一般（0.77）、不健康（1.04）。其中，身体状况非常健康的被调查者的均值显著小于其他身体状况的被调查者，身体状况一般的被调查者的均值显著小于身体状况不健康的被调查者。被调查者在习惯性睡眠效率上的均值分别为：非常健康（0.25）、健康（0.28）、一般（0.41）、非常不健康（0.44）、不健康（0.63）。除了身体状况非常健康与健康的被调查者、身体状况一般与非常不健康的被调查者之间不存在显著差异外，其余均存在显著差异。被调查者在睡眠紊乱上的均值分别为：非常健康（1.17）、健康（1.24）、一般（1.46）、不健康（1.65）、非常不健康（1.80）。除了身体状况非常健康与健康的被调查者之间不存在显著差异外，其余均存在显著差异。被调查者在使用睡眠药物上的均值分别为：非常健康（0.23）、健康（0.39）、一般（0.59）、非常不健康（0.64）、不健康（0.87）。除了身体状况一般与非常不健康的被调查者之间不存在显著差异外，其余均存在显著差异。被调查者在白天功能紊乱上的均值分别为：非常健康（0.62）、健康（0.78）、一般（1.07）、非常不健康（1.31）、不健康（1.39）。除了身体状况不健康与非常不健康的被调查者之间不存在显著差异外，其余均存在显著差异。详见图 8。

身体状况在手机成瘾指数（MPAI）上存在显著差异。被调查者在手机成瘾指数（MPAI）上的均值分别为：非常健康（41.04）、健康（44.14）、

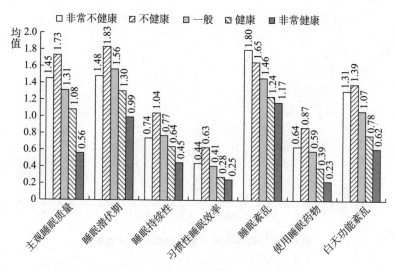

图 8　不同身体状况被调查者的睡眠质量差异

一般（47.74）、不健康（51.75）、非常不健康（55.95）。它们均存在显著差异。对其 4 个维度进行分析，身体状况在这 4 个维度上均存在显著差异。被调查者在失控性上的均值分别为：非常健康（15.70）、健康（16.60）、一般（18.55）、不健康（20.51）、非常不健康（22.86）。它们均存在显著差异。被调查者在戒断性上的均值分别为：非常健康（9.99）、健康（10.82）、一般（11.84）、不健康（12.40）、非常不健康（13.06）。除了身体状况不健康与非常不健康的被调查者之间不存在显著差异外，其余均存在显著差异。被调查者在低效性上的均值分别为：非常健康（8.08）、健康（8.59）、一般（8.73）、不健康（9.11）、非常不健康（9.69）。除了身体状况不健康与非常不健康的被调查者、身体状况一般与健康的被调查者之间不存在显著差异外，其余均存在显著差异。被调查者在逃避性上的均值分别为：非常健康（7.27）、健康（8.13）、一般（8.62）、不健康（9.73）、非常不健康（10.34）。除了身体状况不健康与非常不健康的被调查者之间不存在显著差异外，其余均存在显著差异。详见图 9。

5. 受教育程度在睡眠质量和手机成瘾上的差异

受教育程度在匹兹堡睡眠质量指数（PSQI）上不存在显著差异。对其 7 个维度进行分析，受教育程度在这 7 个维度上均存在显著差异。在主观睡眠质量上，均值最大的是大学本专科受教育程度的被调查者（1.24），均值最

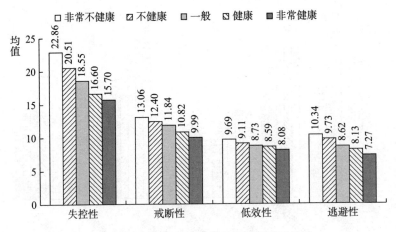

图 9　不同身体状况被调查者的手机成瘾差异

小的是小学及以下受教育程度的被调查者（0.88）；在睡眠潜伏期上，均值最大的是大学本专科受教育程度的被调查者（1.46），均值最小的是小学及以下受教育程度的被调查者（1.20）；在睡眠持续性上，均值最大的是研究生受教育程度的被调查者（0.77），均值最小的是小学及以下受教育程度的被调查者（0.44）；在习惯性睡眠效率上，均值最大的是初中受教育程度的被调查者（0.49），均值最小的是研究生受教育程度的被调查者（0.29）；在睡眠紊乱上，均值最大的是小学及以下受教育程度的被调查者（1.69），均值最小的是大学本专科受教育程度的被调查者（1.36）；在使用睡眠药物上，均值最大的是初中受教育程度的被调查者（0.78），均值最小的是小学及以下受教育程度的被调查者（0.41）；在白天功能紊乱上，均值最大的是小学及以下受教育程度的被调查者（1.14），均值最小的是高中/中专/职高/技校受教育程度的被调查者（0.92）。详见图 10。

受教育程度在手机成瘾指数（MPAI）上存在显著差异。被调查者在手机成瘾指数（MPAI）上的均值分别为：小学及以下（52.10）、研究生（46.63）、大学本专科（46.56）、初中（46.19）、高中/中专/职高/技校（44.92）。其中，小学及以下受教育程度的被调查者的均值显著大于其他受教育程度的被调查者。对其 4 个维度进行分析，受教育程度在这 4 个维度上均存在显著差异。在失控性上，均值最大的是小学及以下受教育程度的被调查者（21.57），均值最小的是研究生受教育程度的被调查者（17.68）；在戒断性上，均值最大的是小学及以下受教育程度的被调查者（11.90），均值

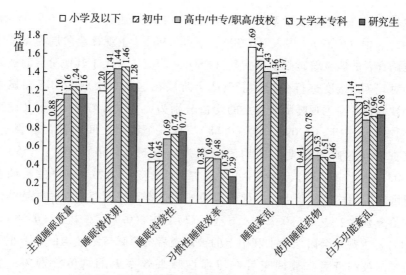

图 10　不同受教育程度被调查者的睡眠质量差异

最小的是高中/中专/职高/技校受教育程度的被调查者（10.80）；在低效性上，均值最大的是小学及以下受教育程度的被调查者（9.56），均值最小的是高中/中专/职高/技校受教育程度的被调查者（8.08）；在逃避性上，均值最大的是小学及以下受教育程度的被调查者（9.08），均值最小的是高中/中专/职高/技校受教育程度的被调查者（8.20）。详见图 11。

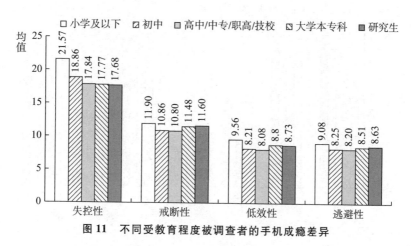

图 11　不同受教育程度被调查者的手机成瘾差异

6. 主观社会阶层在睡眠质量和手机成瘾上的差异

主观社会阶层在匹兹堡睡眠质量指数（PSQI）上存在显著差异。被调查者在匹兹堡睡眠质量指数（PSQI）上的均值分别为：下（7.53）、中下（7.07）、中（6.39）、中上（6.30）、上（5.90）。主观社会阶层为下和中下的被调查者的匹兹堡睡眠质量指数（PSQI）均值显著大于其他阶层的被调查者。对其7个维度进行分析，主观社会阶层在这7个维度上均存在显著差异。被调查者在主观睡眠质量上的均值分别为：下（1.47）、中下（1.32）、中（1.18）、中上（1.09）、上（0.88）。这五个阶层之间均存在显著差异。被调查者在睡眠潜伏期上的均值分别为：中下（1.56）、下（1.55）、中（1.40）、中上（1.37）、上（1.17）。主观社会阶层为中下和下的被调查者的睡眠潜伏期均值显著大于其他阶层的被调查者。被调查者在睡眠持续性上的均值分别为：中下（0.79）、下（0.72）、中（0.72）、中上（0.68）、上（0.43）。主观社会阶层为上和中上的被调查者的睡眠持续性均值显著小于其他阶层的被调查者。被调查者在习惯性睡眠效率上的均值分别为：中下（0.44）、下（0.43）、中（0.36）、上（0.33）、中上（0.31）。被调查者在睡眠紊乱上的均值分别为：上（1.62）、下（1.59）、中上（1.40）、中下（1.38）、中（1.33）。被调查者在使用睡眠药物上的均值分别为：下（0.60）、中下（0.57）、中上（0.51）、上（0.49）、中（0.48）。被调查者在白天功能紊乱上的均值分别为：下（1.17）、中下（1.01）、上（0.99）、中上（0.94）、中（0.92）。详见图12。

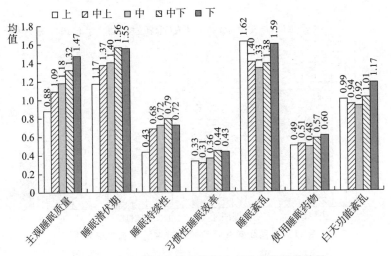

图12　不同主观社会阶层被调查者的睡眠质量差异

主观社会阶层在手机成瘾指数（MPAI）上存在显著差异。被调查者在手机成瘾指数（MPAI）上的均值分别为：上（49.60）、下（49.37）、中下（47.70）、中上（46.65）、中（45.19）。主观社会阶层为中的被调查者的手机成瘾指数（MPAI）均值显著小于其他阶层的被调查者。对其4个维度进行分析，主观社会阶层在这4个维度上均存在显著差异。被调查者在失控性上的均值分别为：上（20.46）、下（19.58）、中下（18.47）、中上（17.78）、中（17.27）。其中，主观社会阶层为上和下的被调查者的手机成瘾指数（MPAI）均值显著大于其他阶层的被调查者。被调查者在戒断性上的均值分别为：下（11.80）、上（11.68）、中上（11.56）、中下（11.54）、中（11.17）。被调查者在低效性上的均值分别为：上（9.05）、中上（8.88）、中下（8.85）、中（8.56）、下（8.48）。被调查者在逃避性上的均值分别为：下（9.50）、中下（8.84）、中上（8.42）、上（8.40）、中（8.19）。其中，主观社会阶层为下的被调查者在逃避性上的均值显著大于其他阶层的被调查者。详见图13。

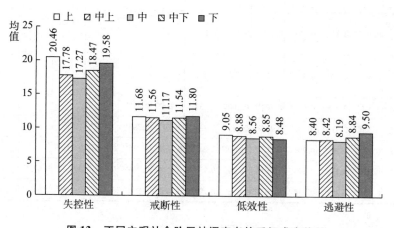

图13 不同主观社会阶层被调查者的手机成瘾差异

（三）睡眠质量和手机成瘾的相关关系

通过对睡眠质量、手机成瘾及其各维度进行相关分析（见表2），可以发现：睡眠质量与手机成瘾及其4个维度呈显著正相关关系；睡眠质量的7个维度与手机成瘾及其4个维度均呈显著正相关关系。为了明确在排除人口学因素干扰的情况下手机成瘾对睡眠质量的预测作用，本研究做了控制变量后的回归分析。

表 2　睡眠质量、手机成瘾及其各维度的相关分析

	1	2	3	4	5	6	7	8	9	10	11	12	13
睡眠质量	1												
主观睡眠质量	0.696**	1											
睡眠潜伏期	0.794**	0.454**	1										
睡眠持续性	0.490**	0.336**	0.189**	1									
习惯性睡眠效率	0.602**	0.296**	0.401**	0.406**	1								
睡眠紊乱	0.530**	0.282**	0.275**	0.083**	0.154**	1							
使用睡眠药物	0.762**	0.372**	0.765**	0.155**	0.343**	0.315**	1						
白天功能紊乱	0.631**	0.420**	0.328**	0.139**	0.202**	0.441**	0.353**	1					
手机成瘾	0.356**	0.233**	0.225**	0.102**	0.100**	0.353**	0.215**	0.410**	1				
失控性	0.340**	0.214**	0.182**	0.104**	0.112**	0.369**	0.203**	0.398**	0.896**	1			
戒断性	0.287**	0.205**	0.204**	0.103**	0.059**	0.251**	0.169**	0.316**	0.853**	0.633**	1		
低效性	0.224**	0.131**	0.176**	0.018	0.039**	0.236**	0.150**	0.266**	0.761**	0.514**	0.622**	1	
逃避性	0.332**	0.228**	0.210**	0.097**	0.115**	0.299**	0.195**	0.379**	0.851**	0.716**	0.630**	0.609**	1

** $p < 0.01$。

（四）手机成瘾对睡眠质量的多元线性回归分析

为了分析手机成瘾的 4 个维度对睡眠质量的影响，首先需要控制性别、年龄、受教育程度、居住地、身体状况、主观社会阶层等人口学变量，即将女性、46 ~ 60 岁、研究生（受教育程度）、农村（居住地）、非常不健康（身体状况）、下（主观社会阶层）作为参照组转换哑变量。以手机成瘾的 4 个维度为自变量，以睡眠质量为因变量，进行多元线性回归分析。第一层纳

入哑变量（人口统计学变量），第二层纳入手机成瘾的 4 个维度。每层变量都采用全部进入的方式，通过分析增加变量后 R^2 的变化来判定该变量对因变量的解释程度。结果如表 3 所示。

表 3　手机成瘾对睡眠质量的多元线性回归分析结果

变量			模型 1		模型 2	
			β	p	β	p
控制变量	性别（女 = 0）	男	- 0.03	0.04	- 0.02	0.07
	年龄（46 ~ 60 岁 = 0）	18 ~ 30 岁	0.02	0.16	- 0.04	0.00
		31 ~ 45 岁	0.05	0.00	0.02	0.10
	受教育程度（研究生 = 0）	小学及以下	- 0.04	0.00	- 0.04	0.00
		初中	0.01	0.49	0.02	0.17
		高中/中专/职高/技校	- 0.02	0.30	0.00	0.95
		大学本专科	0.02	0.45	0.02	0.27
	居住地（农村 = 0）	城市	- 0.02	0.50	0.00	0.96
		乡镇	0.00	0.86	0.00	0.86
	身体状况（非常健康 = 0）	非常不健康	0.19	0.00	0.14	0.00
		不健康	0.45	0.00	0.38	0.00
		一般	0.44	0.00	0.36	0.00
	主观社会阶层（下 = 0）	上	- 0.03	0.03	- 0.03	0.03
		中上	- 0.03	0.02	- 0.03	0.01
		中	- 0.04	0.00	- 0.03	0.06
		中下	0.22	0.00	0.18	0.00
自变量	失控性				0.13	0.00
	戒断性				0.06	0.00
	低效性				0.02	0.12
	逃避性				0.12	0.00
调整后 R^2			0.16		0.24	
F			71.27***		93.09***	

注：*** $p < 0.001$；"健康"这一变量在 SPSS 统计中没有纳入回归模型，为排除的变量。

多元线性回归分析结果显示，回归方程显著（模型 1，$F = 71.27$，$p < 0.001$；模型 2，$F = 93.09$，$p < 0.001$）。模型 1 的 R^2 为 0.16。在排除了性

别、年龄、受教育程度、居住地、身体状况、主观社会阶层这 6 个控制变量后，R^2 有所增加，为 0.24。这表明，手机成瘾的 4 个维度能解释睡眠质量 24% 的变异量。

在手机成瘾的 4 个维度中，除了低效性对睡眠质量不存在预测作用（$\beta = 0.02$，$p = 0.12$）外，失控性（$\beta = 0.13$，$p < 0.001$）、戒断性（$\beta = 0.06$，$p < 0.001$）和逃避性（$\beta = 0.12$，$p < 0.001$）这 3 个维度均会影响睡眠质量。三者均正向预测（因为回归系数为正）匹兹堡睡眠质量指数（PSQI），即被调查者在失控性、戒断性、逃避性上的得分越高，匹兹堡睡眠质量指数（PSQI）得分越高，睡眠质量越差。

四 讨论

总体来说，被调查者的睡眠质量良好，但是各人口学变量间仍然存在睡眠质量和手机成瘾情况的差异。分析《匹兹堡睡眠质量指数（PSQI）量表》的各个维度发现，被调查者的习惯性睡眠效率普遍较高，但是睡眠潜伏期相对较长。进一步分析睡眠质量在人口学变量上的差异发现，女性的睡眠潜伏期显著比男性长，男性的睡眠紊乱显著多于女性；18~30 岁被调查者的睡眠紊乱和白天功能紊乱最多，31~45 岁被调查者的主观睡眠质量最差，睡眠潜伏期也最长，46~60 岁被调查者的睡眠持续性最短，习惯性睡眠效率也最低；身体状况不健康的被调查者的主观睡眠质量最差，睡眠潜伏期最长，睡眠持续性最短，习惯性睡眠效率最低，白天功能紊乱最多，同时使用睡眠药物也最多，身体状况非常不健康的被调查者的睡眠紊乱最多。可见，身体状况对睡眠质量产生了较大的影响。

（一）降低手机成瘾程度，改善民众睡眠状况

手机成瘾与睡眠质量呈显著正相关关系，在控制了人口统计学变量后，手机成瘾中的失控性、戒断性、逃避性 3 个维度仍然能显著预测被调查者的睡眠质量，即被调查者在失控性、戒断性、逃避性上的得分越高，匹兹堡睡眠质量指数（PSQI）得分越高，睡眠质量越差。但是，低效性维度对睡眠质量的预测不显著，可见手机成瘾的不同维度对睡眠质量的影响也是不同的。因此，提高睡眠质量，需要着重降低居民的手机成瘾程度，尤其是针对手机成瘾的失控性、戒断性、逃避性 3 个维度。

就目前的社会状况而言，被调查者中每天上网在 3 小时及以上的占 40.77%，少于 3 小时的占 59.23%，还有很大的改善空间，应重点关注 18 ~ 30 岁、身体状况非常不健康以及小学及以下受教育程度的被调查者。研究表明，18 ~ 30 岁被调查者在手机成瘾指数（MPAI）及其 4 个维度上的均值均是最大的，其次是 31 ~ 45 岁被调查者，最后是 46 ~ 60 岁被调查者；身体状况非常不健康的被调查者在手机成瘾指数（MPAI）及其 4 个维度上的均值均是最大的，其次是身体状况不健康的被调查者、身体状况一般的被调查者、身体状况健康的被调查者，最后是身体状况非常健康的被调查者；小学及以下受教育程度的被调查者在手机成瘾指数（MPAI）及其 4 个维度上的均值均是最大的，研究生受教育程度的被调查者在戒断性和逃避性上的均值仅次于小学及以下受教育程度的被调查者，但其在失控性上的均值最小，这说明研究生受教育程度的被调查者虽然会使用手机逃避现实世界，并且会因无法正常使用手机而产生不良的情绪反应，但是他们能够很好地控制自己在手机上花费的时间。可见，提高群体的受教育程度和改善身体状况将有助于降低他们的手机成瘾程度。

（二）调节 18 ~ 30 岁被调查者的白天功能紊乱，提升 31 ~ 45 岁被调查者的睡眠质量，提高 46 ~ 60 岁被调查者的习惯性睡眠效率

本研究显示，18 ~ 30 岁被调查者的白天功能紊乱均值最大，即睡眠问题引起的白天工作疲劳感、头晕、精力减退等情况最多，31 ~ 45 岁被调查者次之，46 ~ 60 岁被调查者最少。可见，随着年龄的增长，个体能够更好地调节睡眠状况不佳带来的白天功能紊乱。31 ~ 45 岁被调查者的主观睡眠质量最差，睡眠潜伏期最长，使用睡眠药物最多，18 ~ 30 岁被调查者次之，46 ~ 60 岁被调查者情况最佳。可见，31 ~ 45 岁被调查者面临睡眠问题更倾向于使用药物辅助。随着年龄的增长，睡眠持续性逐步缩短。46 ~ 60 岁被调查者的睡眠持续性最短、习惯性睡眠效率最低，虽然其主观睡眠质量是三类被调查者中最好的，但是其真正的习惯性睡眠效率是最低的。这些睡眠问题与人们的生理和心理功能密切相关，并影响着人们的健康状况、生活质量和工作效率等。因此，建议通过改善睡眠环境、调整生活方式、降低手机成瘾程度，尽可能地调节 18 ~ 30 岁被调查者的白天功能紊乱，提升 31 ~ 45 岁被调查者的睡眠质量，提高 46 ~ 60 岁被调查者的习惯性睡眠效率。

（三）改善居住地环境，鼓励居住在农村的居民降低手机成瘾程度

居住在农村的被调查者在手机成瘾指数（MPAI）及其 4 个维度上的均值最大，居住在乡镇的被调查者次之，居住在城市的被调查者最小，这说明居住在农村的被调查者的手机成瘾程度最高。进一步分析不同居住地被调查者的睡眠质量可以发现，虽然居住在农村的被调查者的主观睡眠质量最佳，睡眠潜伏期最短，睡眠持续性最长，但是其睡眠紊乱和白天功能紊乱最多，使用睡眠药物的情况也最多。可见，居住地对手机成瘾和睡眠质量产生了不小的影响。因此建议通过改善居住地环境、增加游乐设施来鼓励居民放下手机，调整自己的生活方式，在降低手机成瘾程度的同时提高睡眠质量。

参考文献

耿瑞利、丁威威，2023，《智能手机成瘾的影响因素及调节变量研究——基于权重分析与元分析》，《情报资料工作》第 3 期。

苟双玉、杜美杰、王玲莉、杨钰立、张宛筑、严万森，2021，《青少年手机依赖与睡眠质量相关性的 meta 分析》，《现代预防医学》第 20 期。

胡蕊、王华丽、于鲁璐、王志峰、王冉、王岚、宋美、赵晓川、马玉霞，2013，《河北省城市社区老年人睡眠紊乱的现况调查》，《中国心理卫生杂志》第 5 期。

贾改珍、张晴晴、林林、王玖、韩春蕾，2012，《农村老年人睡眠障碍与生活质量的现况调查》，《中国老年学杂志》第 13 期。

贾悦，2015，《国外手机依赖研究综述》，《北京邮电大学学报》（社会科学版）第 3 期。

林荣茂、严由伟、唐向东，2010，《近 15 年中国青少年学生匹兹堡睡眠质量指数调查结果的元分析》，《中国心理卫生杂志》第 11 期。

刘贤臣、唐茂芹、胡蕾、王爱祯、吴宏新、赵贵芳、高春霓、李万顺，1996，《匹兹堡睡眠质量指数的信度和效度研究》，《中华精神科杂志》第 2 期。

杨敏齐、周倩、耿耀国、闫沛、王国芳，2020，《中山市成年居民失眠症状现况调查》，《中国公共卫生》第 10 期。

赵树霞、李喜泼，2008，《保定市普通人群睡眠质量及相关影响因素》，《临床精神医学杂志》第 5 期。

Abendroth, A., Parry, D. A., le Roux, D. B., & Gundlach, J. (2020). "An analysis of problematic media use and technology use addiction scales—What are they actually assessing?" Paper presented at the Responsible Design, Implementation and Use of Information and Communication Technology, Cham, Skukuza, South Africa, April 6–8.

Andersen, T. O. , Sejling, C. , Jensen, A. K. , Drews, H. J. , Ritz, B. , Varga, T. V. , & Rod, N. H. (2023). Nighttime smartphone use, sleep quality, and mental health: Investigating a complex relationship. *Sleep*, *46* (12).

Andone, I. I. , Blaszkiewicz, K. , Eibes, M. , Trendafilov, B. , Montag, C. , & Markowetz, A. (2016). "How age and gender affect smartphone usage." Paper presented at Proceedings of the 2016 ACM International Joint Conference on Pervasive and Ubiquitous Computing: Adjunct, Heidelberg Germany September 12 – 16.

Buysse, D. J. , Reynolds, C. F. , 3rd, Monk, T. H. , Berman, S. R. , & Kupfer, D. J. (1989). The pittsburgh sleep quality index: A new instrument for psychiatric practice and research. *Psychiatry Res*, *28* (2), 193 – 213.

Demerjian, J. , Daoud, O. , & Abdo, J. (2021). Implications of smartphone addiction on university students in urban, suburban and rural areas. *International Journal of Education Economics and Development*, *12*, 17.

Exelmans, L. , & Van den Bulck, J. (2016). Bedtime mobile phone use and sleep in adults. *Social Science & Medicine*, 148, 93 – 101.

Irwin, M. R. (2015). Why sleep is important for health: A psychoneuroimmunology perspective. *Annual Review of Psychology*, 66, 143 – 172.

Knudsen, H. K. , Ducharme, L. J. , & Roman, P. M. (2007). Job stress and poor sleep quality: Data from an American sample of full-time workers. *Social Science & Medicine*, *64* (10), 1997 – 2007.

Krystal, A. D. , & Edinger, J. D. (2008). Measuring sleep quality. *Sleep Medicine*, 9, S10 – S17.

Kwon, M. , Kim, D. J. , Cho, H. , & Yang, S. (2013). The smartphone addiction scale: Development and validation of a short version for adolescents. *PLoS One*, *8* (12).

Liu, Q. Q. , Zhou, Z. K. , Yang, X. J. , Kong, F. C. , Niu, G. F. , & Fan, C. Y. (2017). Mobile phone addiction and sleep quality among Chinese adolescents: A moderated mediation model. *Computers in Human Behavior*, 72, 108 – 114.

Louis, L. (2008). Linking psychological attributes to addiction and improper use of the mobile phone among adolescents in Hong Kong. *Journal of Children & Media*, *2* (2), 93 – 113.

Olson, J. A. , Sandra, D. A. , Colucci, É. S. , Al Bikaii, A. , Chmoulevitch, D. , Nahas, J. , …& Veissière, S. P. (2022). Smartphone addiction is increasing across the world: A meta-analysis of 24 countries. *Computers in Human Behavior*, 129, 107138.

Sapacz, M. , Rockman, G. , & Clark, J. (2016). Are we addicted to our cell phones? *Computers in Human Behavior*, 57, 153 – 159.

Sicheng, X. I. O. N. G. , Bin, Z. H. A. N. G. , Yongzhi, J. I. A. N. G. , Huaibin, J. I. A. N.

G. , & Yun, C. H. E. N. G. (2021). Global prevalence of Mobile phone addiction: A meta-analysis. *Studies of Psychology and Behavior*, *19* (6), 802.

Soni, R. , Upadhyay, R. , & Jain, M. (2017). Prevalence of smart phone addiction, sleep quality and associated behaviour problems in adolescents. *International Journal of Research in Medical Sciences*, *5* (2), 515 – 519.

Watson, N. F. , Badr, M. S. , Belenky, G. , Bliwise, D. L. , Buxton, O. M. , & Tasali, E. (2015). Joint consensus statement of the American academy of sleep medicine and sleep research society on the recommended amount of sleep for a healthy adult: Methodology and discussion. *Journal of Clinical Sleep Medicine*, *11* (8), 931 – 952.

White, A. G. , Buboltz, W. , & Igou, F. (2011). Mobile phone use and sleep quality and length in college students. *International Journal of Humanities and Social Science*, *1* (18), 51 – 58.

Yang, J. , Fu, X. , Liao, X. , & Li, Y. (2020). Association of problematic smartphone use with poor sleep quality, depression, and anxiety: A systematic review and meta-analysis. *Psychiatry Research*, 284, 112686.

Zhang, J. , Zhang, X. , Zhang, K. , Lu, X. , Yuan, G. , Yang, H. , ... & Zhang, Z. (2022). An updated of meta-analysis on the relationship between mobile phone addiction and sleep disorder. *Journal of Affective Disorders*, 305, 94 – 101.

附　录

附录　喜临门中国睡眠指数研究 12 年综述

　　喜临门家具股份有限公司（以下简称"喜临门"）从 2012 年开始启动中国人睡眠状况调查，连续 12 年发布"喜临门中国睡眠指数"。"喜临门中国睡眠指数"研究在不同年度针对不同人群开展专题性调查，采用多种手段采集数据，综合反映中国人的睡眠概况。此外，该研究根据睡眠调查数据，建立指标体系进行综合评价，历年睡眠指数的指标也从一个侧面反映了中国的社会经济变化。"喜临门中国睡眠指数"研究是迄今为止国内采用定量方法持续时间最长的一项睡眠研究，为研究中国人的睡眠状况积累了珍贵的数据。近年来，为了更加科学地研究睡眠，喜临门成立了行业第一个公益研究机构——喜临门睡眠研究院，并在 2021 年发起主编了"睡眠研究丛书"，2022~2023 年，喜临门睡眠研究院主编的《中国睡眠研究报告 2022》和《中国睡眠研究报告 2023》正式出版。

附表 1 喜临门中国睡眠指数历年调查情况

发布年份	2013	2014	2015	2016	2017	2018	2019	2020	2021	2022	2023	2024
调查时间	2012年11~12月	2013年10~12月	2015年1~2月	2016年1~3月	2016年12月至2017年1月	2017年12月至2018年1月	2018年12月至2019年1月	2019年12月至2020年1月	2020年12月至2021年1月	2021年11月	2022年12月	2023年12月
调查方式	专家德尔菲方法+入户调查	入户调查+线上调查	入户调查+线上调查	线上调查	入户调查+典型拦截调查+线上调查	线上调查	线上调查	深度访谈+线上调查	深度访谈+线上调查	深度访谈+线上调查	深度访谈+线上调查	线上调查
抽样方法	多阶段随机抽样	多阶段随机抽样	多阶段随机抽样	在线样本库随机抽样	人户采用多阶段随机抽样，拦截每隔5抽1，网络调查采取在线样本库随机抽样	在线样本库随机抽样	在线样本库随机抽样+丁香医生平台大数据	在线样本库随机抽样+小米手环+小米手机+OTT睡眠相关数据	在线样本库随机抽样	多阶段随机抽样	多阶段随机抽样	多阶段随机抽样
调查对象年龄	18~65岁	18~65岁	18~65岁	18~65岁	18~65岁	19~28岁	15~64岁	18~65岁	18~65岁	18~65岁	18~65岁	18~73岁
样本量	10736	8286	9000	7000	7116	2550	2600	2100	2600	6037	6343	6255

续表

发布年份	2013	2014	2015	2016	2017	2018	2019	2020	2021	2022	2023	2024
调查范围	全国20个城市、20个小城镇（县级市）和20个农村	全国43个一线、二线城市	全国43个一线、二线城市	全国30个省/自治区/直辖市	全国30个省/自治区/直辖市	全国16个城市	全国13个城市全网数据	全国13个城市	全国13个一线、二线、三线城市	全国35个城市，覆盖27个省/自治区/直辖市	除港澳台以外的31个省/自治区/直辖市	除港澳台、西藏、青海、海南、宁夏以外的27个省/自治区/直辖市
调查主题	国人睡眠质量全面透视	科学睡眠，好梦中国	民生问题下的睡眠	情感与睡眠关系故事	梦想与睡眠	年轻人的睡眠	建国70年，7代人的睡眠	大数据下的睡眠	深睡时代到来	中国人睡眠质量调查	中国人睡眠质量调查	中国人睡眠质量调查
主要发现	睡眠指数得分为64.3分，24.6%的居民低于60分，94.1%的公众的睡眠与"良好"水平存在差距	睡眠指数得分为66.5分，36.2%的居民睡眠质量得分低于60分	睡眠指数得分为66.7分，三年来，女性睡眠指数得分首次超过男性，创业人群的睡眠质量呈现稳定上升趋势	睡眠指数得分为69.0分。首次超过70分。研究发现，随着婚龄增加，睡眠质量问题已经越来越多地影响了婚后的中青年人	睡眠指数得分为74.2分，首次发现，创业人群的睡眠情况比普通公众差	1990~1999年出生人群睡眠指数得分为66.26分	睡眠指数得分71.24分。13.8%的人得分为91~100分，26.3%的人得分为76~90分，33.1%的人得分为66~75分，16.1%的人得分为51~65分，12.7%的人得分低于50分	平均睡眠时长为6.92小时，接近六成的人每周熬夜超过3次，失眠群体在不断增加	2020年平均睡眠时长为6.69小时，平均起床时间为7:19，41.0%的国人表示虽然睡眠很长，但是醒来后状态还是不够好	睡眠指数得分为64.78分，睡眠质量指标得分为71.51分，睡眠环境指标得分为68.54分，睡眠信念和行为指标得分为54.73分	睡眠指数得分为67.77分，睡眠质量指标得分为74.22分，睡眠环境指标得分为70.96分，睡眠信念和行为指标得分为56.55分	睡眠指数得分为62.61分，睡眠质量指标得分为66.71分，睡眠环境指标得分为66.97分，睡眠信念和行为指标得分为54.27分

表 2　2012～2023 年中国睡眠指数

年份	2012	2013	2014	2015	2016	2017	2018	2019	2020	2021	2022	2023
睡眠指数（百分制）	64.30	66.50	66.70	69.00	74.20	66.26	71.24	69.20	67.50	64.78	67.77	62.61
睡眠时长（小时）	8.50	7.50	8.20	8.45	8.20	7.45	7.65	6.92	6.69	7.06	7.37	7.37
入睡时间	22:30	23:14	22:39	23:09	22:42	23:43	23:13	23:55	0:37	0:33	23:45	23:14
起床时间	7:00	6:44	6:40	7:39	6:54	7:13	6:52	6:30	7:19	7:37	8:28	7:15

后 记

《中国睡眠研究报告 2024》是我们研发出版的第三本报告了。与《中国睡眠研究报告 2022》相比,《中国睡眠研究报告 2023》的影响力更大,传播范围更广,我们也得到了社会各界更多的反馈。

进入睡眠研究领域以来,我接触了许多与此领域相关的研究者和医生,了解到很多人遭受睡眠障碍之苦,睡眠障碍成为一个不容忽视的健康问题,也成为影响心理健康的重要因素。而且,一些人由于学习、工作、生活环境等方面的原因,长期处于睡眠不足状态,甚至存在一定程度的睡眠剥夺,这使睡眠问题成为一个社会问题。希望"睡眠研究丛书"的出版,能够引起全社会对睡眠问题的关注。

2023 年发生了一件必将影响人类历史进程的重大事件,那就是 OpenAI 公司推出了大模型 ChatGPT。随后,国内外类似的大模型大量出现,且不断迭代,功能越来越强。人类开始迈入人工智能大模型时代,一次新的工业革命到来了。2023 年春天,也就是 ChatGPT 发布后不久,我参加国内头部平台举办的学术会议,会前闲聊中大家自然会聊到 ChatGPT,该平台一个员工当笑话讲了一件事:一位同事在 ChatGPT 出来后有三天睡不着觉。我没有把这个当笑话,我想以 ChatGPT 为标志的人工智能大模型时代的到来,对人们生活的改变一定大于卓别林所面临的工业革命的"摩登时代"。因此,我们希望了解人们对人工智能大模型时代的到来持怎样的态度?会做怎样的改变?人工智能的发展必将为人们的生活提供更多的便利,理论上可以替代人类的一些工作,把我们从一些繁重的体力劳动和低级的脑力劳动中解放出来。但是,人们也在担心人工智能替代我们的岗位,抢走我们的饭碗。因此,在《中国睡眠研究报告 2024》中,我们关注的核心主题就是"人工智能时代的睡眠"。我们考察了以人工智能为代表的科技发展水平差异与睡眠时长和睡眠质量是否存在关联,以及互联网数字工作者的睡眠状况。我们还系统梳理了目前国际上致力于改善睡眠的人工智能科研进展情况及科技应用前景，并调查了人们对使用人工智能技术改善睡眠状况的态度，及对这些技术的接受程度。

《中国睡眠研究报告 2024》的另一个变化是除了我们自己的团队外，华南师范大学马宁教授的团队给予了大力支持，他们撰写了关于午睡的研究报告。由于文化差异，午睡是国外睡眠研究不曾关注的，这一研究也为《中国睡眠研究报告 2024》增色不少，非常感谢。

我还要感谢我们的合作方喜临门睡眠研究院、知萌咨询机构 CEO 肖明超、社会科学文献出版社的杨桂凤女士和孟宁宁女士，我们的高效合作使《中国睡眠研究报告 2024》得以高质量完成。

特别要感谢的是我的团队，在张衍博士的协调下，大家全力以赴，如期完成报告撰写。

以下是本书各篇报告的标题及作者情况：

《人工智能社会的睡眠展望》（王俊秀，中国社会科学院社会学研究所研究员，温州医科大学特聘教授，中国社会科学院大学教授；张衍，中国社会科学院社会学研究所助理研究员）；

《2023 年中国睡眠指数报告》（张衍，中国社会科学院社会学研究所助理研究员）；

《人工智能技术在睡眠领域的研究与应用》（刘娜，中国社会科学院大学社会与民族学院博士研究生）；

《不同年龄段群体的睡眠研究》（潘柄澳，温州医科大学精神医学学院硕士研究生）；

《不同就业状况群体的睡眠研究》（姚颖，温州医科大学精神医学学院硕士研究生）；

《不同主观社会经济地位群体的睡眠研究》（谢文澜，宁波幼儿师范高等专科学校副教授）；

《互联网数字工作者的睡眠研究》（李曼竹，中国社会科学院大学社会与民族学院博士研究生）；

《午睡模式对日间功能、夜晚睡眠质量以及节律稳定性的影响》（马宁，华南师范大学心理学院教授；曹艺轩，华南师范大学心理学院硕士研究生）；

《睡眠改善倾向与消费需求研究》（云庆，中国社会科学院社会学研究所博士后）；

　　《对人工智能的态度和智能睡眠产品使用倾向研究》（刘娜，中国社会科学院大学社会与民族学院博士研究生）；

　　《手机成瘾对睡眠质量的影响》（孙雨圻，温州医科大学精神医学学院讲师）。

王俊秀

图书在版编目（CIP）数据

中国睡眠研究报告. 2024 / 王俊秀等著. -- 北京：
社会科学文献出版社，2024.3
（睡眠研究丛书）
ISBN 978 - 7 - 5228 - 3333 - 0

Ⅰ.①中⋯　Ⅱ.①王⋯　Ⅲ.①睡眠 - 研究报告 - 中国
- 2024　Ⅳ.①R338.63

中国国家版本馆 CIP 数据核字（2024）第 042811 号

睡眠研究丛书
中国睡眠研究报告 2024

著　　者 / 王俊秀　张　衍　刘　娜　等

出 版 人 / 冀祥德
责任编辑 / 杨桂凤　孟宁宁
责任印制 / 王京美

出　　版 / 社会科学文献出版社·群学出版分社（010）59367002
　　　　　　地址：北京市北三环中路甲 29 号院华龙大厦　邮编：100029
　　　　　　网址：www. ssap. com. cn
发　　行 / 社会科学文献出版社（010）59367028
印　　装 / 三河市龙林印务有限公司

规　　格 / 开　本：787mm × 1092mm　1/16
　　　　　　印　张：18.25　字　数：312 千字
版　　次 / 2024 年 3 月第 1 版　2024 年 3 月第 1 次印刷
书　　号 / ISBN 978 - 7 - 5228 - 3333 - 0
定　　价 / 118.00 元

读者服务电话：4008918866